世图心理

博客：http://blog.sina.com.cn/bjwpcpsy
微博：http://weibo.com/wpcpsy

掌握家庭治疗

家庭的成长与转变之路

第二版

[美]萨尔瓦多·米纽庆　李维榕　乔治·西蒙　著

高隽　译

世界图书出版公司
北京·广州·上海·西安

图书在版编目（CIP）数据

掌握家庭治疗：家庭的成长与转变之路 /（美）萨尔瓦多·米纽庆等著；高隽译.—北京：世界图书出版公司北京公司，（2022.5重印）
书名原文：Mastering Family Therapy
ISBN 978–7–5100–1149–8

Ⅰ. ①掌… Ⅱ. ①米… ②高 Ⅲ. 精神疗法 Ⅳ. R749. 055

中国版本图书馆CIP数据核字（2009）第177025号

Mastering Family Therapy (978-0-471-75772-6)
Copyright © 2006 by John Wiley & Sons, Inc. All rights reserved.
Simplified Chinese edition © 2010 Beijing World Publishing Corporation
Published by agreement with the John Wiley & Sons.
All rights reserved. This translation is published under license.
Any other copyright, trademark or other notice instructed by Wiley.
Copies of this book sold without a Wiley sticker on the cover are unauthorized and illegal.

书　　名	掌握家庭治疗：家庭的成长与转变之路 ZHANGWO JIATING ZHILIAO
著　　者	［美］萨尔瓦多·米纽庆　李维榕　乔治·西蒙
译　　者	高　隽
责任编辑	曹　文　梁沁宁
出版发行	世界图书出版有限公司北京分公司
地　　址	北京市东城区朝内大街137号
邮　　编	100010
电　　话	010-64038355（发行）　64033507（总编室）
网　　址	http://www.wpcbj.com.cn
邮　　箱	wpcbjst@vip.163.com
销　　售	新华书店
印　　刷	三河市国英印务有限公司
开　　本	787mm×1092mm　1/16
印　　张	24
字　　数	322千字
版　　次	2010年1月第1版
印　　次	2022年5月第10次印刷
版权登记	01-2007-2812
国际书号	ISBN 978–7–5100–1149–8
定　　价	49.80元

版权所有　翻印必究
（如发现印装质量问题，请与本公司联系调换）

序

本书是一个装满了治疗工具的聚宝盆。在本书的第一部分，萨尔瓦多·米纽庆以他独特的视角审视了家庭治疗大师们的主要理念，并从那些旨在帮助陷入困境的家庭的概念性工具和临床实践工具中，选取了最激动人心的一部分呈现在我们眼前。对于家庭治疗领域，这无疑是做出了开创性的贡献。

在第二部分，我们将聆听八位接受督导的治疗师的心声，在其督导精巧指引下，通过不断的努力，让他们自己和他们所关注的家庭发生了蜕变。我们会看到：他们如何在临床干预的复杂性和准确性上日渐精进，他们如何学会放弃那些不切实际的目标，他们如何利用米纽庆那些点石成金的反应。同时，我们也会分享他们在磨练技巧和形成风格的过程中所体验到的苦与乐。

在阅读本书时，无论是讲述各个治疗师的治疗故事本身，还是米纽庆对治疗的评点，都会让我们有亲临大师课堂的感觉。我们能同时从老师和学生的视角来观察，看他们如何相互影响，并且看这些视角如何影响治疗。就诊断学的多样性和案例的难度而言，显然，本书所涉及的案例让人油生敬意，这也让本书显得令人叹服。

对于希望为那些乍看来仅源于个体本身的问题寻找新的解决途径的新手来说，《掌握家庭治疗：家庭的成长与转变之路》无疑是一处异常丰富的资源。而对于那些希望发掘新方法来放大分歧、挑战常规的有经验的治疗师来说，本书必然是异常丰富的收获。在激发督导者的想象力方面，本书更是有其独特的价值。对于所有那些发现自己的治疗方向和某个被督导者的既定方向有冲突的督导者来说，我们将会在米纽庆用来解决冲突和促进成长的、独具匠心的方式中学到许多。他向我们展现一个督导者是如何在自己和被督导者之间的差异中另辟蹊径，如何将这些差异转变成有建设性的冲突，转变成意料之外的问题解决途径和治愈方式。他向我们传授如何最有效地使用督导者最根本的功能：与被督导者进行一席艰难而诚实的对话，在对话中双方都能热诚地寻找预见和设置"场景"的方式。

对那些倾向于牺牲具启发和探索意义的对话，从而换取对干预治疗的规划和落实的领域来说，本书的这些理念会显得格格不入。同样，本书的这些理念也与以快速而自动化的治疗方案为主要手段的培训不相容。然而，在任何采用基于家庭的治疗模式，且最看重干预的适用性和有效性的临床工作者实施治疗的专业环境，这些理念都可以找到归宿。临床工作者们将会欣然接受本书的主要观点：通过系统地理解家庭，从而发现切实可行的治疗目标，并即兴演绎出灵活的治疗途径。为完成这一使命，米纽庆的指引将启发并释放治疗师变化无穷的想象力——形成新的治疗方式的无尽能力。他教给我们如何根据案例的需要来承担不同的角色。

当人们在未来的某天去审视家庭治疗领域，去一一清点家庭治疗"车间"中的工具时，《掌握家庭治疗：家庭的成长与转变之路》将不仅被誉为是一位超凡工匠的作品——这位工匠打造了一系列非凡的工具，而且这些工具仍然持续影响着家庭治疗过程。它也将被视为一本启迪之书，激发治疗师们燃起想象力的火焰，去打造属于他们自己的工具，来更好地为和他们一同工作的家庭服务。

布劳略·蒙塔尔沃（Braulio Montalvo）

前言

从前,有一位智慧的犹太法师。一次,他饶有兴致地听他两位最聪明的学生进行辩论。第一个学生激情洋溢且信心十足地提出了他的观点。犹太法师微笑着表示肯定:"说得很对。"

第二个学生提出了与第一个学生相反的观点,他的陈述井井有条,中肯有理。犹太法师又一次微笑着表示肯定:"说得很对。"

对此迷惑不解的两个学生向老师提出了异议:"法师,我们两个怎么可能都说得对呢?"

"说得很对。"智慧的犹太法师说道。

就像这位智慧的犹太法师那样,在如何成为一位家庭治疗师的问题上,我们的头脑中也有两套截然不同的看法。迈耶·马斯金(Meyer Maskin)是威廉·安伦森·怀特学院一位才华出众且十分犀利的分析培训师,他过去常会给他的督导学员们讲这样一个故事。他想建一座凉亭,于是找来一位建筑师,让这位建筑师把之前设计的房屋图纸拿给他看。然后,他又跑去看了建筑师设计的、已经完工的房屋。故事讲到这里,马斯金会停顿一下来制造一点气氛。"当寻找一位分析师的时候,难道我们不应该也采用同样严格的挑选方式吗?换句话说,在一同开始艰难的心理之旅前,难道我们不应该看一下这位分析师的可能人选是如何打理他的人生的？他对自己的理解有多少？他是怎样一位伴侣？更为重要的是，他是如何为人父母的？"

作为临床工作者的监督者，家庭治疗师杰伊·哈里（Jay Haley）同样具有敏锐的批判精神，但他却不会同意上面的观点。哈里说，他认识许多不过是二流甚至是十分蹩脚的治疗师，但他们却是非常优秀的人或出色的父母；他同样认识一些出色的治疗师，但他们的个人生活一团糟。无论是生活技能，还是经由精神分析或其他心理治疗得到的自我认识，都无法增进治疗师成为一位更优秀的临床工作者的能力。在他看来，临床技能需在治疗技术领域进行特殊训练：如何制定计划，如何给予指导，如何重新排列等级。他认为，只有通过对治疗本身的督导才能掌握临床技能。对于哈里来说，要想知道一个家庭治疗师出色与否，必须去访谈一下他以往的病人。在哈里眼里，治疗师的著作也只不过是告诉我们这位治疗师写作能力的优劣，而非其治疗技能的高低。

于是，我们便发现自己陷入了一个进退两难的境地，正如犹太法师的故事，尽管两种观点截然对立，我们却都赞成。在之前的著作中，我（萨尔瓦多·米纽庆）曾经提到，我如何通过自己的不同面来对病人的特定需要做出反应。对家庭施于我的动力，有我自己体验式的理解。而这种体验式的理解则会塑造我对这些动力的反应。治疗，显然需要自我认识。但哈里所说的，引导治疗性反应的并不是自我认识，而是对家庭行使功能的过程的认识，以及为改变这种过程而做出的干预的认识，也是对的。

为了摆脱这一相互矛盾的境地，不少家庭治疗流派都要求学员在接受家庭治疗培训的同时也接受心理治疗。事实上，在某些欧洲国家，上述要求是职业资格认证的一项规定。我们也记得维吉尼亚·萨提亚（Virginia Satir）在家庭重建上的那些早期策略，默里·鲍恩（Murray Bowen）让自己的学生去改变他们和自己原生家庭的关系。卡尔·惠特克（Carl Whitaker）曾经让学生和他们的配偶一同进行治疗，并作为培训的一部分。近期的动向是，哈里·阿蓬特（Harry Aponte）、毛里齐奥·安多尔菲（Maurizio Andolfi）和拉塞尔·哈伯（Russell Haber）发展出了一套针对治疗师的自我认识的督导技术。我们用来应对这一矛盾的督导策略就是聚焦治疗师所偏好的风格，即治疗师在多种不同情境下使用的一套可预测的、特定的反应模式。某个治疗师可能非常关注内容，另一个治疗师则可能用某种特定的意识形态来看待行为，如女性主义。有的时候，治疗风格和治疗师基本性格的反应定势有关，如规避冲突、等级观念、害怕对峙、完全聚焦于情感或完全聚焦于理性，或者是偏好某种"大团圆"的结局。不过绝大部分情况下，治疗师的风格会显现在那些治疗师本人较少觉察的元素中，像是喜欢关注细枝末节，保持置身事外的姿态，喜欢拐弯抹角，滔滔不绝，教条连篇，或是不愿承认自己的想法。

所以，对某个家庭情境有相似的理解，同时也有相同治疗目标的两个治疗师将会对这个家庭有两种不同性质的反应。这种在风格上的差异可能会对治疗进程有相当大的影响，而有些反应比另一些反应更好。因此，在一开始，我们的督导取向便是和治疗师一同工作来理解他所偏好的风格。在他所有的技能中，哪些反应是他最常使用的？我们会接受这些反应。它们并没有什么问题。然后，我们会提出，光有这些反应还不够。只要治疗师的风格有用武之地，就可以接受，而这种风格也是可以得到扩充的。关注于内容的治疗师可以学习如何将其注意力转向发生在家庭成员之间的互动上，而专注于故事主线的治疗师则可以学习使用非连续干预的技巧。

无论我们最初认为的风格是什么，它们都会成为一个起点。我们会挑战治疗师，使其扩展自己的技能，使其能够从多种不同的角度做出反应，从而切合家庭的需求。我们的目标是塑造这样一位临床工作者，他可以为了治疗方法的变化而自发自然地操纵和改变自己。

作为一名内涵丰富且风格多样的治疗师，卡尔·惠特克在他的教学过程中传递给我们这样的信息：在对一个家庭进行治疗工作的同时，我们需要扮演多种一般通用的角色。他喜欢讲述那些当他还是个小"女孩"时的故事。这种在保持真我的同时，又能自如变化的能力正是我们试图传授给学生的。

成功的督导将会成就一名既和督导者不同，又和在督导前的那个自己不同的治疗师。做到这一点的诀窍便是，在自我转变的过程中尊重被督导者私人生活的边界。

关于第二版

尽管本书第二版从整体的组织结构上来说和第一版没有太大的差异，但在内容上做了重大的改动。这种改动主要体现在我们增加了不少新资料。

本书的第一部分，我会对有关家庭如何行使功能的理论和治疗的理论做一概述，其中包括我们自己与家庭进行治疗工作的模式，这一模式同时也是我们对从业治疗师进行督导的基础。第二版中，我们在第二章增加了新的案例资料。在我们看来，相比第一版原有的资料，这些新资料能更好地说明贫困和民族特点是如何影响家庭行使功能的。第五章是全新的一章，纵览了第一版出版后的十年来家庭治疗领域的新进展。这一章节之所以有现在的篇幅，要归结于以实证为基础的家庭治疗模式的日益繁盛。第六章总结了我们自己的家庭治疗取向，其中包括全新的一节，详细阐述了米纽庆最近发展的用于家庭评估的四步模型。

本书的第一部分由三位作者共同完成。在这一部分，大部分的作者叙述都是以"我们"相称，即代表三位作者的观点。但有些时候，尤其是第六章，其讨论侧重于米纽庆个人所做的治疗工作或督导工作，此时的作者人称"我"指米纽庆。

本书的第二部分回应了哈里的看法，即要知道一名治疗师是否成功需要去询问来访的家庭。鉴于本书是关于督导的，我们所征求的回应并非来自家庭，而是来自被督导者。在米纽庆带领的一个高级培训课程中，我们邀请了八位被督导者描述他们在督导中的经历和体验。首先，每个被督导者都会以在各自原生家庭中的成员身份来描述自己，以此作为他们故事的开始（这一报告并非被督导者培训课程的一部分，只是为写作本书而采集）。然后，被督导者开始谈论，为了督导目的而将案例呈现给米纽庆及培训小组的感受和体验。这里，楷体部分的内容是米纽庆对督导过程的评述。

考虑到被督导者为本书写下他们最初的故事已经过去十年了，我们邀请他们为本书的第二版写了续篇，详细说明他们对督导经历的体验随着时间的推移可能发生的变化，以及这一经历和体验是如何影响或是没有影响他们现在的临床工作。本书的结语部分，米纽庆以书信体的形式对这些续篇一一做了回应。

我们希望本书的这两部分内容——理论性的和体验性的——将能让大家感到，掌握家庭治疗是一个复杂但却充满收获的过程。

萨尔瓦多·米纽庆

致 谢

首先，向写作本书第二部分各个章节的治疗师表示深深的谢意。如果不是他们勇于将自己的临床工作置于众人的审视之下，本书将会成为干涩的学术教本，对于那些真正从事家庭治疗和督导家庭治疗工作的人来说，本书的实用性也会大打折扣。

感谢理查德·侯姆（Richard Holm），感谢这位在米纽庆家庭研究所的同僚所做出的贡献。尽管本书中没有出现理查德的名字，事实上他无处不在。从帮助我们明晰某些理论观点到对录像带的分析，他对本书的贡献从细微之处到举足轻重之所，无一不足。

对作者而言，如果能够找到不但能理解其资料，而且还能把这些资料变得更出众的编辑，那实在是太幸运了。在写作本书的过程中，我们是幸运的，我们就有四位这样的编辑。当资料第一次从我们的文字处理器中诞生时，是弗朗斯西·希契柯克（Frances Hitchcock）完成了这些素材最基本的"蜕变"。当我们认为自己的手稿已经完美无瑕时，是尼娜·冈兹豪斯（Nina Gunzenhauser）提醒我们仍然存在的瑕疵。当本书完成第一版时，作为John Wiley出版社的责任编辑，乔·安·米勒（Jo Ann Miller）让我们得见他对这一领域的理解，以及将多个作者的工作整合为一本连贯有序的著作的能力。而作为John

Wiley出版社负责本书第二版工作的编辑，帕特丽夏·罗斯（Patricia Rossi）十分热心于修订和重新写作本书的计划，她以她的热情成功地感染了我们，没有她，我们永远不会着手实施这个计划。

同样向劳里·米歇尔（Lori Mitchell）、詹尼·希尔（Jenny Hill）和盖尔·伊利亚（Gail Elia）表示我们诚挚的谢意。她们在手稿成形的过程中，勤勤恳恳且谨慎耐心地将无数的修订内容键入手稿。

最后，感谢我们各自的伴侣：帕特丽夏·米纽庆（Patricia Minuchin），盖尔·伊利亚和Ching Chi Kwan。在本书的成书过程中，他们一直伴随着我们。他们是我们工作和婚姻中最佳的另一半。

目录

第一部分 家庭与家庭治疗

第一章 家庭治疗：一种理论上的对立 　　3

第二章 家庭的特异性：家家皆不同 　　23

第三章 家庭的普遍性：每个家庭都有相似之处 　　43

第四章 家庭治疗：临床实践与督导 　　55

第五章 当代风潮：家庭治疗百态 　　81

第六章 心之相会：治疗会谈 　　99

第二部分 督导的故事

第七章 对治疗会谈的督导 　　131

第八章	女性主义者与结构派老师	141
	玛格丽特·安娜·麦斯克（Margaret Ann Meskill）	

第九章	一个脑袋与许多顶帽子	165
	汉纳·列文（Hannah Levin）	

第十章	诗人与鼓手	185
	亚当·布莱斯（Adam Price）	

第十一章	重访"俄狄浦斯之子"	215
	吉尔·特奈尔（Gil Tunnell）	

第十二章	投身于熔炉之中	241
	伊莎瑞拉·梅耶斯丁（Israela Meyerstein）	

第十三章	男人与依赖：一对同性伴侣的治疗	267
	大卫·E·格林兰（David E. Greenan）	

第十四章	涂抹粪便的画者	295
	李维榕	

第十五章	填满一条空船：安迪·肖尔的故事	335
	李维榕	

结语　　　　　　　　　　　　　　　　　　　　　359

第一部分

家庭与家庭治疗

1

家庭治疗：一种理论上的对立

母亲（急切地）：你想告诉他你做了些什么吗？

大卫：嗯，没错，我的眼睛，我揉了一下眼睛。其实我没有必要去揉眼睛。那股劲一会儿就过去了。

吉尔（柔和地）：大卫，在你那股劲上来之前，你的爸爸妈妈在哪儿？他们在干什么？

周三的课堂上，全班正全神贯注地注视着单向玻璃后，看吉尔如何竭尽全力与大卫一家"搏斗"。在过去的一年，24岁的大卫都待在精神科病房里。因为强迫揉眼睛的行为很可能导致他失明，除了将他送往医院，似乎已没有其他的选择。吉尔起初是大卫的个人治疗师，但是在过去的四个月里，他一直都在和大卫及其父母一同进行着治疗工作。

在这四个月里，吉尔一直都把治疗的录像呈现给整个小组看。今天，是我们第一次"现场"观看家庭治疗的会谈。我们自觉已经很了解他们，对父母亲全方位关注大卫的方式也已经十分熟悉。他行为的每一细节都被赋予意义，都成了父母关注的焦点。他实在无法闪躲。

白发苍苍的父亲似乎总是犹犹豫豫，十分想把自己表现得很有用。母亲那热情善良的圆脸庞似乎总是离大卫很近，在我们小组成员看来，简直有些太近了。大卫结结巴巴的解释平分给他们两人，先是试图让母亲满意，接下来是试图让父亲满意。显然，他的任务便是让人满意。

吉尔是土生土长于美国南方的心理学家，在和人打交道的时候倾向于保持一种礼貌的距离。作为治疗师，他偏好用轻柔而温和的声音进行解释。

米纽庆（督导，对小组说）：我想吉尔是在告诉他们，母亲接近大卫的行为激发了大卫揉眼睛的举动。吉尔实在是很尊重语言的力量，他认为这一家子明白他的意思。但是，他们并没有用同一波段交流。吉尔需要学会大声喊出他的意思，这样他们才会听到他在讲什么。

年初，我便和吉尔就他在此次家庭治疗中所使用的风格这一问题进行了探讨。尽管他已经意识到其风格的局限性，并且也似乎在努力拓展他的工作方式，但他仍保持了其狭窄的认知焦点，仍依赖其用轻柔的语调说出的解释。我决定进入单向玻璃后的房间，作为一个督导/联合治疗师和吉尔一起工作一会儿。

当我进入诊室的时候，吉尔只是简单地说了一句："米纽庆博士。"我坐了下来。这个家庭知道，过去的几个月里我一直都在督导治疗。

米纽庆（对父亲说）：如果你想帮助你的儿子，你必须让你的妻子不再用现在这样的方式对待他。和你的妻子谈谈吧。

父亲：我做不到，和她谈不通。

米纽庆（对大卫说）：那么，你就得继续绑住你自己了。

大卫：我不想绑住我自己。

米纽庆：为什么不呢？好孩子会为他们的父母做这些让人舒心的事情。你的父亲说他无法应付你的母亲。你的母亲又孤独又寂寞。你决定做一个替人疗伤的人。所以，你愿意绑住自己的手脚，给她一个一辈子的工作，做一个母亲。

在后面的第十一章，吉尔会详细描述他在这个案例中接受督导的体验。在对这章的介绍部分和之后的点评部分，我会描述是什么样的考虑和想法导致我以刚才提到的方式在咨询会谈中进行干预。大卫及其家庭的案例十分吸引人，我们可能会很想在此时就继续深入研究我对这个案例的督导。但是，在开始这种对家庭治疗督导的探索之前，必须提到一个更为普遍的观点。

我在咨询中做干预的方式——事实上也是我通常进行督导的方式——是植根于我对治疗会谈的见解。这是基于对人本身，对他们为何会如此行事，对他们是如何改变的，以及对何种背景会引发改变的一种特定的理解。这种个人的治疗见解与其进行督导、培训方式之间的密切联系并不仅限于结构派家庭治疗。自家庭治疗这一领域开创伊始，在每个所谓的家庭治疗"学派"中，一个人如何做督导取决于他/她如何看待治疗。

因此，对家庭治疗督导的探索必须一瞥家庭治疗是如何进行的，并由此开始。不过，这一瞥必须能洞穿在这一领域所使用的众多治疗技术。为了让对督导的探索建立在对家庭治疗过程的扎实理解之上，我们必须洞察那些技术所蕴含的思想，辨别那些产生技术的基本假设和价值观。我们以这样的方式看待家庭治疗实践，许多在家庭治疗"学派"之间显而易见的差异便消失了。不过，那些遗留下来的差异便十分关键了，我们很快就会明白这一点。

回到我督导吉尔与大卫一家进行治疗工作的案例。需要注意的一点是，作为一个督导，我并没有太过关注家庭的动力状况，而是更多地关注吉尔的治疗风格。我们认为，对治疗师本人的关注至关重要。可惜的是，一直以来家庭治疗的文献著作更多表现出对治疗技术的关注，而不是去关注导致改变的治疗师。这一治疗技术和治疗师使用自身之间的分野在该领域发展的早期就开始出现了。从某种意义上说，这一分野只不过是历史的原因，是由于家庭治疗理论需要和精神动力学理论加以区分所导致的无心的副产品而已。比如，精神动力学中移情和反移情的概念在很大程度上就牵涉到治疗师本人。早期家庭治疗的理论家们对这些概念嗤之以鼻，认为它们无关紧要。鉴于病人的父母以及其他家庭成员就坐在诊室里，似乎也就没有必要去考虑病人可能将自己与家庭成员相关的感受和幻想投射到治疗师身上了。但是一旦不考虑这些概念，作为个体的治疗师便开始在家庭治疗先驱们的著作中消失了。当治疗师消失的时候，所剩下的便只有他/她的技术了。

随着这一领域的发展，家庭治疗师接受、模仿并改良了那些由其他临床从业者所发明的技术。例如，杰伊·哈里对改变的限制又重现于米兰学派有关矛盾和反其道而行之（paradox and counter-paradox）的概念里。维吉尼亚·萨提亚的雕塑技术被佩吉·帕普（Peggy Papp）重拾，并改良为**舞蹈疗法**（choreography）。而由鲍恩和萨提亚所发明的家谱图技术则成为几乎所有家庭治疗师用来勘察家庭的一种通用方法。

当然，在实践中，治疗师如何运用技术，必定是来访家庭、治疗师以及督导所关注的。但很大程度上，这一关注并没有反映在该领域的文献著作中，它至多是一种事后产生的想法。比如，在《贫民窟中的家庭》(Families of the Slums; Minuchin, Montalvo, Guerney, Rosman & Schumer, 1967) 一书中，我写道：

> 由于治疗师必须在家庭系统的组织性需求之下工作，因此治疗师在干预上的选择范围是极其有限的。但是，这也有好处，即对其所处的这些"系统拉力"的意识能使他识别那些需要修正的互动领域，以及那些通过加入其中来改变其结果的方法……当他进入用互补性反应——这些反应倾向于复制通常情况下家庭成员从彼此身上所激发的反应——来回应家庭成员的这样一个角色时，治疗师便没有了和家庭成员之间的距离，并完全参与到家庭之中。(p.295)

就治疗师通过使用他在治疗情境下对自我的觉知来体验和认识家庭的这一过程而言，上文的描述稍显复杂。不过，我早期著作的重点并不在于治疗师的自我，而在于对家庭产生影响的那些治疗技术。当我关注他们（来访家庭）而非我们（治疗师）的时候，作为技术载体的治疗师就变得千人一面了，而来访家庭却变得日趋多样。

治疗师在著作中消失的另一个例子是，我的"参与 (joining)"这一概念经米兰学派修改后在"积极赋意 (positive connotation)"的概念里重现。在《家庭治疗技术》(Family Therapy Techniques; Minuchin & Fishman, 1981) 中，我对"参与"的概念做了以下描述：

第一章　家庭治疗：一种理论上的对立　|　7

> 治疗师和来访家庭在同一条船上,但是他必须充当舵手……那他必须具备什么条件呢?他可以用什么来引导船的正确行驶呢?……(他)应该有一种灵活地与家庭接触的风格以及一种理论立场。家庭需要以某种方式来适应这些,而治疗师也需要来适应家庭。
>
> (p.29)

在"参与"这一概念中,最为重要的是两个异质的社会系统(来访家庭和治疗师)如何彼此适应。

当"参与"被转变为"积极赋意"的时候,它便成为仅对家庭做出反应的技术:

> 这些被尝试过的解决方式中,最为有名的无疑是我们称之为"积极赋意"的技术。它不仅是不要去批评家庭中的任何人,而且还要明确指出每个人值得表扬的行为……今天回过头来再次审视它的时候,我们注意到,积极赋意最初是作为一种帮助治疗师防止与家庭起破坏性的冲突、防止来访家庭脱落的手段……**是一种在策略层面上无用的策略**……(Selvini-Palazzoli, Cirillo, Selvini & Sorrentino, 1989, pp.236-237, 重点符号为作者所加)

这两个概念的主要差异不在于其内容层面。"参与"在很大程度上的确和对家庭成员的存在方式赋予积极意义有关,尽管它并不仅限于此。但是,"参与"认可了治疗师是实施主动、灵活的治疗技术的"工具",而"积极赋意"仅仅把治疗师视为被动、雷同的治疗手段和技术的载体。

正如前面所讲,家庭治疗的相关文献著作中,治疗师个体的消失可以部分地归咎于家庭治疗所发展起来的历史背景。但是，在很大程度上，治疗师的消失并非偶然，而是一种有意的理论选择的结果。本书的核心观点之一便是，随着时间的推移，家庭治疗领域已经构建起了两大阵营，其特征是，在作为改变的推动者的治疗师应扮演何种角色的问题上存在两种截然不同的看法。本章之后，我们会讨论那些导致某些家庭治疗师有意寻求在治疗室里"消失"的理论上的考虑。不过，首先我们来看看，当一些治疗师在其从业过程中（如果不总是在他们的著作里）将治疗师本人视为治疗会谈中主要的、促成改变的"工具"时，他们是如何进行家庭治疗的。以下是对维吉尼亚·萨提亚所做的一次治疗会谈的描述，将其作为此种类型的治疗的一个例子。

行为主义者（activist）的家庭治疗

上个世纪七十年代，费城儿童指导医疗中心举办了几个十分有趣的工作坊。在这些工作坊中，两个治疗师会连续几天分别会谈同一个家庭。其他人可以透过单向玻璃来观察会谈，对会谈进行录像（当时，作为精神分析特征的"保密性"正是家庭治疗所反感的概念之一）。这一模式背后的理念是，鉴于每个治疗师的理论假设都会指导其所做的干预，那么观众就能观察到，这些有关家庭本质的概念和改变过程是如何在治疗师的风格中被体现。

维吉尼亚·萨提亚是第一批参与者之一，她访谈了一个混合家庭。父亲和他第一次婚姻所生的女儿（18岁）以及他的第二任妻子和她第一次婚姻所生的女儿（16岁）四人住在一起。他第一次婚姻所生的儿子（10岁）和其前妻住在一起。由于在对待这个男孩的问题上存在分歧，两个家庭都已经进行了大约一年的治疗。父亲觉得，他的前妻是个不称职的母亲，并已向法庭起诉来争夺儿子的抚养权。他们在法律上的争夺也体现在了两家人之间激烈而刻薄的争执中。女儿已经有一年没和母亲说话，而这个男孩也在学校里出现了严重的问题。

萨提亚是一个金发碧眼，身材高挑，犹如女神般的女人，她的存在感充满整个房间。进入访谈室的时候，她和每个人都握了手，找个舒服的姿势坐下后，她让那个男孩子在黑板上画出一张这个家庭的家谱图。之后，她十分轻松随意地和家庭成员聊天，问他们问题，并且还做出一些个人的评论："我不知道为什么，但是我记不起那个名字。""当我有这样一种感觉的时候……"几分钟之内，她便已经创造出一个开放而坦诚的氛围，双方在此之下都感觉可以自由发言。显然，萨提亚与每个人都站在同一立场，以这样的方式将访谈继续下去，她让每个家庭成员都参与进来，追踪每一次交流的内容，对所有一切都加以善意的评论。

她的评论似乎是随意而至的，但是她很快就将家庭的信息组织成一种统一的叙说（narrative）。她让丈夫和他第二任妻子描述他们解决冲突的方式，并让他们为她演出一次争执的场面。然后，她设置了两个家庭的雕塑：男孩坐在他母亲的腿上，他的姐姐坐在他的腿上；另一个家庭系统以和第一个家庭系统互为镜像的方式坐在一起，即第二任妻子坐在丈夫的腿上，她的女儿坐在她的腿上；之后，儿子下来，18岁的女儿一个人坐在母亲腿上。萨提亚把一张椅子挪到十分靠近母亲的地方，并让女儿坐在椅子上，自己则跪在她们身旁的地板上，鼓励母亲和女儿描述她们的怨恨、背叛、爱和渴望。通过给予同情、教导和指令，她让两个女人得以表达她们是如何想念着彼此。最后，她让父亲和母女俩坐在一起。会谈以出现某种可能性而告终，即这两个家庭可以通过爱而非冲突来重新联结在一起。

仅仅一段描述是无法传递出这一会谈或过程所具有的非常温暖的特性，其间，萨提亚从看似和每一个体的随意交往推进到母女的和解。很明显，她的目标是联结。她将接触的领域作为目标，让自己在情感上如此接近他们，以至于家庭成员很难抗拒她的指导。就风格上来说，我们或许可以指出她的投入程度高得让人窒息，她推动积极情绪产生的努力不恰当地掩盖并压抑了对冲突的诚实表达。尽管如此，她却在一个小时的空间里帮助家庭从一年的具破坏性的互动中走出来，开始一种更为合作地养育子女的过程。

维吉尼亚·萨提亚的治疗有着尤其浓重的个人风格。但是，正是其所具有的特异性使之成为一个有价值的例子，用以说明家庭治疗师中行为主义者群体的工作。

家庭治疗中的不同观点

在萨提亚发展她的家庭治疗取向的同时，其他人也在这个领域着手探索与之非常不同的理念。在Palo Alto的心理研究所（Mental Research Institution，简称MRI）的格雷戈里·贝特森（Gregory Bateson）正在把一个人类学家的敏感同一位控制论专家的敏锐结合起来用于帮助家庭。作为一个人类学家，贝特森十分关注将一个人的文化价值观强加到另一个人身上的危险，而他的担忧也是十分正确的。历史以及人类学领域的理论让他懂得，去预测改变的方向是不可能的；将任何细小的变化引入一种文化的时候，无论这种变化是多么微不足道或是出于多么良好的意图，从那时开始你便捧上了一个烫手山芋。贝特森对于"顺其自然"有十分强烈的审美偏好，也在他的"幕间戏：为什么事情会变得一团糟"一文中进行了生动的表达。

女儿：爸爸，为什么事情会变得一团糟呢？

父亲：什么意思？事情？一团糟？

女儿：唔，人们会花费大量的时间来把事情变得有秩序，但是他们似乎从来没在把事情搞糟上花什么时间。事情好像自己就变得一团糟了。然后，人们就不得不再把它们给理顺。

父亲：但是，如果你不插手，你的事情还会变得一团糟吗？

女儿：不会，如果没有其他人插手的话。但是一旦自己或任何人插手这些事情，事情就会陷入混乱，而且如果不是自己插手的话，它们会变得更糟。

父亲：是的，这也是为什么我不让你碰我桌子上那些东西的原因。因为如果是除我以外的其他人碰了它们的话，我这一摊事会变得更糟糕。

女儿：但是，人们总是会把别人的事情搞糟吗？为什么他们要那么做呢，爸爸？（Bateson, 1972, p.3）

作为一个控制论专家，贝特森所具有的认识论观点强化并放大了他在审美观上对顺其自然的偏好。当用控制论来解释事件的时候，它并不会寻求对事件的主动解释，而是考虑所有可能发生的替代性事件，然后问这样一个问题："为什么这些事件没有发生呢？"

> 用控制论的话来说，事件的进程被认为是受到了某些限制的支配，并且它还假设如果没有这些限制的话，变化的路径仅仅受制于概率均等原则……控制论的被动解释产生了这样的问题：在"正确的"和"不错误的"之间是否有差异？（Bateson, 1972, pp.399, 405）

当贝特森在美学和智力上的敏锐见识被用来帮助家庭的时候，可以预见的是，从他的立场出发，他十分担心任何改变的引入都可能以无法预测的方式扭曲家庭的平衡。他拒绝接受精神分析理论，但是他在家庭访谈中的姿态，即作为一个采集数据的人类学家，却折射出精神分析所关注的避免侵入病人心理场的立场。这样一来，贝特森在家庭治疗领域引入了一种非常不同的传统，即作为一个谨慎的、自我限制的访谈者的传统，而随着时间的推移，他更为关注的是在治疗中不去做什么（"不做错"）而非应该做什么（"做得对"）。

起初，包括创始人维吉尼亚·萨提亚在内的MRI小组的工作有着那个年代的干预主义者的热情。但是之后，尤其是在保罗·瓦茨拉维克（Paul Watzlawick）的影响下，贝特森提出的对干预可能带来的破坏性一面的关注开始升级。瓦茨拉维克所提倡的观点是，尝试去解决问题的办法恰恰是造成人类问题的祸首。因此，治疗应尽可能简短且尽量少做任何干预。

贝特森引入的这个中立的、反射性的治疗立场很快就给那些希望以这种取向进行治疗的家庭治疗师带来一个难题。在治疗中，如何去控制治疗师的影响呢？

对于精神分析师来说，控制反移情反应的工具是通过精神分析培训而发展起来的自我觉知。对于家庭治疗师来说，当时并没有类似的培训。所以在该领域，那些希望追随贝特森的自我限制治疗方式的治疗师便别无选择，只能对治疗师的干预设置外在的控制。就这一努力而言，最具独创性的当属米兰学派，他们的方法将在第四章给予更为详尽的描述。为了控制治疗师的侵入性，他们创立了"治疗小组"，小组由单向玻璃后的观察者组成，会谈中的治疗师负责这个小组。他们将治疗师所用的"我"改成了代表小组的"我们"，并致力于当家庭成员在治疗会谈之外且远离治疗师的影响时，激发起他们身上的一个变化过程。治疗师把自己看做是和家庭保持一定距离的客观的干预者，远远地投出心理学之卵石，从而在家庭中激起阵阵涟漪。

干预主义者的治疗 vs 自我限制主义者的治疗

家庭治疗是如何进行的？我们的观察已经发现，在这个领域短短的历史中，一直盛产两种不同类型的治疗师。这两个群体之间的差别关系到他们在何种程度上提倡治疗师将自己作为导致变化产生的一种手段。一面是持干预主义立场的治疗师，他们实践的是"尝试，再尝试"的自我承诺式的积极主动的治疗，这一治疗方式是上个世纪六十年代的产物，有着那个年代所具有的乐观主义与活力、经验主义、创造力以及天真浪漫的情怀。

父亲：吉米实在是太野了，我根本管不住他。
治疗师：让吉米把他的椅子搬到这儿来，然后跟他谈谈。吉米，我想让你听听你的父亲是怎么说的，然后告诉他你是怎么想的。还有，母亲不要干涉！

治疗师在父子间制造出了一次交流，这让她（治疗师）能够观察到，她在场且不受母亲监控的情况下，父子俩是如何进行互动的。她的下一步干预则是建立在其观察的基础之上。

而另外一边，则站着持自我限制观点的治疗师：

父亲：吉米实在是太野了，我根本管不住他。
治疗师：为什么你这么想呢？

治疗师可能会问其他问题，鼓励对意义的探索。她会表现得全神贯注，彬彬有礼，小心翼翼地不把自己的偏见强加在父子身上。这是一场简约派的治疗。

持自我限制观点的治疗师有充分的证据来证明简约派的治疗风格在理论上是站得住脚的。上个世纪八十年代，贝特森的理论得到了智利科学家洪贝尔托·马图拉纳（Humberto Maturana）和弗朗西斯克·瓦雷拉（Francisco Varela）[1]（1980）的工作理念的补充。他们的研究显示，一个有机体对于其外部环境的知觉在很大程度上取决于其内部结构。在此，一个实验引起了很大的反响。实验中，蝾螈的眼球被旋转了180°。当一只移动的昆虫被放在蝾螈面前的时候，就好像昆虫在它身后一样，它转身后跳去试图抓住这只昆虫（Hoffman，1985）。在生物学立场上的微不足道的反对意见——哺乳动物的眼睛及其大脑和爬行类动物分属不同等级，或是在人类的立场上的反对意见——人类及其互动关系超出了神经生物学的范畴，都没能阻止某些持自我限制观点的治疗师迈出胜利的一大步，从而在逻辑上得出这样的结论：不存在客观可知的"真实"。如果每个有机体主要是对它自己的内部结构做出反应，那么就没有一个有机体能直接让某特定状态的事件发生在另一个有机体身上。对实践持自我限制观点的治疗从业者而言，这样一个治疗上的推论似乎是不言自明的：一个治疗师不可能在一个家庭中导致特定的变化。因此，治疗不应是干预主义式的，而只是人与人之间的一次简单的交谈。

在上个世纪九十年代，持自我限制观点的治疗师又转向戈根（Gergen，1985）的社会建构主义和米歇尔·福柯（Michel Foucault，1980）的后现代主义寻求支持与灵感。社会建构主义强调这样一个事实，即知识并非外在现实的表征，而是由那些在共同"话语中"的个

---

[1] 洪贝尔托·马图拉纳和弗朗西斯克·瓦雷拉是智利生物学家，共同提出自生系统论。
——译者注

体构建出来的某种共识。福柯的后现代主义补充了一个观点，即局部性的谈话是由更为广大的社会文化言论所掌控的，这些言论尊崇某些视角，同时打压和排挤另一些视角。在这些思想流派的影响下，持自我限制观点的治疗师开始把注意力放在语言和叙述上。治疗师通过对来访者的提问，为来访者提供机会，让他们重新思考迄今为止那些他们认为是"既定的"和标准的意义及价值观。如此一来，治疗师就创建了一个叙述背景，来访者在其中被邀请"重新讲述他们的生活故事"，并在此过程中摆脱那些限制他们文化言论的压迫。

我们并不怀疑社会建构主义和后现代主义在理解社会现象上的重要性，但是，在我们看来，治疗不应该仅仅主要是一种理解练习，尤其是通过后现代主义者的分析所产生的那种抽象的、学术性的理解。治疗应该被导向行动。它是在一个家庭和一个治疗师之间一种相对简短的、特别的会面，并且有着明确的目标，即减缓压力。把建构主义和后现代主义的观点不加修改地应用于这种会面之上，在我们看来，便是贝特森称之为"范畴错误"的一个例子，即将来自某一抽象水平的概念错误地应用于另一抽象水平。

尽管如此，在今天，持自我限制观点的治疗师仍然对治疗上的干预主义者们抱着警惕的态度。通过强调人们在彼此对话中共同构建的故事是如何对人施与控制和限制的诸种方式，持自我限制观点的治疗师仍在不断质疑治疗的技术和规范。哈伦娜·安德森（Harlene Anderson，1994）曾经描述了持建构主义立场的治疗实践其理论基础是如何发生变迁的：

从	至
知识是客观的和固定不变的；知识分子和知识相互独立	知识是被社会构建出来的和再生的；知识分子和知识相互依赖
语言是一种表征和对现实的准确描述	语言是我们体验现实的某种方式，以及被我们赋予意义的某种方式
社会系统是具有控制论的特点，是由角色和结构界定的、施加秩序的社会单元	社会系统是分层的社会单元，这些单元是社会交流沟通的产物
治疗是一个专家和那些需要帮助的人之间的一种关系	治疗是有着不同视角和不同经历的人之间的一种合作

来源：AAMFT会议，华盛顿特区，1994。

两栏中都没有包含"家庭"一词。将家庭视为产生了对自我和他人异质界定的一种重要的社会单元，这种概念化方式几乎已经消失。将家庭视为一个社会系统，其中的体验模式被一一塑形，这一可用于实践的观点被语言系统将家庭视为一种社会单元的观点所取代。与此同时，一种意识形态上的要求则剥夺了治疗师的灵活性，因为这一要求规定她仅能以与来访者合作的、对称的态度进行工作。与来访者对峙，去扮演某种角色，去抒发见解，去在诊室里成为诊室外的那个自己，那个复杂、多面的个体的自由已经一去不复返了。作为治疗师这个角色而言，剩下的只是一个站得远远的、彬彬有礼的提问者。

作为一个群体而言，持社会建构主义观点的治疗师很努力地为他们的病人创造出充满支持和尊重的治疗。在他们的治疗中，病理问题从家庭中被推了出去，而落在了家庭周围的文化上。治疗师将自己限制在语言的范畴里，而尊重来访者是这一语言的使用规则。通过这些做法，治疗师成为家庭故事的收集人。他让所有家庭成员将他们的叙说指向他，并将不同的叙述串联起来。

从贝特森开创了一种具有民主意义的治疗之后，持自我限制观点的治疗师已渐行渐远，在这一过程中，就人在背景中所处位置这一问题上，他们已经得到了一个完全不同的概念。在贝特森的系统思想中，家庭成员之间的交流互动维系着家庭的功能以及他们对自己和他人的看法。尽管是通过系统和生态学的科学术语来表达的，但是这一观点有着深远的道德寓意。它所蕴含的是相互的责任，对整个家庭的承诺、忠诚以及对彼此的保护——彼此相属。它迫使临床工作者和社会科学家一同来关注个体、家庭和背景环境之间的关系。然而，当代的建构主义实践则采用了一个不同的道德立场。它关注的是作为受到语言限制的受害者的个体，这一限制个体传达的是虽不可见但却无处不在的主流言论。这一对于文化限制的反应是一种政治解放的立场，是通过质疑被公认的意义和价值观来对文化发起挑战。

这一立场避开了由团体成员所共同承担的责任，转而拥护个人自由的哲学立场。因此，对于那些持有这一立场的人来说，人与人之间最佳的接触方式便是以相互尊重但同时也是相互疏离（disengagement）为特征的。我们认为，这一立场反映出了一种后现代主义观点，它对我们的文化抱以悲观的态度，也反映出了政府全能形象的瓦解，以及社会限制对于个体而言是有害的信念。

从持干预主义观点的家庭治疗师的视角来看，持自我限制立场的治疗师对内容的关注，对从一中心位置顺序访谈每个家庭成员的技术的注重，剥夺了治疗背景中最为重要的资源：每个家庭成员彼此间的直接投入（engagement）。所有的非语言元素，所有非理性的地方，以及所有家庭互动的情感色彩都一并丧失了。其结果是，家庭治疗运动中某些最为重要的硕果被抛弃了。

对于持干预主义观点的治疗师而言，家庭是一个特殊的背景，人们在其中可以最大程度地表现出他们的复杂性。所以，家庭互动同时拥有治愈伤痛和破坏性的两面，但是它仍在我们的治疗实践中占据中心的位置。对于我们来说，家庭生活既是故事，也是一幕剧。就像一幕剧，家庭生活随着时间的推移不断展开。它有着一段过去，这段过去通过剧里角色所讲述的故事呈现在大家面前。但它同样有着一段现在，现身于角色的互动之中。如同一幕剧，家庭生活也有空间维度。家庭成员彼此间用姿态和情感所做的交流并不亚于用语言进行的交流。

改变的过程发生在治疗师和家庭相互投入之中。治疗师是家庭变化的催化剂（尽管他并不像物质的催化剂，因为他在这一过程中也可能发生改变）。无论在治疗中发生了什么样的治疗性事件，其发生都是源于相互的投入（engagement）。因此，治疗师将家庭戏剧带入诊室，创设出一个背景环境，鼓励家庭成员彼此间直接互动。治疗师不仅会倾听内容、主题、情节和隐喻，同样也会去观察：他们坐在哪里？家庭成员之间的相对位置是什么样的？他会留心观察变化：各种各样进入和离开的方式，家庭成员之间靠近和远离的转换。他关注姿势上、体态上的细微改变，成员之间看似无心实则传递着某种信号的触摸。渐渐地，家庭组织结构图变得清晰起来，那些界定依附关系、同盟与合作之间的边界开始出现。与此同时，治疗师也开始感觉到家庭的力量。家庭会施加压力，把治疗师引入各种各样的角色：裁判、调解人、盟友、对手、配偶、父母和孩子。对于家庭所选择的交流模式，治疗师会发展出一种体验式的理解，同时也开始认识到那些原先被埋没，现在却变得可触及的替代性选择。现在，他能够用自己的个人反应，或者可以通过有意让自己置身于家庭戏剧之中的方式来引导他的干预。

以这样的方式施行干预有其危险性。它在已经弥漫着各种力量的人际场中又添上了另一重力量。问题的答案并不是要避免投入，而是要对这一投入进行监督。

治疗师必须既是作为家庭戏剧的一员，又是作为一名观察者来实施干预。参与其中十分重要，但能抽身而去，鼓励家庭成员彼此直接互动也至关重要。被"场"的情感力量所牵动是很重要的，但进行观察也同样重要。正是这种对距离的调节给了治疗师的干预以催化剂般的效应。他促使家庭做出反应，然后再回过头来观察成员们的反应。如果治疗师的干预有效，那么家庭成员会发现自己以全新的方式进行着互动，而这些互动则会给家庭带来更广阔的空间和更丰富的内涵。治愈正是发生在这些时刻，而治疗师和家庭本身都是治愈者。

持干预主义观点的家庭治疗师接受干预的责任。他需要意识到自己知道什么和不知道什么，需要知道社会规范是如何塑造家庭的，需要意识到生理层面、文化层面和经济层面的影响，需要知道他所受到的自身历史的限制。尽管有着所有这些必要的限制，但是比起仅仅去倾听，他所做的必须更多。

无论是持干预主义的观点还是自我限制的观点，无论有着怎样的概念框架，家庭治疗师都是改变的推动者。她根据家庭的需要和自己的个人风格调节其所做干预的强度。一个持自我限制立场的治疗师在这一强度谱系低强度的一端工作，她致力于帮助家庭成员理解他们是如何构建自己的故事的。她的目标是为"治疗性谈话"提供一个中立的背景。相反，一个持干预主义立场的治疗师可能会在这一强度谱系高强度的一端工作，或许会通过和一个有神经性厌食症的病人及其家人一起用午餐来重现家庭的冲突（Minuchin, Rosman & Baker, 1978）。

但是，无论治疗师是小心翼翼地保持中立，还是采取恰好对立的态度，她总是一个"改进者"。她以治愈者、老师及共鸣者的身份加入到家庭之中，进行一次体验之旅。而不可避免的是，她也会带着对家庭的先入之见随行。家庭是如何陷入僵局之中的？这个家庭可能有什么样的资源能用于化解冲突？这些先入之见可能已经得到了明确的表述，也可能仍旧没有得到审视，但是无论明确与否，这些先入之见将会组织治疗师所听到的内容，并且决定哪些交流是她能看见的，以及她会对此做出何种反应。另外，治疗师在其人生旅程中所发展起来的个人风格也会影响她所做干预的方式。

家庭也有着自己的先入之见和风格。它是一个社会系统，不可避免地会折射出如俄罗斯套娃一般嵌套在其中的历史、文化和政治体系。家庭会和治疗师共享一些元素。因为他们共享了时间和空间，所以他们也会拥有共通的语言、某些社会概念和某些价值观。如果不是这样的话，家庭和治疗师就无法互相理解。但是，他们所共有的思维定势同样也会导致他们有共同的盲点。

承认我们的无知是十分重要的。然而，对于治疗师来说，同样重要的是知道哪些是她所知道的并承认自己所拥有的知识。持自我限制观点的治疗师所采取的"不知道"立场并不能绕开偏见、经验、已知和未知，没有这些也就没有人能够前行了，这个立场只会让他们感到更迷惑。治疗师无法逃避"什么是功能良好的家庭"的观念对自己的

第一章 家庭治疗：一种理论上的对立 | 21

指引，通常也无法逃避"在家庭和社会之间何为正确的（或者至少是更好的）匹配"的观念对自己的引导。

我们的文化所发生的变化可能远比我们所知觉到的要快得多，但是对于一个自称是家庭治疗师的从业者而言，还是应该知道家庭是什么样子的。如果对一个家庭进行干预，从而增加家庭成员情感技巧的灵活性或是减轻他们的痛苦和应激，那么，能够引导干预的必须是对干预背景有根有据的理解。下面两章将着眼于对家庭的思考，期间所蕴含的矛盾会让人回想起序言中有关犹太法师的故事，这些思考既截然不同，也有所相似。

2

家庭的特异性：家家皆不同

对家庭的界定，大多把重点放在一个由血缘或承诺联系在一起的小团体的组成上。但是，又有什么样的措辞能够囊括所有的可能性呢？传统的概念马上就能让人想到例外的情况：

家庭：由父母和他们的子女组成的群体。
例外：那么，一对相亲相爱数十载，但却没有孩子的夫妇又该如何定义呢？
家庭：有父母的孩子，一群由血缘密切联系在一起的人。
例外：那么，一个由再婚的父母和非血缘关系的兄弟姐妹组成的混合家庭，又该如何定义呢？

以色列集体农场中的家庭会扩展他们家庭的边界，从而把社区也纳入进来。在今日的生物技术帮助下，一个家庭可能包括一对夫妇在生物学上的孩子，但这个孩子虽然是由她的卵子和他的精子发育而成，却在一个陌生人的腹中孕育而生。有这样一个例子，一对女同性恋伴侣被其孩子在生物学上的父亲告上了家庭法庭。这位父亲是她们的一位同性恋朋友，曾在她们的要求下捐献自己的精子。当她们的女儿两岁时，这位捐精者提出了起诉，寻求其做父亲的权利。法官的判决是，鉴于女儿已经有了双亲，那么出于孩子的最大利益考虑，最好不要去破坏她有关一个家庭的概念。

那么，家庭是什么呢？社会学家斯蒂芬妮·孔茨（Stephanie Coontz, 1992）会问，这个问题是在什么时候，在哪个文化下提出来的？家庭总是在某个特定的历史阶段中，是某个更大分类的一部分。

今天人们倾向于把"家庭"想成一个核心单元。但是根据社会学家劳伦斯·斯通（Lawrence Stone, 1980）的看法，在两个世纪以前，英国家庭并不是核心单元，而是一个亲族单元。斯通认为，在当时开放的家族血统系统中，婚姻更多考虑的是财产之间的联合和家族血脉的延续，而非尝试让情投意合的一对情侣终成眷属。直到拿破仑时代的法国，皮埃尔·李维尔父母的婚姻契约仍然显示出这一结合的经济基础（Minuchin, 1984）。子女和土地、牲口一样，都是婚姻财产的一部分。

此外，在今天被视为家庭单元之根本的两项任务——抚养这一结合所生育的子女，以及配偶之间的情感支持——在当时更多的是亲族系统的任务。根据斯通的看法，事实上配偶这一单元的重要性相对来说是微乎其微的。如果一对夫妇变得能够互相关爱，当然也不会有什么坏处。但是如果两人之间并没有发展出什么共同的情感，也不会有人认为这一婚姻就此失败了。

今天，一个女性对其子女的养育行为被认为是十分基本的行为，以至于被我们称之为本能。然而，法国历史学家伊丽莎白·巴丹泰（Elizabeth Badinter, 1980）曾经提出，在几个世纪之前"母性反应"是很少见的。子女通常不在其父母身边长大,孩子还是婴儿的时候就被送到奶妈那里,在儿童期则被送去当学徒。或许造成这种疏离关系的原因之一是,众多孩子在襁褓中便夭折了。直到近代之初,在婴儿和儿童的死亡率下降之前,爱一个婴儿都不是件明智的事情。斯通指出,在中世纪,父母常常给他们的几个孩子起同样的名字,希望至少其中有一个能够活到成年。

我们所熟知的核心家庭随着城市化和工业化变得普遍起来,它同时是科学革命所带来的卫生及医疗条件改善的结果。随着欧洲社会的改变,核心家庭开始成为被中产阶级所接受的观念。配偶之间的互相依赖和养育子女在历史上首次被认为是核心单元的主要任务。斯通曾经估计,这一家庭规范的变化花了大概两百年的时间。

此外,核心家庭现在所拥有的自主性和权威性也是最近才获得的。在上个世纪,社区更多地扮演着我们今天认为该是家庭扮演的角色。今天,在作为殖民地的美洲,就像在17世纪的欧洲一样,被视为私人事务的,如约束不守规矩的孩子,是由社区明确直接地完成的。嚼舌根的举动会受到足枷的惩罚,而浸水椅则用来惩戒那些训斥其丈夫的女性。

在殖民时代,法律条例就像宗教和习俗一样,主要关注的是家庭事务。控诉丈夫虐待的女性很可能会被送回她丈夫那里,以维持社会等级(Skolnick,1991)。同理,妇女和儿童在法律上也被置于丈夫/父亲或监护人的控制之下。到一定年龄,男孩在法律上便成为成人。而对于女性来说,颇具声望的英国法理学家威廉·布莱克斯通(William Blackstone)曾表达过这样的观点,那就是法律将丈夫和妻子视为一个人,而丈夫就是那个人。

我们之所以要在历史上绕这么一圈,是因为家庭治疗师必须理解,在不同的历史背景下,家庭也是各不相同的。想象一下,穿越时空到美洲殖民地对那里的家庭做治疗,或到19世纪法国对皮埃尔·李维尔的家庭做治疗(Minuchin, 1984)。这位穿越时空的治疗师将不得不根据他落脚的每个时间和地点来改变他对家庭的看法。在不同的年代和文化下,治疗的要求将迫使他重新评估他原本认为是普适的规范。

这位探险的治疗师将会关注那些在特定年代塑造了家庭的巨大力量,尤其是当时的公共政策。例如,在社会主义苏联,法律随着国家需要的变化而变化。为了和马克思主义下的女性主义一致,早期关于婚姻和流产的法规是相对平等的;但是到了上个世纪三十年代,当人口开始下降的时候,这些法规则变得不那么自由了(Bell & Vogel, 1960)。雅克·东泽洛的《对家庭的约束》(*Policing of the Family*;Jacques Donzelot, 1979)一书探究了在法国发生的一个类似现象。当工业化要求有稳定的劳动力供应时,便出现了那些支持维系家庭的机构(同时伴随人口数量的上升)。同样,当法国建立海外殖民地的时候,以家庭为核心的慈善团体变得普遍起来,养育孩子不仅仅是医生和教育家所关注的事情,同样也成为像罗伯斯庇尔(Robespierre)这样的政治家所关注的事情,他强烈抨击将婴儿送给奶妈抚养的做法。就此,政策也发生了变化,但其并非响应家庭的需要,而是出于主流政治阶级的意愿。

随着西方文化所经历的迅速的经济和社会变化,公共政策对于今天的美国家庭有着它自己的影响。其结果是,仅仅在几年前还被视为是理所应当的家庭安排,在现在看来则已经落伍了。就像在重要的社会变迁的年代总会看到的那样,人们对家庭变化的担心表达了他们感觉到社会结构已面临分崩离析危险的心态。有人根据上个世纪五十年代的理想打造出"美国家庭"的理想形象：坐落在郊外的优雅之家；儿女在家里受到高度重视，家庭的支柱是丈夫及父亲，对于他们来说这是一个温暖的避风港，丈夫及父亲回到家中，迎接他的是恪守本分而不逾矩的妻子及母亲。但是，在上个世纪五十年代这一自我标榜的黄金年代那温和表面的背后，是激发了六十年代文化革命的那些紧张和不满，而下一个浪潮则不可避免地是八十年代对六十年代的反抗。随着八十年代的通货膨胀和经济萧条，六七十年代那个自由的、"生命力旺盛"的美国成为"对性的恐惧者，电视传道者和反对毒品、反对色情作品的十字军战士"的国度（Skolnick，1991，p.5）。在这个新的世纪，现在日益明显的是，新右派关于重新让以男性为家长的核心家庭占据统治地位的梦想正面临巨大的挑战。

至此，家庭又将去向何方呢？我们能准确预测的一件事情便是变化。家庭就像社会和个人一样，面对变化中的环境，是能够也必须发生变化的。

社会心理学家阿琳·斯果林克（Arlene Skolnick）描绘出在未来的数十年内可能会掌控家庭变化的三个领域。第一个领域是经济领域。例如，从工厂到办公室的变迁意味着高收入的蓝领工作正在消失，而低收入的粉领工作则在增多。这一改变伴随着的是女性进入劳动力市场这一大规模的运动。在今天的经济领域，即便她们想这么做，很多女性也无法选择留在家中。女性外出工作的影响以及女性主义的观念，已经将婚姻的文化理想推向更为平等的方向了。

第二个影响家庭变化的因素是人口学因素。在一个科技社会，抚养子女对于规模日益变小的家庭而言是一个非常沉重的经济负担。两代人之前的家庭期待有许多子女,现如今则计划将经济资源集中养育和教育一两个子女。与此同时,人的寿命不断增加,而且在历史上人们第一次预计着自己将会变老。即便是在"儿童期"不断延长的情况下,一对夫妇完成他们为人父母的功能之后,还能够计划一起共度多年(尽管他们很可能需要"哺育"年迈的父母)。

斯果林克所描绘的第三个重要的结构性变化被她称之为"心理贵族化",它对家庭同样有深远的影响。由于教育水平的提高和闲暇时间的增多,美国人已经变得更为内省,对内在体验也变得更为关注。最重要的是,他们开始对关系的情感质量越来越感兴趣,这不限于家庭中的关系,也包括工作中的关系。这种对温暖和亲密感的强调对于家庭治疗的发展非常重要,部分原因是它可以导致某些不满的产生,而当家庭生活更多地被视为是对社会角色的服从时,人们是不会想到这些不满的。作为一个丈夫和父亲,仅是一个出色的供养者已经不够了。作为一个女性,仅仅凭借其食品储藏室里的库存也已经无法证明她具有一个妻子的美德。作为一个孩子,仅仅做到孝敬和服从也不够了。当人们期待家庭生活应该提供快乐和满足的时候,家庭问题的出现也就在预料之中了。

盲目地将具有适应意义的变化标定为造成偏差和导致问题的来源,这是非理性的产物。与此同时,我们必须认识到,并非所有的变化都能提升家庭行使其根本任务的能力:即为家庭成员提供一个发展的母体,让他们在其中能够发展为成熟的、心理健康的人。例如,家庭治疗师比尔·多尔蒂(Bill Doherty)在最近写道,美国中产阶级家庭生活出现了越发严重的"过度计划"问题,它正在损害为家庭生活提供"粘合剂"的归属感,而这种归属感则可能是家庭能够提供给其成员最重要的心理礼物。多尔蒂把这种"过度计划"归结于美国所具有的消费主义和市场文化对当代有关什么是"好"父母的观念的影响（Doherty & Carlson, 2002）。好父母会提供给他们的孩子所有的活动和体验——钢琴课、橄榄球赛、艺术课以及其他相类似的东西——在我们的物质主义文化看来，这便提供了一种丰富而满意的生活的基础。然而，当父母疯狂地把孩子来回送往看似无止境的活动的同时，丧失了对彼此陪伴的享受，以及对彼此情感养分的提供。Doherty认为，与和他看法相同的社区成员共同努力来对抗这一发生在21世纪初美国中产阶级家庭中的改变，是他作为一个家庭治疗师的任务。

社会经济视角下的家庭

尽管斯果林克和多尔蒂对于家庭的概述让我们从社会学的角度看待美国白人中产阶级的家庭状况，但是他们并没有很好地反映许多其他美国家庭生活的面貌。贫困家庭的经历通常都不相同，这些不同也不仅仅是局限于经济方面的匮乏，贫困也对家庭所行使的功能产生了巨大的影响。机构的干预便是一个很好的例子。许多机构尽管十分尊重中产阶级家庭的界限，但是对贫困家庭的干预则少了许多顾虑。出于为孩子着想的目的，他们进入家庭空间，不仅造成家庭组织的错位，而且还制造了孩子和机构之间的联盟，赋予孩子挑战父母的权利。对于贫困家庭所面临的问题，学校、福利部门、房屋管理机构以及心理健康服务机构都会制造出虚假的解决途径，实则却导致了家庭的破碎。这种入侵的效果在那些类似哈里斯一家和鲁宾逊一家的案例中有着集中的体现。

◎ **哈里斯一家：没有房门的家庭**

让我们走入哈里斯一家。要进去很容易，从某种意义上来说，他们的公寓没有房门。史蒂文和桃瑞丝·哈里斯结婚10年，有四个孩子。几年来，靠史蒂文作为卡车司机的工资，他们一直在挣扎着维持自己的公寓。但是6个月前，他被解雇了。在过去的一个月里，他们成了无家可归的人。他们现在住的公寓并不是他们自己的，而是属于一个政府资助的社会服务机构。

从他们可以回忆的日子算起，哈里斯一家都一直在和政府机构及社会机构打交道。他们已经见了数量众多的社工、儿童福利工作者、案例经理和治疗师，以至于在哈里斯一家的记忆里，这些助人者的形象都混在了一起。所有这些人都有着共同的假设，那就是哈里斯一家需要社会机构的工作人员进驻，在未事先打招呼也没有被邀请的情况下，进入他们无论是物理上还是心理上的空间。

哈里斯一家已经从中学习到，当助人者进入他们的家庭时，都无一例外地带来一套有关家庭应该如何行使功能的完好理念。药物咨询师（drug counselor）告诉桃瑞丝，她应该只关注如何从药物依赖中恢复过来。而与此同时，儿童福利工作者告诉桃瑞丝不要那么自我关注，而应该把更多的精力放在做一个好母亲上。药物咨询师会向桃瑞丝的监察官员汇报，而儿童福利工作者则要向家庭法庭的法官汇报，并且在此之前已经提交了对哈里斯一家忽略儿童的指控。由此，药物咨询师和福利工作者都同样在强迫桃瑞丝适应他们自己的日程安排，尽管他们的安排事实上是互相对立的。

药物咨询师和儿童福利工作者从来都没有彼此交谈过。他们也没有和史蒂文谈过，对他们而言，史蒂文简直就像不存在一样。桃瑞丝花在应付药物咨询师和儿童福利工作者身上的时间比花在史蒂文身上的时间更多。他对于她来讲也开始变得透明起来，他离开家的时间越来越长。他仍然在寻找工作，但自从他被解雇以来，他现在所得到的积极回应比任何时候都少。桃瑞丝觉得自己不堪重负，史蒂文觉得自己是一个失败者，一个"备用胎"。

数年以来，哈里斯一家，无论长幼都已经发展出一套应付助人者入侵的方式。孩子们已经习惯家中有陌生人出现。由于这些陌生人倾向于对他们采取一种和蔼且兴致勃勃的态度，对此孩子们也发展出一种开放、热情的姿态来对待他们，向他们表示欢迎，并表现得十分讨人喜欢。虽然在表面看来十分投入，但是这种虚假的亲密姿态由于缺乏应有的界限，让人感到很不安。

桃瑞丝和史蒂文对孩子们这种表面的亲密姿态也发展出自己的一套看法。他们从中学到，这些助人者看重自我暴露（"处理他们的问题"），所以他们发展出一种刻板的"说唱式交谈"。在内容层面，它带有足够多的私密细节，从而让人误以为是一种开放坦诚的态度和对专业意见的接纳。但是，作为一种仪式化的行为，它成为家庭和不请自来的助人者之间的一块缓冲地带。

为了安抚这些所谓的助人者，至少是安抚一段时间，这对夫妇学会了赞扬助人者的智慧，赞扬他们可能提供的任何建议或指令的正确性。但是为了保有一定的自主性，他们在实行这些建议的时候却裹足不前。这种裹足不前的状态无一例外地会给他们赢得类似"阻抗"、"被动攻击"和"操纵性"的标签，而哈里斯一家也没有其他办法来保护他们支离破碎的尊严和隐私。不幸的是，随着这些标签数量的增加，那些昂首进入他们无门之家的助人者的数目也在增加。

尽管哈里斯一家是非裔美国人，但他们的案例具有某些重要特点，这些特点有普遍意义：他们是那些居无定所的家庭中的一员，这些家庭不得不面对生活的无常，也必然要去面对多重助人者。

◎ **鲁宾逊一家：生活在梦魇下的家庭**

鲁宾逊一家和哈里斯一家住在同个居民区。达伦和迈拉·鲁宾逊的孩子可能会在当地的公立学校里和哈里斯的孩子擦身而过。就像哈里斯一家一样，鲁宾逊一家也很贫穷，尽管此时他们的住房情况还有保障。

被迈拉和达伦称之为"我们的梦魇"是从两年前开始的。当时，迈拉发现达伦有一段婚外情，并且还生下了一个孩子。迈拉对此心烦意乱，而达伦则深感内疚。他们14岁的女儿詹妮弗为母亲抱不平，而对父亲则极为愤怒。

对几乎所有的家庭来说，随之上演的将是家庭生活中的一段混乱时期。不过，这个时期的面貌则极大地受到他们所处边缘社会的经济地位的影响。詹妮弗开始幻想着如何惩罚父亲对母亲的不忠行为。她和一些朋友分享了她意欲复仇的渴望。她的计划以及随之启动的一连串事件，有力地却也让人不安地展示出政府和社会服务机构可以多么轻而易举地就成为贫困家庭内部戏剧中的主角。

当一位朋友告诉她，这位朋友的母亲通过向儿童虐待热线匿名举报一位邻居虐待儿童从而"报了一箭之仇"（她和这位邻居交恶多年）的时候，詹妮弗一下子来了兴趣。詹妮弗直接冲入她学校所在社工的办公室，并且告诉他，她的父亲在躯体上虐待她。这位社工尽职地向热线做了报告，而"梦魇"便从此开始了。

上门调查的儿童福利工作者并没有发现支持虐待指控的任何证据。事实上，她在调查报告中写道，她怀疑詹妮弗对达伦的指控是在作假。然而同样重要的是，报告中也提到，她观察到鲁宾逊一家十分贫穷。这位社工是来自中产阶级的年轻人，刚刚跨出校门，对于这份工作也是个新手。她的报告充斥着"有烟则必有火"的思维。在这里，所谓的"烟"便是鲁宾逊一家糟糕的生活处境，而"火"，这位社工的结论是必然存在某种忽视或虐待的情况。

由于缺乏硬性的证据，对达伦虐待的指控不能成立。但是，这种学术判定并不能剥夺儿童保护机构的权力。保护机构让达伦和迈拉知道，参与立足于家庭的预防服务项目对他们而言是"最好的选择"。两人不太情愿地答应了。

他们的同意让丹尼进入了他们的生活，也进入了他们的公寓——一周三天。丹尼服务的是一个关注于让父母对他们的孩子施行有效且非虐待性控制的项目。丹尼清楚地看到，最近发生的事件已经破坏了达伦和迈拉之间的联盟。丹尼的督导敦促他让这对夫妇在处理孩子的问题上"保持一致"，尤其是对待詹妮弗的时候。在督导看来，詹妮弗是一个"定时炸弹"。丹尼非常有技巧地让这对父母把两人的婚姻创伤先暂时放在一边，而是能够相互支持地制定并实行一套针对詹妮弗的严格的行为控制措施。无论是丹尼还是他的督导都认为，帮助鲁宾逊一家表达和处理任何由于达伦婚外情的曝光而可能引发的内疚、背叛和丧失的感受并非他们的分内事。对于丹尼和他的督导来说，所做的一切都是让迈拉和达伦能够"控制局面"。

然而，詹妮弗可不想就此被控制。除了对父亲的愤怒，现在还添上了对母亲的愤怒，因为母亲放弃了她应有的愤慨，反而和父亲站在了一起。她决定离开这个家庭，之后詹妮弗又一次去找了学校社工，这次则是威胁自杀。这位社工尽职地将詹妮弗转送入医院，她被收治入院30天，以对其进行评估。

随着评估期临近尾声，医生考虑到鲁宾逊一家的"历史"，这个时候把詹妮弗送回家不是明智之举。基于医院的建议，仍在监控这一案例的儿童保护机构要求将詹妮弗安置在距鲁宾逊一家60英里外的寄宿治疗中心，还在那里安排了一月一次的家庭治疗。治疗被安排在工作日的下午一两点钟，这便意味着达伦必须请假来参加。由于这份工作在达伦看来并不怎么稳固，所以他不能请假，也就无法参加治疗。迈拉参加了治疗，治疗师鼓励她对丈夫的背叛表达出自己的愤怒。因为能博得他人的同情，心生感激的迈拉开始这么去做，起初还有点犹豫，后来则越来越投入。同情迈拉的治疗师从没见过达伦，而在治疗师的眼中，达伦也越来越像个恶魔。私下里，她和她的督导开始怀疑，让詹妮弗和父亲生活在同一屋檐下究竟会不会安全。

对鲁宾逊和哈里斯一家做的每次干预，以及所有进行干预的人，其出发点都是好的。但他们没想到的是，作为干预者的他们成了这些家庭戏剧中的主要演员。这些工作者而非家庭成员成为家庭生活中行使功能的人，就像发动机提供推进力，方向盘提供方向一样。大多数有着良好完整性和自主性的中产阶级家庭都不会容忍这种对他们生活的入侵。但是，每天都要挣扎着生存下来，已经精疲力竭、不堪重负的贫困家庭，经常不加反抗地就屈服于这样的入侵之下。

种族视角下的家庭

不幸的是，家庭治疗师经通常都会接受中产阶级白人的规范，或是出于权宜之计，或是仅仅出于无知而扭曲了自己的视角。但是，诸如少数民族地位这样的议题在家庭问题中却是非常关键的决定因素。种族对家庭的影响已经得到了广泛的研究（McGoldrick, Giordano & Pearce, 1996）。尽管种族的议题常常和经济地位的问题混杂在一起，但这些议题仍然可见于任何阶层。让人惊讶的是，少数种族的成员所获得的中产阶级地位会带来意料之外的问题。

根据南希·博伊德-富兰克林（Nancy Boyd-Franklin, 1989）的看法，中产阶级的非裔美国人家庭站在三种文化的三角架上。这里有可以追溯到非洲之根的文化元素，有属于主流美国文化的部分，还有有色人种对主流文化中的种族歧视不得不做出的适应。多重的需要可能会加强他们的自我认同，但是也可能导致价值观和角色上的混乱，以及在面对文化复杂性时的一种无力感。

和一个非裔美国人家庭共同工作的治疗师可能需要去探索这一家庭的延伸家庭。亲族网络的重要性可能会一直追溯到他们过去的非洲之根，也会触及现在应对贫困和种族歧视的必然性。但是，一个取得了中产阶级地位的黑人家庭可能要面对一个应激的选择：是去帮助延伸家庭，还是断绝和延伸家庭的联系？

其他受到少数种族地位影响的领域可能包括家庭的权力结构。某些黑人夫妇中的权力分享可能比中产阶级白人家庭中常见的权力分享更为平等，或许这是因为在历史上，相比白人母亲，黑人母亲更有可能在家庭外工作，而且大多数今天的中产阶级黑人女性也有外出工作的母亲。不过，在某个特定家庭，穆斯林的民族背景可能表明女性一直处于有着明确界限的居家角色之中。

就像非裔家庭一样，拉丁裔家庭里界限相对灵活的延伸家庭网络可能也是很重要的。教父教母（compadres）可能是家庭重要的组成部分。合作可能会被强调，而竞争则不被鼓励。可能有非常清晰的等级，也有围绕代际和性别明确构建起来的角色。女性可能被期望表现出服从的一面，而男性则被期待去保护他们的女人。母亲可能会被期待做出自我牺牲，并且全心全意地扑在孩子身上。夫妇与儿女的关系可能要比他们之间的夫妻关系更为重要。事实上，除了为人父母的功能，伴侣之间很少有其他自由。

迪亚斯一家是有混合种族背景的家庭，他们认为，家庭的中产阶级地位和家庭的文化根源是不可调和的。当这个家庭进行治疗的时候，治疗师发现必须去挑战他们这种局限的观念。

◎ **迪亚斯一家：既不是波多黎各人，也不是爱尔兰人**

在辛西娅告知学校咨询师，自己一年多来一直用剃须刀片割伤自己的胳膊之后，奥兰多和莫林·迪亚斯以及他们16岁的女儿辛西娅被转介到一位家庭治疗师处。治疗师对迪亚斯一家了解越多，就越发为种族在家庭发展过程中所扮演的核心角色所震惊。不过，让她同样感到震惊的是，家庭花了大量的心理能量去否认其重要的民族根源。

莫林和奥兰多在两人19岁的时候结了婚。"我嫁给他是因为他是一个波多黎各人"，莫林在第一次治疗中这样宣称。莫林的祖父母都出生在爱尔兰，他们在青少年时期移民了美国。莫林把自己的父母形容为"工薪阶层"和"无知的人"。当把自己的父亲描述为一个"顽固的暴君，除了爱尔兰人之外谁都讨厌，尤其讨厌波多黎各人"时，她的声音中显然带有愤怒的情绪。莫林的青春期都花在不断策划一个又一个反叛父亲的计划上，而她最后的反叛则是"致命的一击"：嫁给奥兰多，"因为他是一个波多黎各人"。

当时，奥兰多刚从波多黎各来到美国，他生长在农村，在父亲的权威下长大成人。在他眼里，父亲是一个专制的暴君。由于他是男性，他可以通过成为自己家庭中的家长而在很大程度上摆脱父亲的专制。然而，在奥兰多看来，问题不仅仅是他的父亲。他希望自己远离他眼中的拉丁裔家庭的文化规范，即家庭被一个暴君式的、专制的男性所统治。他决定离开故国岛屿。

莫林和奥兰多相遇的时候，他不会英文，而她也不会西班牙语。"我们对彼此而言都是陌生人"，奥兰多在第一次治疗中用带有浓重口音的英语轻笑着说道。尽管他们无法进行实质上的交流，奥兰多深受莫林英格兰裔的长相和举止的吸引，而她则深为奥兰多拉丁裔的长相和举止所心动。在认识三个月后他们便结了婚。他们很快便意识到，他们需要某些东西来填充彼此之间空白的空间。于是，他们开始生儿育女。辛西娅是最大的孩子，她还有四个弟弟妹妹。

奥兰多下决心不要变成他眼中父亲那样的暴君，他采用了一种温暖、充满情感且宽容过错的方式来做一位父亲。可以预见的是，莫林觉得有必要弥补一下奥兰多放任自流的方式。她成了"唱黑脸的人"。辛西娅饶有兴致地向治疗师讲述，每当莫林制定界限或是施予惩罚时，她和弟弟妹妹会如何照例向他们的父亲寻求帮助。"爸爸总会站在我们这一边，告诉我们可以做那些妈妈不让我们做的事情。"感觉到奥兰多总是在拆自己的台，莫林在对待孩子的时候变得越发尖利，反应也越发过激。

因为不同的为人父母的风格，奥兰多和莫林有时会为此而争吵。但这种情况极为少见。治疗师问莫林，为什么她很少向奥兰多抱怨他总是破坏她给予孩子们的限制时，莫林笑着说："当我发现自己对他很愤怒时，我就想起我的父亲多么的混蛋，而看到他和我的父亲是如此不同的一个人，我的愤怒就平息下来了。"当被问及为什么不更多地支持妻子的时候，奥兰多只是简单地说："我不想成为我的父亲。"

治疗师的判断是，这种回避冲突的方式不管用。所以，她开始向莫林施加压力，让她更为坚持地让奥兰多不要再破坏她管教孩子的方式。然而，治疗师越是施压，这对夫妇的抗拒就越是厉害。显然，夫妇双方都害怕任何对他们关系步调的改变都会在某种程度上让他们重新沾上与自己原生家庭相同的习气，而他们双方都已穷尽一生的努力来反叛和逃离这一习气的影响。

当治疗师尝试让这对父母重新思考，长期以来他们对在各自原生家庭中所发生的事情都抱有什么样的信念和归因时，她遭遇了另一个甚至更为严重的阻碍。莫林和奥兰多都认为，他们的原生家庭是他们种族文化的代表。他们对于自己家庭的排斥是他们排斥自己民族之根的一部分。莫林言简意赅地说："我们不是波多黎各人，我们不是爱尔兰人，我们是美国人。"在判定他们的原生文化是有缺陷的文化之后，莫林和奥兰多渴望把自己看成是无根的、同质的、没有种族性的美国中产阶级的一分子。

治疗师很明白，莫林和奥兰多对于各自原生家庭和原生文化生出的那种过激的抗拒不仅巩固了他们彼此之间及其与孩子之间功能不良的关系，也剥夺了他们潜在的改变资源。因此，治疗师为自己布置了一个艰难的任务，那就是帮助迪亚斯一家重新和他们所放弃的民族之根建立联系。治疗师从自己和自己的非裔美国人之根的认同过程中所获得的力量，让她有这样的信心，即如果奥兰多和莫林能张开双臂拥抱他们各自的文化遗产，他们将为他们的家庭生活找到资源。这些资源如今在他们看来是无法想象的，因为他们的轻率让自己远离自己的过去。

对家庭多样性的回应

为了确保治疗本身不成为一次种族歧视或阶级歧视的演练，某些家庭治疗师建议，这一领域必须强调家庭所处的多重文化的影响。西莉亚·法利科夫（Celia Falicov, 1983）曾提出了文化的生态学定义：

> （那些）具有适应性的一套行为和经验通常源于众多不同背景下的成员身份：生态环境（农村、城市、郊区），哲学观或宗教观，国籍和种族，家庭组织类型，社会阶层，职业，移民模式和文化适应的阶段；或者是源自参与相似历史时刻或特定意识形态所形成的价值观。（pp.xiv-xv）

她提出，每个背景之下每个家庭成员的身份在治疗师眼中都是至关重要的。

从所处的文化背景出发来看待家庭的取向在理论上似乎是正确的，但是因为存在多重可能的文化背景，做出可行的概括归纳即便不是不可能，也变得非常困难。此外，什么是"应该的"文化规范并不一定和特定家庭所持有的规范一致。法利科夫之所以提倡一个文化绑定的取向，完全是因为这一取向强调了多样性，并且挑战了主流文化将其价值观强加在少数种族之上的倾向。但是，正如她就种族问题所指出的那样，在每个家庭个案中，文化规范总是应该得到单独的考察，从而确保治疗师无论有多好的出发点，都没有套用某种种族刻板印象来审视这个家庭。

家庭治疗师常总能以一种过于泰然处之的态度将一个家庭的动力状况明确地暴露出来，却总是仅轻描淡写地勾勒出社会层面的决定因素，除非完全不顾及这方面的因素。不过，对文化本源的研究并不是目的本身。对种族问题的关注是促成家庭治疗理论和实践的诸多因素之一。尽管其本身有着重要的价值，但是我们必须认识到，种族问题只是许多有贡献的因素中的一个。

面对现今盛行的诸多培养全方位"具有处理文化议题能力"的治疗师的努力，我们也有些不安。相比用来描述特定种族群体所具有的价值观和世界观的一系列概念能捕捉到的内容而言，文化所蕴含的内容更多。李维榕尝试在香港教授家庭治疗的经历，以及我在费城儿童指导诊所任职期间试图培训家庭治疗辅助专职人员的经历，都可以看到在理解文化的过程中所包含的困难。

生长于香港，但主要和北美白人家庭进行治疗工作的李维榕，在离开香港多年之后，重回香港开始教授家庭治疗的时候，通常的"东西方相遇"的一幕出现了有意思的变奏。对她而言，将家庭治疗引入她原先的文化群体给她带来的困惑，要比外来者在这么做的时候更多。一个外来者可以理所当然地认为自己对当地传统的价值观一无所知。但是对于李维榕来说，她对与之教学相关的香港文化的探索，或者说重新的探索，让她一次又一次地感到惊讶。

什么对中国家庭有效和无效，接受她督导的人有着自己固有的观念，李维榕也同样有着这样的观念。但是她发现，如果她接受这些观念，那么对于为了扩大和探索新视野的学生和家庭而言，她的教学便是在认可而非在挑战他们。

李维榕发现，与一个她原先所属的文化群体工作的时候，为了让工作有效，她最大的挑战在于将自己从文化所强加的束缚中释放出来。作为中国人的事实在她的教学中制造出一种有趣的变形。在挑战被督导者对家庭的看法，对治疗中什么有效、什么无效的常规反应时，这些被督导者"本土文化专家"的地位也就受到了威胁。她发现自己夹在她的美国文化和她的中国文化之间，这种感觉在她培训西方学生，或者在她和白人家庭的治疗工作中从来都没有意识到过。只有在越过学生的文化"看守"和她自己内心的文化"看守"后，她才能带领被督导者去探索这个特定群体家庭的治疗工作所具有的临床启示及意义。

在过去的十年中，李维榕一直把工作重点放在中国香港、中国大陆和中国台湾。如今，她发现自己在文化议题上的看法变得更为模糊。尽管她仍然承认不同文化之间存在某些差异，但是她在这一问题上的看法总是不断遭遇有着深刻矛盾的观察（Lee，2002）。

在这个问题上，即将文化意识带入家庭治疗的实践时会遭遇变幻莫测的结果，三十年前我也有相似的经历。那时，我正和杰伊·哈里，布拉里奥·蒙娜塔夫（Braulio Montalvo），玛丽安·沃尔特（Marlianne Walters），雷·维纳（Rae Weiner）以及杰罗姆·福特（Jerome Ford）一起开始在费城儿童指导诊所进行一个培训专业辅助人员的项目。

当时，我们正尝试修正一个明显的偏差。在诊所中，中产阶级白人的临床工作者所面对的人群中，有很大一部分是来自社会经济阶层

第二章 家庭的特异性：家家皆不同 | 41

底层的非裔美国人家庭和西班牙裔家庭。因此，我们招募了一群来自社区的非裔美国人和西班牙裔人，并且让他们接受有关家庭治疗的培训。他们虽说没有接受大学教育，但十分聪慧，也很有学习的动机。我们假设，鉴于他们和他们要一同工作的家庭来自相同的文化群体，对他们在临床工作中所要穿越的文化地域，他们应该有天然的认识。但是，事实证明我们的想法太天真。除了生活在他们所属的文化下，这些即将成为我们同事的人同样也生活在塑造了我们的主流文化之下。从这个文化中，他们吸收了针对他们自身文化的偏见，而这些偏见有的时候会折射甚至夸大主流文化的偏见。

对这些专业辅助人员的培训花费了三年的时间。培训目标是产生一批和诊所中其他工作者一样的工作者，无论其学历背景、种族、社会经济水平，都能成为任何一个来访家庭的治疗师。难道我们太过理想化？难道这只是试图模糊差异性的一次盲目尝试？对于如今强调多样性的家庭治疗领域来说，这可能就是对它最后的评断。

如果视多样性为一种挖掘器，它让我们更好地意识到，将主流价值观强加在少数群体之上是一个危险举动，那么现今对多样性的关注，我们持欢迎态度。但是我们同样认为，即使正确的社会态度（另一种反向的固执），也存在危险因素。作为治疗师，我们总是和那些与我们不同的人一起工作。所以，我们需要说明自己所不知道的，说明我们对个体所持的假设——因为人与人都是有差异的。我们必须接纳今日理解多样性的思潮，但是在接纳的同时，我们也有必要承认普遍性的存在。正如哈里·沙利文（Harry Sullivan）多年前就指出的那样："无论是谁，人总是更像人类，而非其他东西。"

3

家庭的普遍性：每个家庭都有相似之处

一个家庭治疗师必须理解种族、阶层和其他社会因素对家庭结构和家庭功能，以及家庭治疗本身会有怎样的影响。但是，发展过程中的某些必然性在更大程度上是普遍存在的，而不是与特定的背景有关。父母需要照顾他们的子女。家庭的形态和组织结构决定了它的动力状况。家庭成员以不同的速度衰老，因此相互的需要也有可能冲突。类似的情况还可以列上一长串。

对于家庭治疗师，认识到家庭形态在历史上和现今所具有的多样性的同时，也应相信存在某些指导治疗的更高一级的原则。本章呈现的是一个有关家庭概念的模型，这一模型能支起一把大伞，各种各样的治疗师可以在伞下试验各种各样的治疗程序，与此同时也可以进行有益的概括和交流。

建构家庭

家庭是一个由人组成的团体，这群人在情感上和/或血缘上互相关联，在一起生活了足够长的时间，从而发展出某种互动的模式以及能够确证、解释这些互动模式的故事。在家庭的交流网络中，这种互补的建构过程让人喜忧参半。这意味着家庭成员总是无法充分发挥其功能。在家庭现行的规则和模式中，自我的某些部分总会没有得到激活，而这是一种丧失。但是，生活通常都具有某种可预测性和归属感，而这给人以安慰。

家庭成员会适应家庭的规则，而家庭的规则会指派角色和功能。这种适应促进家庭平稳地行使其功能，也预示着回应、安全、忠诚与和谐的存在。它同样也意味着某种常规会成为枯燥的惯例，缺乏自发性，以及对成长的限制。它可能意味着被束缚在人际的模子和厌倦之中。但是，拓展的可能性总是存在的。

家庭成员之间互补的建构过程需要长时期的协商、妥协、重新排列和竞争。这些交流互动通常是看不见的，不仅因为背景和主体都在不断地改变，也因为它们在本质上通常都是一些细枝末节的琐事。谁递了糖罐？谁查阅了地图来确定方向？谁选择了要看的电影？谁换了频道？谁在何时以何种方式对谁做出了回应？这便是家庭成员巩固其关系的粘合剂。谁被视为圈内人？接近度和亲密感的水平如何？谁要为谁负责？谁被排除在外？谁成了替罪羊？谁受到了虐待？哪些触发事件增进了快乐或是加重了压力？通常用来缓和冲突的机制又是哪些？

家庭成员通过大量细微的方式发展出他们所偏好的交往风格，来交流他们眼中关于自己、其他家庭成员，以及我们是如何联系在一起的事实真相。家庭在演进的过程中，有关家庭独特性的这类真实会被保留一部分，同时也会被改变一部分。家庭成员可能会自发地发现另一种相互关联的方式，当这种情况发生的时候，家庭能更为灵活地行使其功能。但是大部分情况下，家庭成员仍然可以预料到彼此的行为。这种对可预见性的期待使得生活舞台无需费心安排，也节省了互相关联的能量。但是，对家庭规则保持忠诚的要求中同样存在强迫的因素，因为某个家庭成员的成长或是改变可能被认为是一种背叛。

一个被训练到能够识别和观察模式的家庭治疗师就像一个国际象棋大师，可以预测出家庭这个棋局上棋子的走势。治疗师能看到游戏的典型特征。在某些问题上，加入棋局的棋手是谁？谁和谁形成了同盟来对抗谁？哺育、支持和权力是如何布局的？这些参数界定了家庭的结构。

此前我发展出一些关于家庭组织的概念（Minuchin, 1974），下面将简述一下。这些概念并不在于对家庭如何行使功能做出全面的、在科学上精确的描述，而只是我加诸于自己观察之上的一种组织。

事实上，并没有所谓家庭结构的东西。家庭结构只是治疗师用来加诸在她所观察到的数据之上的一个框架而已。我们认为，治疗师必须有某个框架，用以提供某种方式来组织和思考繁乱的、急速变化的家庭世界。但是，任何策略都有着其具有的所有危险性。当治疗师带着某种观点进行观察的时候，她倾向于把那些自己已经认为是很重要的数据看得更分明。家谱图便是这类人工构念的一个例子。在组织信息方面，它是一种有价值的工具，能将历史和现今的状况囊括在内；但是，它同样也会强加并维系属于它自己的偏见。

尽管如此，我仍然发现这些结构上的解释框架是非常有用的。它们能给人以启发，也具有临床上的参考意义。它们帮助治疗师在临床工作中组织其知觉和思考方式，从而实施有用的干预。它们同样也会组织治疗师对交流互动和语言材料的观察。因此，对于那些依赖关系而非家庭故事的众多家庭来说，这些结构上的解释框架也同样有用。家庭结构概念触及的是某些家庭生活的普遍性：关于归属及忠诚的议题，关于接近度、排斥和抛弃的议题，关于权力和攻击性的议题。而这些议题都会在子系统的构成，边界的可渗透程度，同盟和共谋的情形中有所反映。使用某种结构框架的治疗师是不可能全然客观的，我也坚持认为，没有一个治疗师可以做到全然客观。不过，机遇总是偏好有准备的头脑。

家庭系统

每个家庭系统都是由数个子系统组成的。在家庭中，每一个体都是这个家庭的一个子系统。年龄之间的差异形成了家庭的子系统：一个家庭中的成年人构成了一个子系统，而孩子们则构成了另一个。在一个规定性别角色之间有显著差异的文化中，性别就造就了子系统：男性子系统和女性子系统。在一个混合家庭中，父母和孩子之间血缘和历史之间的纽带关系可能同样会制造出子系统："男方的孩子"和"女方的孩子"。

构成了家庭生活实质的日常交往使不同的家庭子系统之间有不同程度的接近度。因此，子系统可以被视为由不同的边界包围，而这些边界的可渗透程度是不一样的。如果一位父亲和他的孩子很亲近，那么父亲和孩子之间的边界就被视为是可以渗透的。与此相应，母亲可能不怎么参与父亲和孩子的子系统，那么在这一子系统和母亲之间的边界便被称之为僵硬的。在另一个家庭中，在父母子系统和子女子系统之间的边界可能有非常高的可渗透性，这反映在孩子可以参与父母之间的相处以及/或父母亲可以进入到子女行使其功能的过程之中。"边界"的这一比喻可能看似很抽象，但是它在治疗中的确有其作用，这一点将在本书后面的章节中展示给大家。

家庭生活中天天都要进行的协商同样也会就如何在家庭中使用权力确立起某种模式（或者某种默契）。因此，层级或许可以被视为是家庭组织结构方面的内容。哪个子系统会向其他子系统行使权力？这种权力是以什么样的方式施行的？是带有强迫和专制的性质？还是会请大家一起讨论，并容忍不同的意见？家庭是会接受使用权威，还是对它进行抵制和反抗？

家庭地图

这些问题的回答会描绘出一幅家庭肖像，我们称之为结构地图。一个结构派的家庭治疗师通过有关家庭形态和家庭发展的概念来评估这些地图。家庭形态指一个家庭的人口学状况。这个家庭是一个由一对父母组成的"传统"的核心家庭？还是一个单亲家庭？或是一个混合家庭？或是一个延伸家庭，一方或双方的原生家庭成员住在同一屋檐下，或者说在家庭的日常生活中扮演了非常积极的角色？或是一对女同性恋或男同性恋伴侣所组成的家庭？

不同的家庭形态要求家庭成员行使的功能也有所不同。因此，对某一家庭形式很适用的某种家庭结构，可能就无法适用于另一家庭形式。母亲和孩子之间高度的接近度可能在双亲家庭中适应不良，因为它可能会把父亲推向家庭的边缘；但是在一个混合家庭中，它可能就是一种正常可行的状况，因为母亲和孩子共有的历史早于母亲和她新任丈夫之间的关系。在一个双亲核心家庭中，祖父母的某些行为或许会被视为对父母权威的一种破坏，但是，同样的行为如果放在单亲家庭或延伸家庭，则很可能就变得十分必要且有效了。

有关家庭发展的概念植根于这样一个事实，即文化必然会对于处在不同生命周期阶段的个体规定不同的行为。例如，当代的美国文化期待青少年在思想和行为上既不像儿童，又要和成年人有所差别。同样，青年人会受到某种社会压力，让他们同父母分离，发展出某种形式的独立（当前的经济状况常常使这种形式的独立变得不可能）。

家庭作为其成员自我认同的塑造者，它必须塑造自己，以符合社会文化对其成员行为的规定。因为这些规定会随成长和环境的变化而改变，所以家庭必须改变自己的结构，从而更好地符合变化了的需求和期望。

在临床工作中，所有这一切意味着，适应某个阶段的某种家庭结构在另一阶段可能会变得不适应。在家庭发展的早期，组成伴侣的两人之间在卷入程度上的质与量必然会因为孩子的加入而发生改变。而有着年幼孩子的家庭所要求的父母和孩子之间的卷入程度，在孩子进入青春期后可能会显得过于紧密以至于让人窒息了。

家庭形态和家庭发展的概念使治疗师能够评估他为一个家庭所绘制的结构地图。它们为家庭结构的相对适应程度提供了一个可供测评的常模。治疗师知道，这些常模并不是普适的，而只限于某个特定的时间和特定的文化背景。对这些概念在临床上的使用并不会与家庭结构多样性的理解发生冲突。它的假设实际上是，每个家庭都必须寻找到一种方式，来与其所处的社会文化背景和平共处。

家庭冲突

家庭是由个体组成的复杂系统，这些组成家庭的个体必然会以他们各自的视角来审视世界。这些视角让家庭一直处在某种平衡的紧张状态之中，就像一个网格球顶的不同结点一样。张力发生在归属和自主性之间——在我和我们之间。在每个家庭每天的生活中，在上百次的互动中，在做出任何重要决策或者甚至是无关痛痒的决定的某一刻，这些张力都会被激活。总是会有协商和谈判的存在。这件事是按照我的方式办？你的方式办？还是说达成某种妥协？就像家庭成员在看待自己和他人的风格偏好上会形成某种模式，对冲突的处理也会变成某种模式。

家庭成员会接受某个家庭成员的专家身份：既然她是个会计，那么就让她去平衡账目好了。大哥是个说话算数的人：如果你让我们荡秋千，你就可以骑我们的三轮车。一个家庭可能会明显认同父亲做事的方式更好：我们必须都努力做到像他一样。或者，他们也可能会采用他的方式做事但却没有意识到这一点：父亲厌恶蛇，所以我们从来不去爬行动物馆。另一种可能是，家庭成员也会通过协商发展出全新的决策方式，从而形成我们的方式，这个家庭的方式。但是，在某些议题上不同的意见实在难以调和，家庭就倾向于制造某些空白。整个体验都被尘封而不能被触碰，其结果就是家庭生活变得贫乏起来。

有的时候，当家庭成员发现不同意见难以调和时，他们会以层级的方式将这些意见组织起来，使用权威作为解决问题的方式。这样一来，满意感就可能会消失，而家庭成员也会形成分庭抗衡的局面。有的时候，来自延伸家庭的人会被请来作为冲突中的同盟军，让某个终止一切谈判的"武力休战协定"更牢固。

层级是必要而有效的。功能上的分化伴随的是某个成员在某个特定领域中形成的专家地位，其他成员则接受其权威，这会让家庭更好地行使功能。在有孩子的家庭中，父母的权威通常被用来解决冲突，这种权威是有益的，孩子可以在这一过程中有所学习。但是，当赤裸裸的权力变成一种将某一结论强加于他人的方式时，通常会导致适应不良。

史密斯一家的结构

让我们走进史密斯一家，观察他们协商差异的过程，看看以上对家庭的通用描述如何在有血有肉的人身上表现出来。这次，我们考察的是一个在郊区居住的中上层白人家庭。简有MBA学位，马克是一名律师。他们俩四十多岁，已经结婚15年了，有两个孩子，男孩10岁，女孩6岁。他们在艺术和音乐上有相似的趣味，一直都很享受并重视两人阅读同类的文学作品和一起参加音乐会。他们都是自由党人，对政治也非常投入。他们很重视对彼此、对家庭和工作的忠诚及责任感。

在上个世纪六十年代，年轻的简和马克相遇了，当时他们都在南非为美国和平队工作。他们在一起生活了3年，然后结了婚，向往着一种他们在自己的原生家庭中都没有得到过的生活方式与和谐。

马克最吸引她的地方是他的自主性和那种随遇而安的态度。她说，马克就像是一只蜗牛，总是把他所需要的一切都带在身边。而他则被简的秩序感所吸引。在她面前，惊涛骇浪也会变得平静下来，他觉得他们永远都会在风和日丽的海域航行下去。

当理想主义的六十年代让位给不苟言笑的七十年代，两人年长一些的时候，双方都稍稍更多地以事业为重，并越发地带有中产阶级的色彩。马克穿上了三件套的西装，简在一家大型公司有一份不错的工作，也承担着打理家庭的责任。孩子降生了，随着她在家中工作的时间日益增多，他在家外工作的时间也日益增多，他开始赚得比她多。当他们搬到郊外居住后，她不再出外工作而是留在家里和孩子们一起，马克则开始在办公室里度过更多的时间以维持他们的生活水平。

进入治疗的时候，马克和简正考虑离婚。他们在一起的生活一直都很平静，在属于他们的公海中没有暴风雨，但是也没有航行的目的地。他的工作正占据他越来越多的时间。她也重返职场，有了双重的责任，必须早早地回家照顾孩子。

他们觉得彼此之间已经没有什么联系。简和孩子们一起用餐，把他们安顿上床，然后等马克回家。晚上9点或10点的时候，她为他做晚饭，当她把碗碟都放进洗碗机后，他们俩上床睡觉，两人都很困倦，他睡在属于他的那边，她睡在属于她的那边。

简抱怨马克总是在不停地批评她。她觉得他自私自利、冷淡且疏离，只有她在场的时候他才会好好照顾孩子。他觉得她总是在控制一切，并且对物品有强迫性的依恋。在他看来，他们生活中的浪漫已经牺牲，换来一个连续性和秩序必须占首位的世界。他觉得自己对家庭很投入，爱着孩子们，对他们很负责，但是在做任何决定的时候都无足轻重。他感觉自己在家里是多余的。她觉得自己是个负责任的人，对她两份全职工作都很尽心但也被搞得精疲力竭。她觉得自己就像个奴隶一样。

他们两个都是对的。并且当感觉被对方背叛的时候，他们在彼此沉默的争夺中都寻找过同盟者。儿子和父亲站在一边，同时对母亲心怀偏见。母亲则将已在和丈夫的关系中枯竭了的所有爱意和关怀都倾注在女儿身上。

某天晚上，马克下班回到家中的时候已经很晚了，而简在尽职地为他加热晚餐。她看上去很疲倦，他很担心，就建议她上床睡觉，他可以独自吃饭。她听到的却是他在批评她的秩序感，于是一言不发地上了床，心情也极为低落。他把她的沉默视为缺乏感情的表现，因此愈加觉得自己无法接近她。

由于两人都避免公开冲突，简在家里变得越发忙碌，而在家中感到自己是多余的马克则更多地忙于工作。随着他们无言的战争继续蔓延下去，家庭的生活空间越发狭窄，成为无人检视的例行公事。将问题公开无异于冒着开战的危险。

对史密斯一家这种图式化的说明是由治疗师构建出来的，是从细小的生活事件、对话、异议，以及家庭生活所具有的情绪性中切割而成的一幅画面。同盟、共谋、忠诚和背叛、协商和冲突、自我和归属——并不是在语言所需要的那种整齐的对等二分和时间顺序中呈现出来，而是全然混合在无法解释的情绪迷雾中——都必须被缩减，从而更为清晰地描述出家庭是如何行使功能的。

治疗师聆听家庭的故事，对于那些发生在诊室里且自己也参与其中的交流互动，他也会选择地进行观察。治疗师让家庭成员谈论他们的关系。马克开始抱怨简，说她总是执着于控制一切，关注于事物，冷漠且吝啬。然后，治疗师让简从她的角度来形容一下马克。简说他苛刻、自私、冷漠、疏离，并且每到他应该帮把手的时候，都显得轻率而马虎。

现在，治疗师有了两个故事，这两个故事都是真实的。她因为他如此冷漠、无情，总对她挑三拣四而既感到愤怒又感到受了伤害。他已经放弃再试图接近她，因为她总是退缩，从来也不给他一次机会。对他们进入冲突的方式，以及如何各执己见，治疗师开始有了感觉。

为了看看他们的系统灵活程度，他们如何激发对方的反应，以及他们寻找其他方式互相联系的能力，治疗师鼓励他们继续交谈下去。他观察到了非语言的信息：身体姿势，伴随着内容的情感，情绪的杂音。简谈道，那晚在为马克准备晚饭的时候，她已经精疲力竭。她只是想试着做一个好妻子，但是马克却把她赶走了。马克愤怒地回应道，他所做的一切只不过是让她去休息。不过，这也是她很典型的做法——可以把一枚钻戒变成满腹委屈。两人陷入了沉默。随着沉默时间的增加，两人都满怀希望地看着治疗师。治疗师建议两人继续谈下去。

失望的两人小心翼翼地服从了治疗师。在他们继续探索的过程中，治疗师大部分的参与都是在让对话继续下去。他观察到，马克对自己观点的辩护有些迟疑不决，而简则十分顽强。当简激动地和马克对峙的时候（尽管她把自己看成是受害者），马克则显得很游离；当简坚持两人进行面对面的讨论的时候，马克仅以沉默相对；而当马克坚持自己的观点时，她则保持沉默。

至此，治疗师已经得到了有关这个家庭的初始地图，也瞥见了他们拓展彼此关系的可能性。他同样感觉到某些情绪上的反应。这对夫妇身上的某些东西让他感觉安全。他现在还不知道为什么。他们都只是刚刚开始他们的体验之旅。

◎ 总结

史密斯一家是我的病人，对他们生存方式的描述则是我"点心刀"下的产物，即我对他们看似无章可循的交流沟通进行组织后的产物。本书的第二部分，在对家庭进行治疗工作的八位治疗师的故事里，我们将会目睹每个家庭所展现出的独特性，我们同样也会看到，当他们和治疗师建立关系的时候，他们所共有的某些普遍特征。这些治疗师风格各异，但对治疗过程的看法却和我是相同的。

对数据进行组织有许多不同的方法。持干预主义立场和持自我限制立场的治疗师都会从他们各自不同的角度对家庭进行观察，但他们也仅仅能够看到那些解释和确证了其所做干预的那部分。第四章中，我们将会探索这些不完整的看法，以及由此带来的家庭治疗领域的复杂面貌。

4
家庭治疗：临床实践与督导

日本经典作品《宫本武藏》描述了宫本武藏如何成长为一名伟大的日本武士。最初，宫本遇见一位充满智慧的老僧人，这位老僧人从这个在村中横行霸道的年轻反叛者身上看到了他的潜力和才能。

下定决心要教化这个野蛮人的老僧人先是向宫本下了战书，让宫本拼尽全力和自己比试一场。作为一个市井街巷打斗中身经百战的老手，看着老僧人弱不禁风的样子，宫本觉得老僧人的提议着实可笑。不过，他很快就发现，因为老僧人不和他正面对抗，所以即便他有一身武力，仍然无法打败老僧人。在这种捉迷藏式的对抗过程中，老僧人设法诱使宫本精进自己的剑术，而宫本在许久之后才清楚地意识到这些。

因为自己没办法逮住老僧人，宫本感到极为愤怒，这个不懂得知恩图报的学生把老僧人所住的寺院翻了个底朝天，却又一次发现自己被老僧人困住了，这次是在一个没有办法逃离的藏书房里。在徒劳地叫骂了数月之后，宫本最终坐下来开始阅读藏书房收藏的许多书籍和稀有手稿，这一困便是十年。在这段时间里，宫本和老僧人之间有着数不清的对决，而每次对决都让宫本的技艺更上一层楼。

一天，宫本发现藏书房的门打开了，门外站着那位老僧人。老僧人告诉他，他已经把自己的所知所学倾囊相授，今后的路宫本必须自己走了。自此以后，宫本开始了其成为历史上最出色的武士之旅。

无论是对学生还是老师，这个一位自己走马上任的老师和他不情愿的学生的故事唤醒了一些深深根植于他们心底的幻想。对老师而言，这个故事展现了人际学习过程中无法避免的权力斗争。而对我们这些渴望找到一位即便面对我们的愚钝和阻抗，仍然对我们的成长和成就倾注心血的老师的人来说，宫本能够遇到那位老僧人的确是一生难求的经历。然而，在那些对有关等级和控制的话题十分敏感的人看来，这种培训武士的方法会是犹如噩梦般的学习体验。

对于不同的人，有关学习的这幕戏剧也带有不同的主题。家庭治疗领域一直以来引以为傲的是自己的多样性，这种多样性反映在它拥有众多不同的学派，同样也反映在培训上。

家庭治疗已经在21世纪的门槛上站稳了脚跟。对特定领域治疗效果的关注已经取代了早年对精神分析学派的对抗姿态。家庭治疗师的培训并没有仅仅局限在某种专门的学院机构，而是在大学的社工院系、心理院系、精神病学院系和护理院系进行。在美国和一些其他国家，许多地方都设立了授予家庭治疗硕士学位的教育项目，而申请这些项目的人群范围也在继续扩大。

本章的任务是，概述一下开展家庭治疗和培训家庭治疗师的众多方式。为了让概述有条理，我们会回到将该领域分为持干预主义态度和持自我限制态度的治疗师这一分类方式。这种区分是人为的，对于那些我们归为一类的治疗师而言，他们本身可能并不认为彼此有什么相似的地方。尽管如此，这种区分有助于强调，相对系统派治疗而言，各种不同的主要取向间存在的重要异同。

干预主义者的治疗

家庭治疗领域的先驱中，我们在选择了四位治疗师来代表持干预主义立场的治疗师群体。我们的选择在某种程度上来说是十分随意的，部分原因是因为我们手中有记录他们工作的录音带，让我们可以通过录音带的内容来描述他们的临床风格。尽管这些治疗师的风格大相径庭，但是他们的风格都传达出了对治疗过程的个人投入，而这正是这一群体的标志。第六章中，我将会说明并讨论我自己作为一个持干预主义立场的治疗师的治疗风格。而在本书的第二部分，这种风格也会经由我督导的八名学生或同事的故事清晰地展现在大家面前。

◎ 维吉尼亚·萨提亚

第一章中，我们描述了维吉尼亚·萨提亚所具有的温暖而紧密的风格，并把它作为持干预主义立场的治疗师的治疗实践的实例。萨提亚在治疗中的目标是成长。她用个体自尊的增加和家庭单元凝聚力的增长来衡量这一目标。对萨提亚而言，在督导中"塑造人"的概念和在治疗中并没有什么两样。因此，萨提亚为她的学生所创造出的体验和她为来访家庭所创造出的体验是相同的，这些体验的目的都在于改善情感的表达和获得深刻的见解。

萨提亚相信，对于治疗师而言，能把自己作为自己家庭的一部分来理解是至关重要的。按照她的看法，治疗师需要在自己的家庭关系中修通未解决的问题。她经常采用团体的培训形式。首先，受训者简要描述个人生活中特定的一段时间以及这一时间段中的家庭背景状况。然后，她会指导团体成员扮演家庭中另外的部分，使受训者就能够重新体验他在家庭中的角色，从而获得新的成长。

萨提亚的学生和追随者遍布全世界，她会和这些"美丽的人们"见面，共同度过一个月的夏日静修时间。参加会面的不仅有她的学生，还有学生的家人。静修期间，她的教学形式包括以成长和分享的姿态在大家面前对她的学生及其家人进行访谈。一些人会觉得，萨提亚的投入方式，即成为学生的"好妈妈"，实在是有些冒昧和强人所难。事实上，萨提亚和他人的距离非常近，并且会用一种带有浓厚滋养意味的方式对待他人。对于那些偏好和自己的被督导者保持一种友好、正式且不远不近的关系的督导来说，他们可能会觉得萨提亚的督导风格实在是太亲近了，以致妨碍被督导者进行独立的思考。但是，萨提亚的治疗就是一种着眼于亲密感的治疗，她的督导也具有相同的特点。她发展出来的许多技术，例如重新界定（reframing），家庭树技术（早于家谱图技术），家庭雕塑等等，今天仍在业界内广泛使用。

◎ 卡尔·惠特克

卡尔·惠特克的风格和萨提亚的风格截然相反。萨提亚的风格是温暖而投入的，而他则喜用格言警句，还有点不拘小节和随性而为。惠特克提倡，"疯狂"是治疗过程不可或缺的部分，即以非理性和富有创造性的方式去体验和行使功能。他相信，如果家庭能够允许自己变得有那么点疯狂，那么他们就能够体会到随性而发和情绪性增强所带来的好处。

为了能够激发人们身上的"疯狂"因子，让他们从情感压抑的状态中解放出来，惠特克发展了一种技术，即自发地把自己的感受告诉病人，和他们分享自己的情绪、幻想和关于自己的故事。在一次和某个10岁男孩的家庭所做的治疗会谈中，他独特的风格展现得淋漓尽致。这个男孩因为自杀未遂而住院治疗。治疗会谈一开始，他先和父亲交谈，询问家庭的历史。他尤其关注与死亡相关的信息：祖父母中有一位刚刚离世；父亲的一个姐妹用了与男孩相同的方法自杀身亡。惠特克两次打断父亲的叙述说道："我有一个疯狂的念头。" 他插了几句听上去有些不着边际的话，似乎也并不期待父亲的回应。然后他转向母亲，开始询问她的家庭，同样对她父亲的死亡给予了特别的关注。之后，他就开始谈自己父亲的死亡，说他感觉自己就像是一个凶手一样。他接着说，或许在某个家庭成员死亡之后，任何一个生者都会感觉自己就像是一个凶手一样，他提出这个家庭一定也会有这样的感觉。

母亲说她无法理解这种想法。惠特克愤怒地回应道，他并不是尝试教她如何理解，而是在教她如何容忍"无知"的状态。他说，"这是我们能够应付这个疯狂的世界的唯一办法。"这位女性被这样一个尖锐的回答吓住了，但惠特克似乎完全不在乎她的反应。他所传达的意思是，叙述并不一定要有什么特定的方向。他一次又一次用他"疯狂的念头"打断叙述的逻辑进程。在某一时刻，他说："拜托，你的口音让我想起了我在亚特兰大住的那会儿。"而他自己的南部口音也变得更为浓重。在另一时刻，他又一次说："我有个疯狂的念头。我在想决斗的事情。你想决斗吗？"当看到家庭疑惑的表情时，他说："不，我想还是算了。"接着继续访谈，并不时插入关于自己生活的评论。他给男孩讲了自己的一个病人，这个病人曾在越南参战。回到美国本土之后，有一次他尝试把一台吸尘器卖给一个根本就不需要吸尘器的女性，当时病人很想用吸尘器的软管把那个女人绞死，就像他以前学的那样。

对于受访家庭和现场观众来说，惠特克的会谈实在让人摸不着头脑，似乎完全没有方向。但是，在研究了录像之后我们会发现，在不到一个小时的会谈中，他直接引发或建议对死亡、自杀和谋杀的讨论超过了三十次。整个会谈都弥漫着有关死亡的意象和对于死亡的反应，因此对死亡及其结果的讨论就变得熟悉而自然。惠特克正是在挑战这个家庭的掩饰性，因为这个家庭没有分享内心对话的倾向。他所做的就是鼓励家庭成员去呈现、去尊重、去确认在他们思维中的无意识成分，去挑战他们过度的理性。

维吉尼亚·萨提亚和卡尔·惠特克至少在一个目标上是一致的，那就是切入到更深层的体验。但是，萨提亚强调的是情感和关爱，她也会非常直接地把自己投入到对这温柔纤细的情感的挖掘之中。惠特克的理念则植根于那些普遍存在的想法和议题之中，这些想法和议题穿越了个人、家庭，甚至是文化的藩篱。他处理的是死亡、杀戮、性和不连续性这些亘古不变的元素，他并不主动加入到家庭之中，而是去挑战家庭成员，让他们加入到他的行列中，用一种深刻而嘲讽的方式来看待事物。

惠特克把理论视为临床工作中的绊脚石（Whitaker, 1976）。在他看来，那些把自己的工作基于理论之上的治疗师很可能会把冷冰冰的技术作为关怀之心的替代品。那么，我们也就不奇怪惠特克会认为是不可能教会一个人怎么做治疗的。如果不可能去教授怎么做治疗，那么唯一可以做的就是通过和学生一同做治疗的方式让学生接触治疗。因此，所有惠特克的学生都是他的助理治疗师。通过和他一起做治疗，接受他的治疗，和他交谈，这些学生不是和惠特克更相似，而是更像他们自己。他的培训是通过身教而非言传来进行的。

惠特克在来访家庭中所引入的这种体验式的治疗，尽管学起来并不那么容易，但是他希望这种"就像爱丽斯在奇幻王国中那样，在梦的王国中欣赏他人并表现出来"（AAMFT Founders Series, 1991）的能力可以留给后人，而他也的确做到了。对于任何治疗师，无论他是否是惠特克的追随者，学习如何游戏、如何在一个僵化的家庭系统中引入"荒唐"的元素都是有好处的。

通过挑战人们在思维和家庭角色功能中的意义和逻辑，惠特克比建构主义者更早提出了对现实的挑战。通过亲自投身于治疗中的改变过程，他同样也挑战了建构主义者在实践中所采用的以认知为主导的姿态。

◎ 默里·鲍恩

萨提亚和惠特克都表现出即兴的、充满感情的和随性而为的特点，但鲍恩的特点则是理智、慎重且注重理论。鲍恩把症状视为家庭内部急性或慢性的情绪反应的结果。鲍恩认为家庭的主要问题就是情绪的融合（fusion），所以，分化是他在治疗中的核心任务。为了创造出增加个体自主性和有助个体成长的环境，他认为有必要重新建立已经断裂的家庭关系，并对这些关系进行去三角化的工作。

鲍恩相信，只有当焦虑水平很低的时候改变才可能发生，而且对于改变来说，最关键的媒介并非感受，而是理解。因此，治疗师必须学会容忍家庭中的情感性，而不是自己对这些情感性做出反应。在鲍恩的治疗取向中，治疗师是一位指导者，他能够保持一种岿然不动、心平气和的态度，并且能够跳出家庭成员之间的情绪纠结（entanglement）。如果治疗师能够承受压力而不卷入家庭冲突的三角关系中，那么家庭中的紧张程度就会下降，家庭成员之间的情绪融合最终也就能消解。

鲍恩的风格既不同于温暖而情感丰富的萨提亚，也不同于善于制造混乱的惠特克，他所展现出的理性似乎有些过度控制，也毫无幽默感可言。他与一对总是争吵的夫妇的会谈就很好地诠释了他的治疗方式。这对夫妻从一个话题跳到另一个话题，总是停不下彼此间的争执，也解决不了任何问题。鲍恩通过单独和其中一方进行交谈的方式控制了会谈局面。他让自己成为三角关系的一个顶点，当他和丈夫谈话的时候让妻子在一旁听着，和妻子谈话的时候则让丈夫在一旁听着。

丈夫开始描述他对妻子的愤怒。鲍恩打断了他，用他那冷冰冰的、没有感情的语调说："不要告诉我你的感受"，"我对你的感受没有兴趣，告诉我你是怎么想的"。在整个会谈中，鲍恩不断地打断对方的谈话，施加认知层面的控制来监控这对夫妇交流的强度。到治疗的末期，丈夫和妻子每次互动中所弥漫的那种对控制权的争夺已经有所缓和。在鲍恩强加的正式结构下，他们开始探索自己和对方的需求，而不再对彼此吹毛求疵。

鲍恩的理论指导着他的治疗，也同样指导着他的督导。督导的目标是增加治疗师在面对一个来访家庭的情感过程时能够保持反思和避免对情感做出直接反应的能力。用鲍恩学派的话来说，这意味着督导的目标是增加治疗师的自我分化能力。由于这一目标和治疗目标相同，所以督导的过程也和治疗的过程一致。被督导者首先去求解他在临床实践中所遇到的困难与自己家庭的多代历史的关系，然后回到原生家庭来改变他对待核心家庭成员的立场，在这一过程中，督导者的功能就是充当那位冷静且避免卷入三角关系的指导者。

鲍恩理论的一个问题是，该理论认为一个人的分化水平取决于这个人在其原生家庭中的童年经历。它并不认为个体会基于之后新家庭中的生活经历有所改变，或者其分化水平会发生变化。从某种程度上来说，该理论和精神分析有关压抑的理论相似，认为成长的可能性依赖于对早年关系的改变。尽管如此，鲍恩学派的理论在个体和他们的家庭之间的关系问题上提供了一个全面的理论结构，为治疗师理解这些问题提供了有益的框架。

◎ 杰伊·哈里

相比做治疗而言，哈里更多的是做督导。但是，因为他的思路非常清晰，所以他的指导很容易就能转化为治疗的实际操作。他就像一位制图大师，只要有他所绘制的"地图"在手，治疗师总能够找到正北的方向。哈里把人类的互动看成是对控制和权力的人际争夺。不过，他所指的权力并不总是指对另一个人的控制，而是在如何界定关系上的控制权。在他看来，治疗的目标是重新界定家庭成员之间的关系，从而让家庭放弃将症状作为在家庭内部实施权力的方式。

对于哈里来说，治疗是在尝试创造一种条件，在这种条件下家庭成员能够"发现"他们需要用一种不同的方式来对待彼此。治疗师的任务就是做一名"社交项目工程师"，即面对这一特定症状，这一功能失调的家庭组织，这一生活中的困难或应激，在什么样的条件下家庭成员才有去改变的意愿？治疗师应该如何将他们导向那个条件，并且还要让他们感觉到是他们自己产生了这一解决方案？治疗成为一种"间接指导"的练习。

在治疗妻子患有暴食症的一对夫妇时，哈里指导治疗师去探索夫妻之间的不信任。他认为，如果这一问题没有得到解决，那么对暴食症的治疗则无法开始。为了帮助妻子信任自己的丈夫，要求妻子让丈夫陪同自己去超级市场买那些她晚上用来暴食的垃圾食品。治疗师鼓励这对夫妇共同拟定妻子吃下去后再吐出来的食物。某个时间，丈夫被指派去购买这些食物，然后夫妇共同决定：既然妻子之后还要把它们吐出来，不如就先用搅拌机把它们搅碎。最后，为了节省妻子把食物吐出来的精力，他们赞同先买来食物，然后用搅拌机打碎，最后再直接倒进马桶。

这对夫妇之间合作、共识和信任程度的增加，对于夫妇间动力的改变，以及症状的改变都是至关重要的。尽管在哈里的策略模型中看似并没有突出这一点，但事实上它正是哈里策略的核心所在。哈里的策略派治疗有时候会被形容为带有操纵性和不尊重来访者，但是在观察他的治疗方法数十年后，我们可以证明，在他策略式的思考背后始终不变的是他对来访者包含谨慎和尊重态度的关切。

哈里的督导同样也是一种"间接指导"。与他的治疗概念相似，对一位策略派治疗师的督导通常都要督导者设计一个特定的、个人化的计划（这一计划既可告知也可不告知被督导者）（Mazza, 1988）。培训环境是进行现场督导。哈里坐在单向玻璃后，通过电话将指导告知治疗师，从而指导治疗的进程。指导的目的是帮助被督导者增长其作为一名策略派治疗师的能力。被督导者通过具体的行为，而不是对行为的思考或谈论来发生改变。学习是以一种间接的方式发生的，在很大程度上治疗师并没有意识到自己在学习。因此，尽管我们把哈里归于干预主义者的群体，但是，在治疗师把自己知觉为一种治疗"工具"这个问题上，他和这一群体中其他治疗师的立场是不同的。

尽管杰伊·哈里的教学常常被拿来和其他崇尚简化（minimalist）干预的策略学派（如：米兰取向和MRI）做比较，但是在我们看来，哈里是一位持干预主义立场的治疗师。他使用现存症状作为进入病人的家庭或更大的系统的敲门砖，而他最终的目标并不仅仅是处理症状，而是改变这个系统。

在前面讨论的这些治疗师，尽管有着迥异的风格和思路，但是他们都关注于把治疗师看成是诱发改变过程的促发者。在做督导的过程中，他们都不可避免地会指导被督导者成为他们自己理想中的治疗师类型。萨提亚和学生建立起一种带有强烈情感色彩的关系，鼓励他们发展与人亲近、忠诚和富有感情的特点。惠特克同时制造尊重、富有感情和迷惑的状态。他为被督导者的创造力留出空间，并且强调要有足够的信任从而让被督导者和他保持联结状态，同时也强调要有足够的距离从而让被督导者触及他们自己的个性。鲍恩和被督导者保持一种古怪而疏离的关系。他理想中的治疗师是一位指导者，这一理想形象也重现于他对学生的督导中，他要求学生对自己的原生家庭进行治疗工作。保持了恰当距离的哈里则创造出一种带着尊重的理智氛围来教授他那种反其道而行之的治疗方式。

萨提亚和惠特克都认为，他们和来访者的关系不仅会改变来访者，也会改变他们自己。因此，他们很自然地能接受将自己作为一种"工具"来改变被督导者。而鲍恩对自主性和分化的尊重，则把被督导者放在了通过和自己的原生家庭进行工作来掌控这一变化的位置上。哈里则建立了一种层级关系，被督导者在其中体验到的是用治疗性的权威来给予指导。

这些持干预主义立场的治疗师都各自偏好人类戏剧中某个特定的

角落：萨提亚喜欢的是养育，惠特克喜欢的是创造，鲍恩喜欢的是自主性，而哈里喜欢的则是权力。他们对于治疗的不同取向告诉我们，治疗师可以使用一种有偏好的治疗风格来增加他们治疗工作的复杂性，只要他们明白：这种风格并不是唯一可能的选择。

自我限制主义者的治疗

家庭治疗中有几种方式的自我限制，不同治疗学派会采用不同的方式来限制他们的干预。一群治疗师小心地限制他们进行干预的家庭功能领域，治疗仅仅关注家庭所识别出来的问题。另一群治疗师发展出一系列的技术来限制治疗师的活动及其立场。还有一群治疗师通过把治疗师的反应限制在言语和故事层面来实现在治疗中的自我限制。但是，所有这三个治疗师群体都同样关注他们是否把自己的意愿强加在了家庭之上，唯恐治疗干预成为某种强人所难的活动。

◎ MRI小组

在位于加利福尼亚Palo Alto地区的心理研究所中，由约翰·维克兰（John Weakland），保罗·瓦茨拉维克，亚瑟·博丁（Arthur Bodin）和理查德·费希尔（Richard Fisch）等人组成的"短程治疗小组"第一个提出了用一种非常规的方式来进行系统治疗。MRI小组宣称，如果来访者并没有表达对某种特定行使功能的方式、建立联系的方式或生存的方式有所不满的话，那么这种方式也就不能被认为是有问题的（Fisch，1978）。

一旦人们把某事物界定为一个问题，他们就不可避免地会尝试用某种方法来解决这一问题。有的时候，恰恰是所尝试的方法本身使问题得以维系和放大。如果在这种情况下，人们多是尝试用相同的方法来解决问题，那么一个恶性循环便就此形成了，而接下来能做的可能就是去拜访治疗师了。

如果治疗师采用MRI小组的治疗模式，治疗就会是一种有意识地尽量简化干预的治疗。治疗师将会接受来访者对问题的界定，尽管他可能会推动来访者从行为的层面来描述问题。然后，治疗师会评估那些被尝试用来解决问题却似乎维系了问题的行为序列，设计出一些指示来打破维系问题的这一行为序列，并通过使用来访者的语言、信念和价值观以及问题重构的方式将这些指示呈现给来访者。治疗师会采取一种主动的、为家庭出谋划策的姿态，但仅限于在打破维系问题的行为序列这方面。当来访者界定的现有问题得到解决，治疗也就结束了。MRI的治疗师认为治疗都是短期的，不会超过8次。

MRI小组认为培训也应该是短期的。由于他们的治疗模式很简单，他们相信可以教会任何有一定智力水平和兴趣的治疗师使用这一模式。MRI培训的主要目标是让受训者放弃他们之前所使用的任何治疗取向，转而使用MRI的治疗模式。他们认为，学习把某些东西排除在外比学习把某些东西包括在内更为重要。

帮助受训者跨越的另一个障碍是让受训者在某特定领域变得更为积极主动，在这一领域中MRI小组所提倡的是采取行为主义的立场，即评估并打破来访者尝试使用的解决问题的行为序列。为了在这一领域变得积极主动，受训者需要获得以下能力：能够激发来访者对问题进行清晰的界定，能够设计出对问题的重新建构并让来访者愿意接受这一重构，以及能够设计并告诉来访者特定的干预指示。MRI小组可能会使用现场督导来帮助受训者获得这些技能。当采用现场督导的形式时，督导者的主要干预就是通过电话将某些指示告诉受训者。他可能会让受训者就某特定领域问更多的问题，可能会指导受训者使用特定的问题重构方式，或者可能会告诉受训者一个指示，再让受训者一字一句地将它告诉来访者。

这种培训模式不需要询问受训者的历史背景，无需深刻的见解，也无需受训者返回其原生家庭。这种培训模式关注的远非是治疗师的个人风格，而是治疗的计划和技术。

MRI坚持，受训者必须放弃已经学到的任何治疗方法才能够使用这一模型，这看上去似乎具有很强的限制性，并且可能会培训出以技术为主导而缺乏面对复杂的人类处境所需的精于世故的治疗师。他们注重来访者对自己的问题和行为的描述，却常常会忽视家庭作为一个互动系统的特点，而只关注了个人的现象。因此，尽管MRI取向的治疗师认为自己的治疗倾向于简化干预，实际上他们考虑的是把他们的兴趣仅仅指向问题解决的一个方面。使用这一有局限的界定，简化干预的立场也可以被视为单维的立场。

现今MRI模式的发展所做的贡献或许并不在于它的短期治疗模式本身，而在于它面对问题的方式。去理解这样一个观点，即伴随问题存在的解决问题的方法本身可能是更严重的问题，是有所助益的。对于MRI小组来说，在尝试为家庭治疗提供一种有效模式的时候，这一点也值得他们思索。

◎ 以问题解决为主导的取向

史蒂夫·德·沙策尔（Steve de Shazer）的以问题解决为主导的

取向（以下简称"问题解决取向"）是从MRI取向中发展而来的。不过，MRI小组关注来访的家庭系统不成功的解决问题的方法，德·沙策尔关注的是来访家庭系统中的成员在干什么，或者过去已经做了什么，但这些成员却并没有意识到这些行为实际上曾成功地缓解了现存问题。因此，采用以问题解决为主导取向的治疗师并不是那么在意来访家庭所呈现的问题，他们更感兴趣的是在什么例外的情况下来访家庭发现自己能够更好地解决现存问题。以问题解决为主导的治疗其任务是帮助来访家庭放大他们已经拥有的那些有效的问题解决行为。

在问题解决取向中，有两种基本技术。一种是"例外问题"。这一问题的目的在于，激发来访家庭去寻找他们过去或现在是否在某段时间里并没有那么严重地受到问题的影响。一旦这样的例外体验被鉴别出来，治疗师就能够和来访家庭一起探索那时他们做了什么来有效地减轻问题的严重程度。然后，治疗师会和来访家庭一起发展出一些计划，帮助他们有更多这些行为。

德·沙策尔和他的小组发现，当被问及"例外问题"的时候，有些来访家庭无法鉴别他们能够较少受到问题困扰的任何一段时间。这些来访家庭对问题如此关注，以至于似乎完全没有意识到他们正在做或之前做过的事情曾有效地缓解了他们的问题。对于这些来访家庭，德·沙策尔设计了"奇迹问题"："假设某个晚上你入睡的时候，一个奇迹发生了，你的问题解决了。那么第二天，你怎么才能知道你的问题已经解决了？你会做出些什么不一样的行为？"对于那些专注于问题的来访家庭，"奇迹问题"的功能和"例外问题"一样。这个问题让他们聚焦于那些能够解决现有问题的行为。

问题解决取向的督导其本身就是聚焦于问题解决之上。弗兰克·托马斯（Frank Thomas，1994）曾经指出，它的特点是"哄骗的技巧"。这一取向设定被督导者本人督导议程，他实时地对督导会谈的焦点进行界定。

对问题解决取向还不熟悉的被督导者，很可能会将临床工作现有的"僵局"或"问题"作为督导的议题。面对这种界定，督导者的反应会被问题解决取向所具有的特定假设所影响，即被督导者已经做了某些事情来解决其所谓的"临床问题"。因此，督导者会问"例外问题"来帮助被督导者去关注并放大那些没有被鉴别出来的问题解决方法。托马斯（Thomas，1994，p.14）提供了下面一段督导者和被督导者之间的对话作为例子：

督导者：在会谈中，什么时候（来访者的）体验会发生变化？
治疗师：当我让她一直从事某个任务，一直继续谈某个话题的时候。
督导者：你是怎么做到的？
治疗师：我会打断她。
督导者：你能否多做一点这样的行为呢？

当这一督导进程没有办法帮助被督导者鉴别出例外行为的时候，督导者就可能会提及第二种基本技术的"奇迹问题"。就像面对来访者一样，督导者会假设如果被督导者去想象一下他所面对的"临床工作的僵局"已经奇迹般地消失了，这会帮助被督导者不再那么关注自己的问题，并且能够让他有力量来关注那些解决问题的行为。

或许，学习以问题解决为主导的治疗最大的障碍是克服对问题的过度关注，而对问题的过度关注却恰恰是心理健康领域的主流。问题解决取向的督导深受其假设的影响，通过进行这样的督导，培训者会让受训者亲身体验解决方法本身的用处和有效性，而超越对问题的关注。最终，正是这种体验将被督导者转化为一名以问题解决为主导的治疗师。

以问题解决为主导的模式吸引人之处在于它是短程治疗，并且只关注那些起作用的积极事物。它提供了一种乐观主义的立场，如果这种立场被用来为其他事物铺平道路，那么这是一种不错的立场。但是，当这种乐观主义成为"主旋律"的时候，它就可能变成一种天真且让人误入歧途的立场了。这个模式的核心观念——奇迹问题和例外问题——并不是其独创的，它们本是心理治疗公共领域中的一些元素，而在这个模式中被提升为一种高级艺术。它们是否足以成为一种治疗模式的基础仍让人生疑。这也解释了为什么该取向的成员会争论是否有必要超越这一模式所界定的治疗领域来做些别的事情（《系统治疗和策略治疗杂志》（*Journal of Systemic and Strategic Therapies*），1994(10)）。如果对这一模式进行扩充，那么它可能就此丧失了其所推崇的那些特殊特征。如果不对这一模型进行扩充，那么它的局限性就会促使采用它的治疗师去寻找其他解决方案。这一点也适用于它的培训模式。对于一些治疗师来说，由于已经接受了某种一般通用模式的培训，所以希望学习某些更有侧重性的东西，他们则可能会受益于这一取向清晰的指导方向。但是，对于那些初出茅庐的治疗师来说，他们可能会因此过早地只注重于技术程序，从而妨碍他们整体的发展。

同样，就像其母体——MRI的短程模式一样，以问题解决为主导的模式也将家庭治疗带离了它对家庭组织和互动过程的特殊关注，而是聚焦在更多独特性之上的认知过程。

◎ 米兰小组在概念上的探索

自诞生以来，米兰小组已经经历了数个阶段的转变。起初它是一个四人小组，由玛拉·赛尔维尼·帕拉佐利（Mara Selvini Palazzoli），卢奇·波斯克罗（Luigi Boscolo），詹弗兰科·切金（Gianfranco Cecchin）和吉柳安娜·普拉塔（Giuliana Prata）组成。1979—1980年间，这个四人小组开始分化。波斯克罗和切金开始进行教学和培训活动，而帕拉佐利和普拉塔则保持了他们的研究取向，并且新成立了"家庭研究中心"。

正是这个最初的四人小组设计出了一种访谈模式，该模式一直都是米兰学派治疗及其所有变体的特征。为了控制治疗师对家庭的侵入，他们创造出一个由一群同事组成的治疗小组，小组在单向玻璃后观察治疗，从而成为治疗不可或缺的一部分。他们还修正了治疗性干预所用的语言，用询问和循环提问代替指示和陈述说明，并且形成了一套现在十分著名的关于如何提出假设、保持迂回和中立性的指导原则。

观察小组和这一指导原则折射出了米兰学派对思维的专注。对于第一个米兰小组来说，成功的干预要求治疗师对家庭内部发生的事情形成一种全面、细腻和系统的理解。指导原则的目的在于限制治疗师做出某些阻碍这一理解形成的行为。进行访谈的治疗师会意识到他的同事正坐在单向玻璃后，这种觉察也旨在起到一种限制功能，与此同时，观察小组在单向玻璃后对案例形成的假设则旨在最大限度地增加集中在每个案例上的认知数量。

会谈的频率是每月一次，在每次会谈的尾声治疗师都会赠送给家庭一句话，这句话从积极层面传达了小组对家庭中所发生的事情的理解。之所以做这些干预行为，是为了让家庭走出诊室只能依靠自己的时候去激活家庭的改变进程。

米兰学派再次拾起了贝特森著作中将认识置于实践之上的观点，而这一点既是他们的长处也是他们的软肋。在米兰学派的实践中，治疗师的干预在更大程度上与其思维方式联系到了一起，而不是与家庭的特征或需要相联系，因此，他们的治疗针对的是具普遍性的家庭问题。

矛盾的是，尽管强调了治疗师提问的方式，做出治疗处方的方式，保持中立、好奇或进行假设的方式，治疗师作为一个完整的人类实体看似仍然很空洞。治疗师应该知道如何正确地提出正确的干预方式，但谁又是治疗师呢？小组的诞生似乎模糊了个体治疗师的边界，让个体治疗师的身份变得模糊起来。

采用二阶认识论（second-order epistemology）的思路，波斯克罗和切金不再认为对家庭发生的事情存在什么"正确"的理解，也无论这种理解是多么的系统。但是，认识论并没有削弱他们对思维的关注，而是更强化了这一关注。切金提倡治疗师和小组对家庭不断做出"好奇"的假设，以此来提醒自己所有的假设都不过是社会构建的产物。

正如观察小组是米兰学派治疗中不可或缺的一部分，它同样也是米兰学派督导的核心元素，只是在督导中它产生了一些有趣的变化。基于培训目的，波斯克罗和切金将学生分成两组。第一组的功能是作为治疗师的观察小组，这位访谈家庭的治疗师同样也是学生。第二组既观察诊室中的互动，也观察第一组中的互动。而两个小组之间没有任何互动，这种分隔旨在呈现出"对互动系统所进行的不同水平的分析"（Pirotta & Cecchin, 1988, p.53）。第二组的存在是为了给被督导者灌输这样一种原则，即在一次治疗会谈中，需要被观察的系统不仅仅是家庭系统，还有治疗系统。通过轮流参与两个小组，以及充当进行访谈的治疗师，被督导者就能培养多重视角的思维习惯，而这一习惯正是米兰学派治疗师的标志。

米兰学派仍在不断地演化，用新的理论取代旧的理论。不过，第一代米兰小组依旧是最有影响力的小组，因为他们提供了一种不同于美国的干预主义治疗师所采用的访谈模式。通过在家庭治疗中建立一种更为自我限制的姿态，他们也同样为建构主义铺平了道路。

◎ 迈克尔·怀特的外化（Externalization）概念

从某种程度上说，迈克尔·怀特（Michael White）的工作和史蒂夫·德·沙策尔相似。两人都致力于让来访者探索和延长那些他们不受自己的问题所束缚的时刻。德·沙策尔偏好绕过对问题的探讨而聚焦在解决问题的方法之上，和他不同的是，怀特认为人们会感觉自己受制于自己的问题，所以在激活来访者的潜在力量之前，有必要把问题与来访者分离，从而帮助来访者将问题看做是一独立实体。

怀特认为进入治疗的人是关注问题的，问题里充满了自我的故事，而他们在这些故事里被问题所控制。当治疗师让来访者解释他们如何才能不被自己的问题进一步控制的时候，外化的工作便开始了。此时，一个新的故事就此展开，这个故事描述的是来访者有力量来与那个由问题外化成的"恶人"进行战斗。

怀特的治疗就是"重新讲述故事"的过程，在这一过程中，来访者放弃了他们带入治疗中的那个占据主导地位、充满问题色彩的自我故事，转而拾起之前被挤在一边的自我授权（empowering）的故事。因此，怀特的治疗是一种关于叙说、意义和语言的治疗。他唯一使用的干预工具便是语言。为了以一种能指导来访者重新讲述故事的方式使用语言，怀特设计了大量的治疗性问题：能够激发来访者去描述问题对来访者造成了怎样影响的问题，能够激发来访者去描述"不同结果"（德·沙策尔称之为"例外"的情况）的问题，"行动图景"的问题，"意识图景"的问题，"体验之体验"的问题。每个问题都带有中立的、试探性的和假设性的特点。尽管如此，整个访谈过程都会最终坚决地挑战那个占主导地位的故事。

怀特的叙说治疗中的督导有一个技术目标，即帮助被督导者学习刚才所描述的访谈过程。被督导者要模仿由督导者提供的治疗模式。怀特希望这是一种"为了自发地去创造的模仿"，因此他要求被督导者认识到他们在尝试模仿的过程中能够自发地去创造些什么。观察被督导者现场会谈或会谈录像是一个很好的机会，来认识每个被督导者在重复一般性的叙述模式时，他们所展现出的独特的一面。

相比这个技术目标，可能更为重要的是，督导的机会能够给被督导者提供第一手资料来体验任何故事都是片面的这一本质。因此，督导的一部分内容就包括和督导者进行的访谈，督导者在访谈中会努力激发被督导者讲述关于她自己、她的历史、她的职业生涯和她的工作的故事。通过这一与治疗相同的提问过程，督导者带领被督导者用一种比她原先的故事更为丰富的方式来"重述"她的自传。这样，被督导者就能直接地亲身参与重新讲述故事的过程。

在所有建构主义的先驱中，怀特的思想或许是最为深刻的，他对语言和故事十分着迷。怀特重拾米兰学派遗落下来的"线头"，将"问题技术"发挥得淋漓尽致。从这一点来看，怀特在自我限制主义的治疗师中属于不那么自我限制的一位。他在治疗中连珠炮式的提问把他放在了一个绝对占中心地位的"导演"位置上。

通过外化问题，怀特将问题拟人化，让它暴露在承受症状的人的视野之中，这样来访者就能够与之战斗。这是一种完全的创新，是一种非常有用的治疗工具。但是，当怀特开始将症状归咎为一种"文化的殖民入侵"或是社会话语的时候，他也会冒着把他揪出来的敌人重新消解于抽象概念之中的风险，从而错过让心理治疗变得独特的人际关系领域。

◎ 加尔维斯敦（Galveston）的语言学体系

与迈克尔·怀特一样，加尔维斯敦家庭学院的哈伦娜·安德森和哈罗德·古力山（Harold Goolishian）发展的治疗取向也坚决地把注意力放在语言和意义上。不过，他们的取向比怀特的取向更少一些干预的意味，更多一点以来访者为中心的味道。

加尔维斯敦体系认可了MRI学派已有的前提，即在人们把一个问题界定为问题之前，它并非是问题。在安德森和古力山的术语中，问题仅存在于语言之中。就像问题的存在是人们共同界定的一样，人们也可以共同界定它并不存在。从加尔维斯敦学派的视角出发，治疗的目标是将那些共同界定存在某个问题的人（"组织问题的系统"）聚在一起，让他们持续进行某种运作良好的谈话，在谈话中意义会不断地演化和变化。如果组织问题的谈话能够很好地继续下去，那么问题最终一定会被界定为不再存在（用安德森和古力山的话说，问题就会"消解"了）。只有在组织问题的谈话走向某种极端的时候，即谈话参与者坚持他们自己特定的意义，并且致力于让其他参与者看到它所具有的正确性时，才会陷入僵局。

据此看来，治疗的任务是努力确保组织问题的谈话能够顺利地进行下去。为了达到这一目的，治疗师会以谈话管理者的身份加入到组织问题的系统中去。为了努力保持谈话能顺利进行，治疗师会尊重并认真地对待任何提出来的陈述，"无论这种陈述是多么让人震惊、多么无关紧要、多么不同寻常"（Anderson & Goolishian, 1988, p.382）。治疗师对所有谈话中提出的想法都会抱以其是合理的态度，即便这些想法相互矛盾。他对所提出的任何想法"理解起来都很慢"，会询问问题邀请来访者更清楚地解释他们的想法。所以，治疗师便总是在询问一些问题，而这些问题的答案又会引发新的问题。

用这样的方式来管理组织问题的谈话并非仅仅关乎于使用某些特定技术（正是安德森和古力山对技术的反感，让他们的治疗和同样关注语言的迈克尔·怀特的治疗有所不同，后者的治疗确实注重诸如外化之类的技术）。用这种方式来管理治疗性的对话所需的是一组态度，其中最重要的是"无知"的态度。正是这种态度引导治疗师去肯定任何想法的合理性，同时，也让治疗师考虑到任何想法都需要进一步的提问来澄清其意义。"无知"的态度让治疗师成为"一个带着尊重之心的倾听者，（从不会）不会尝试过快地理解任何事物"（Anderson & Goolishian, 1988, p.382）。这位"无知"的治疗师并不认为任何意义都是不言自明的，他时刻准备着问这样的问题："当你说到……，你的意思是什么？"

在加尔维斯敦语言学体系取向的督导中，督导的任务是帮助被督导者培养这种"无知"的态度。培训中会使用一个反思小组，这个小组针对所观察到的治疗会谈中的谈话，以及小组成员对谈话中所抽取的意义的评论进行形式不限的表达。

所有把语言放在第一位的学派中，加尔维斯敦小组可能是最"语言"的一个。作为一种治疗实践方式，很难理解他们的对话为何就比一个一般意义上不错的谈话更具治疗性。或许这一点正是他们试图倡导的，即治疗就是一次不错的谈话。他们所使用的坐在单向玻璃之后的反思小组和他们所倡导的治疗中的非结构过程如出一辙。就像怀特学派，加尔维斯敦模式本质上是一个认知的模式，只是少了怀特施加在语言上的那种精细的结构。或许我们需要从该体系和后现代主义的关系入手来理解其过度简化的模式，因为他们对后现代主义是非常认同的。在这一类型的学派中，相较于其他更侧重技术的学派，加尔维斯敦学派的特点是"回归本源"，在治愈伤痛的技巧中，共情和对谈话的专注倾听仍然是最重要的元素。

其他治疗取向：女性主义

从现状来看，女性主义的治疗与其说是一种特定的治疗学派，不如说是一种心理治疗的哲学思想。女性主义者临床实践的精要在于治疗师对待性别的态度，他们能敏感地知觉到治疗干预给男性和女性所造成的不同影响。在女性群体高发的障碍，如抑郁和进食障碍、人际暴力和性侵犯的后遗症等方面，持女性主义立场的治疗师汇聚了大量相关的研究结果和现有知识。一般来说，治疗的焦点不是帮助来访者调整自己，而是授权给来访者让他们改变社会、人际及政治环境对自己与他人的关系所造成的影响，从而和一个带有压迫性质的社会背景达成妥协（Brown & Brodsky, 1992）。

持女性主义立场的治疗师和建构主义者们同样对意义很感兴趣，因为他们通常关注的是男性和女性所持有的信念系统，以及他们是如何发展出了让他们陷在某特定位置上无法自拔的角色概念的。但是，与建构主义者不同的是，持女性主义立场的治疗师并不畏惧权力。相反，许多这类治疗师都认为使用权力是女性平衡现有不平等局面的唯一途径。因此，他们会强调团结，将其作为女性取得强大影响力的方式。

由于持女性主义立场的治疗师的治疗取向各有不同，督导的形式也是多样的，但这些督导都有一个共同的观点。贝蒂·卡特尔（Betty Carter），佩吉·帕普和奥尔加·希夫斯丁（Olga Silverstein）共同设立了这个具开创意义的"女性项目"，其成员之一的玛丽安·沃尔特曾经把女性主义治疗的督导形容为："为了探索性别角色和家庭关系中具有性别特点的权力系统结构是如何影响我们对见到的家庭事件的思考，我们需要挑战自己的假设和治疗传统，而（督导）就是这样一个挑战的过程。"（Walters, Carter, Papp & Silverstein, 1988, p.148）在这个框架下，她的督导会聚焦于对那些其他干预方式背后所蕴含的概念和假设的分析及批判。她强调使用系统化概念的重要性，以及这些概念对于不同的性别所具有的不同的意义。

佩吉·帕普与其合作者埃文·安贝-布莱克（Evan Imber-Black）（Papp & Imber-Black, 1996）在当前所做的工作主要是在治疗和培训中作为一个统一概念的"多重系统主题"。这一关注点扩大了他们之间对性别议题的特殊兴趣，把家庭主题中的传递和转换加了进来。在他们设计的培训模式中，要求受训者探索自己原生家庭中的某个主题，这个主题影响了他们的生活；随后，要求受训者在同样的主题下分析现有的一个案例。这一临床视角不仅保持了其浓厚的女性主义取向，还突出了家庭的味道，尽管在当前后现代主义治疗当道的局面下，对家庭意义的强调似乎已过时了。

第四章　家庭治疗：临床实践与督导　| 79

尽管女性主义治疗取向中有不同的走向，就像我们在"女性项目"不同成员的工作中看到的那样，但是这一取向在家庭治疗领域开创了新的可能性。

虽然每个家庭治疗学派都把自己看程是集大成者，但是许多从业者都把自己视为采用折中取向的治疗师，从不同的取向中汲取一些元素来配合他们特定的风格和实践工作中的多样性。因此，尽管家庭治疗并没有像40多年前某些乐观主义者所预言的那样取代个体精神分析治疗取向，但是它已经演化成为一个多面的治疗取向（就像家庭本身一样），对遍及人类服务领域的方方面面都产生了影响。

今天，大多数的从业者和培训者并没有过多地把自己的注意力放在新兴理论的发展上，而是致力于通过更广阔的心理健康服务系统将家庭治疗的理念传播出去。

正如不同的学派和治疗取向在不断地相互影响一样，认为已经过时的想法常常会被复兴，那些看似新鲜的理念其实并非独创。或许在下个十年里，对于这些相互竞争的学派来说，对独创性的强调已经不再那么重要了。到了那个时候，家庭治疗的拼图也就完整了。

5

当代风潮：家庭治疗百态

随着家庭治疗进入一个新的千年，生物学、技术和遗传学领域的革命也在改变着这个领域的面貌和性质。上个世纪九十年代，持干预立场和持自我限制立场的治疗师之间发生的意识形态上的争辩正在让位于一种更为包容的态度，采取这一态度的临床领域新一代的领军人物们更关注于研究家庭如何行使功能以及如何进行治疗的特定领域。

在这个新的时代，家庭治疗师已经超越了意识形态上的差异，把他们的注意力重新放在发展由实证知识所支持的临床实践工作之上。后现代主义之后，取而代之的新的核心名词是"循证"。

家庭治疗的循证取向

过去的十年里，一系列因素汇聚在一起把家庭治疗推向了循证，或是有实证支持的治疗取向。这类取向的有效性通过设计良好且控制严格的研究得以证明。

从某种程度来讲，循证取向的趋势是这个领域努力让自身成为一门独特的心理健康职业，从而取得与已建立其地位的精神病学、心理学和社会工作学同等的地位。为了让家庭治疗学历的持有者执业，政府须对家庭治疗的从业进行执照登记和管理。为了证明这种行为是合理有效的，就必须拿出有关家庭治疗有效性的证据。

在呈现治疗的有效性方面，另外的压力来自健康保险领域管理上的变革。为了降低成本，健康管理公司要求所有心理健康领域的从业者都必须清晰地指出（1）他们治疗的是什么问题，（2）他们治疗的目标，（3）为达到这些目标他们将使用的程序，以及（4）相比其他可行的途径，为何更偏好使用这些程序。在这种氛围之下，家庭治疗不仅仅需要表现出自己是"有效的"，而且还要表现出相比其他治疗取向，它同样"有效"甚至"更有效"。

为了回应这些意在证明自身合理性的需要，家庭治疗的研究者把注意力转向了对治疗结果的研究。前面所讲的那些压力则对这类研究有影响。仅仅证明家庭治疗的有效性是不够的，需要面对的问题是：何种类型的家庭治疗对何种类型的问题以及何种类型的来访者是有效的？

现在，我们将简要描述脱胎于这类研究的某些循证治疗取向。

◎ **针对重症精神疾病的家庭心理教育**

家庭治疗的诞生是为了寻找新的途径来治疗，如精神分裂症类的重症精神疾病。在最近发展出来的控制论和系统理论的视角下，像格雷戈里·贝特森这样的先驱们认为，他们能够在精神分裂病人那看似荒谬的行为中看见意义所在。贝特森认为，如果在他们的家庭如何行使功能的背景下来审视这些病人的行为，那么他们古怪的行为就是有意义的了。如果家庭行使功能的方式能够发生变化，那么精神分裂症的症状就会得到缓解。

在该领域早期的发展中，这样的理念让家庭治疗师们感到十分兴奋。为"精神病人"的去病态化制造出一种兴奋之情：根据这种思考方式，精神分裂症患者并没有疯，他们只不过是适应了某种疯狂的人际背景环境。在数十年之后的今天回过头来再看，我们可以清楚地看到，尽管这种思维方式的确在揭下精神分裂症的病态标签，但是它却冒险地给病人的家庭贴上病态的标签并指责病人的家庭。这种观点也轻率地忽视了生物遗传因素在精神分裂症中的作用，而在贝特森开始其具有开创性意义的工作之后的这些年里，越来越多的证据证实了这些因素在精神分裂症中的作用。

尽管已经与早年针对精神分裂症病人所做的以家庭为主导的治疗工作大相径庭，现在，针对精神分裂症和其他重症精神疾病的以家庭为主导的干预已经成为治疗这些障碍的标准治疗方法的一部分。精神分裂症病人的家庭"需要"或"导致了"病人的症状这一理念已经不再是这类干预的基础。精神分裂症被视为一种发生在病人及其家庭身上的某种疾病，而治疗是为了帮助家庭能够在最大程度上应对这一降临在他们身上的糟糕处境。

朱利安·列夫（Julian Leff），克里斯汀·沃恩（Christine Vaughn）和伊恩·佛伦（Ian Falloon）等研究者将治疗过程记录下来，发现家庭进行互动和沟通的某些方面和精神分裂症病人的复发频率有很大程度的相关。他们把这类家庭互动的特点称之为"情感表达性"，即和病人有过度的情感卷入或者向病人表达敌意，这些特点似乎在某种程度上会促发病人出现更频繁的复发。

基于这样的发现，诸如迈克尔·古德斯丁（Michael Goldstein）、卡罗尔·安德森（Carol Anderson）和威廉·麦克法兰（William McFarlane）等研究者设计了一种治疗方式，旨在帮助精神分裂症病人的家庭创造一种家庭氛围来减少复发的可能性，同时提升患病的家庭成员最大程度地行使其功能。因为这些治疗师并不把家庭视为需要或造成了病人的疾病，因此这种治疗不像早期那样采用一种"去除阻抗式"的、对抗的姿态来对待病人家庭。相反，这种治疗的核心仅仅是在一种合作的、支持性的氛围下向这些家庭传授一些信息，告知他们在现有知识的基础上，家庭中的哪些过程可能会增加病人复发的风险。这种治疗所关注的是病人家庭提供信息，而不是"修理"他们，因此被称之为心理教育。通常这种心理教育式的干预形式是通过有多个家庭参与的小组来完成。

循证取向的标志即要对治疗的有效性进行考察。在疗效考察中，该取向必须表明，相比在目标人群中通常使用的其他治疗取向而言，徇证取向的疗效是等价，或是优于其他治疗取向的。已经证明，针对精神分裂症家庭的心理教育模式在降低复发率上非常有效，以至于其他任何治疗精神分裂症的干预手段如果没有把这一取向作为其核心组成部分的话，那么这种干预手段会被认为是违反伦理规定的。事实上，最近的研究表明，该模式在治疗其他的重症精神疾病，如情感障碍上也是有效的。

◎ 针对关系困扰的以情绪为中心的治疗

本章所总结的得到实证支持的治疗中，以情绪为中心的治疗是唯一使用描述关系而非描述精神疾病的术语来鉴别其目标人群的治疗方式。苏珊·约翰逊（Susan Johnson）和莱斯利·格林伯格（Leslie Greenberg）是这一取向的两位最主要的创始人，将其作为一种干预手段来帮助在自己承诺的亲密关系中体验到不满和困扰的人。

以情绪为中心的治疗其理论基础是有着良好理论构建并得到了充分研究的依恋理论。该理论的创始人是精神分析师约翰·鲍勒比（John Bowlby）。这一理论认为，和他人建立一种安全、稳定的情感联结的需要是我们心理生活最基本的驱力。据此，如果在我们早年发展的历程中，这一驱力受挫的话，我们就很可能会开始怀疑自己是否值得被爱，以及重要他人是否能给予我们足够的情感支持。为应对这一处境，我们会发展出某些依恋风格（即与重要他人建立关系的风格），而这些依恋风格的最主要目的是当我们预见到重要他人可能会拒绝或抛弃我们的时候，我们可以用来保护自己。我们可能会避免建立亲密的关系，或者会试图操纵别人来给予我们更多的关注，我们还会觉得如果不那么做的话，其他人就不会给予我们这样的关注。

尽管依恋理论旨在解释儿童的行为，但是越来越多的人已经在用它来解释亲密关系中的成年人的行为。基于该理论之上的某些研究表明，有功能失调依恋风格的成年人倾向于和依恋风格与其互补、同样功能失调的人建立亲密关系。因此，依恋理论就能够解释伴侣治疗师（couple therapists）经常遇到的那种看似无所不在的"你追我逃"的伴侣互动模式。

以情感为中心的治疗假设，只要受到困扰的伴侣双方继续在他们的关系中使用自己功能失调的依恋风格，那么他们就很少有机会找到一种更令人满意的方式来维系关系。因此，该取向把治疗焦点放在让伴侣不再使用他们自我挫败和自我保护的风格，如此一来，伴侣就有可能开始不约而同地用一种脆弱的方式来向彼此表达他们对关系的渴求。

这种旨在改变来访者亲密关系风格的治疗任务把焦点放在了情绪上。功能失调的依恋风格是为了保护人们不受他们预期中的拒绝或抛弃的伤害，所以这种依恋风格就会涉及体验和表达那些"硬质"的情绪，例如愤怒。以情绪为中心的治疗把这类情绪视为防御性的、次级的情绪。在它们背后是更初级的、"软质"的、与依恋有关的情绪，如渴望。因此，以情绪为中心的治疗中，让来访者脱离功能失调依恋方式的过程就是一个"软化"过程，首先让伴侣们体验那些初级的、"软质"的情绪，然后去表达这些情绪，而他们通常用来对待彼此的那种防御性的、功能失调的方式，并没有使这些情绪得到加工和表达。

为了产生这种"软化"效果，采用以情绪为中心的治疗的治疗师会在治疗中让自己处于一个非常积极主动的、极为核心的位置。治疗师会和伴侣双方都进行高情感强度的对话。治疗师会在对话中使用提问、共情式的推测以及她自己那种柔软而亲密的姿态（或许是最重要的）来促使与她对话的一方去冒险体验那些"软质的"、脆弱的、与依恋有关的情绪，而这些情绪则隐藏在来访者通常所体验到的 "硬质的"、防御性的情绪背后。一旦来访者开始体验到这些软质的情绪，治疗师就可能会指导来访者向自己的伴侣表达这些情绪。

苏珊·约翰逊（1996）将她参与建立的这种治疗模式视为存在主义的心理治疗同结构派的家庭治疗相整合的产物。乔治·西蒙（George Simon, 2004）则不同意这种说法，并指出这些取向间在理论和技术上明显存在的差异。不过，一个不争的事实是，众多实证研究证明，以情绪为中心的治疗在缓解伴侣间的关系困扰上十分有效。

◎ 针对儿童行为障碍和情绪障碍的父母行为训练

行为治疗最根本的前提假设是，行为是由环境诱发和控制的。对于人们为什么会表现出某种行为，这种解释是一种"由外及内"的解释。人类的行为模式被认为是个体所处环境中存在的线索以及强化的产物，而不是个体内部发生过程的结果。成年人可能会否认这种思维方式，即认为我们的行为并不是我们自己真正的行为，而是受到了我们之外的某些东西调控的。但是，即便是行为主义最严厉的批驳者都很可能会承认，行为主义仍可用于对儿童行为的分析和修正。正是因为儿童是如此的依赖他人，所以我们会很容易地认为他们的行为被他们的环境控制。

那些带着有行为问题和/或情绪问题的儿童来进行治疗的父母，他们已经试着去应付过孩子的问题。通常，他们尝试失败的事实已经赤裸裸地摆在了这些父母的面前，或许也已经为他们的邻居所知晓。这些父母希望治疗提供一些新的方法让他们能够在孩子身上尝试。

父母行为训练作为一种治疗取向，在很大程度上有赖于杰拉尔德帕·特森（Gerald Patterson）、约翰·瑞德（John Reid）和他们在俄勒冈社会学习中心的同事们的工作，它恰好为父母提供了这样一种"非无用"的治疗体验。这种取向不会花费任何时间或精力让父母确信，他们孩子的行为其实表达了一些其他意义。它不会解释或将行为重构为某种见诸行动的情绪表达，或是某种被误导的努力，其目的是将父母的注意力从婚姻问题上转移。对于父母行为训练师而言，孩子的行为问题就像父母眼中的那样，是需要尽快、有效地被解决的问题。

有效地改变一种行为需要我们尽可能全面地去描述它。为了知道我们事实上是否在改变某种行为，很重要的一点是，在治疗之初确定这种行为发生的频率。因此，尽管父母行为训练师并不会重构，或是重新界定父母提出的作为治疗焦点的行为问题，但是他们会让父母对这种问题行为提供一个非常详细的描述，并且让父母建立一个行为发生频率的基线值。

当目标行为得到界定和测量之后，训练师就会用一种速成班教学的方式让父母学习社会学习理论。他会让父母密切注意在孩子做出问题行为之前和之后所发生的事情。这一干预方式帮助父母鉴别出那些可能会激发行为的线索，以及那些强化问题行为的后果。父母在观察的过程中可能会发现，诱发行为和强化行为的恰恰是他们自己。

要检验是否准确地鉴别出了一种行为的诱发线索和强化，我们就需要改变这些线索和强化。如果它们确实是诱发并维系目标行为的环境因素，那么改变它们就会造成行为发生频率的显著下降。这样一来，父母行为训练师就帮助父母进行了行为"实验"，这种实验旨在操纵儿童的环境，直到问题行为出现显著下降。

真正用这样一种方式来操纵环境要比听上去难得多。多年来，使用父母行为训练的从业者已经意识到，有些因素常常和该治疗取向要求父母做而他们无法施行的任务相关。通常出现的两个因素，一个是父母之间长期的婚姻冲突，另一个是父母一方或双方具有的心理症状，如抑郁或焦虑。不同于系统治疗取向，父母行为训练并不认为存在某种循环的、重复发生的环路会把家庭中发生的所有事情联系在一起。尽管婚姻冲突干扰了父母行为训练师的努力，使之无法解决父母带入治疗中的那个以孩子为关注点的问题，训练师仍然会把婚姻冲突看成一个独立、特定的问题。由于这个问题干扰了训练师的治疗，她很可能会在治疗中再增加一个部分来缓解婚姻的冲突，从而让父母有足够的能力去实施父母训练治疗方案。不过，这样的做法在父母行为训练中会被视为一种附加策略，而非治疗的核心元素。

父母行为训练和我们将在下一节描述的功能性家庭治疗同为行为治疗门下的"堂表亲",这两种取向都把证明其有效性视为治疗过程本身不可或缺的一部分。与治疗之初设立的目标行为发生频率的基线值进行比较,为我们提供了一种指示标,让我们能够观察到从治疗初始阶段到最后一次会谈之间治疗的演化刚过程。作为一种专注于证明其有效性的治疗,父母行为训练可谓是实证支持治疗中的典型代表。

◎ 针对青少年品行障碍的功能性家庭治疗及多重系统治疗

过去的五十年里,青少年的反社会行为在美国是一个持续存在的问题。社会对这个问题的反应因为地域和时间的不同而有非常不同的侧重。不过,最近一个普遍存在的倾向是,即便不是将治疗完全替代惩罚,也至少是将治疗视为惩罚的一种辅助手段。本节总结了在这一发展中有着举足轻重地位的两个家庭治疗模式。

詹姆士·亚历山大(James Alexander)在上个世纪七十年代开始发展功能性家庭治疗。有趣的是,这一针对青少年品行障碍的家庭治疗取向融合了来自认知行为治疗和家庭系统的一些理念。

像许多其他家庭治疗取向一样,功能性家庭治疗认为行为具有一种调节距离的功能。根据这一取向,无论特定的某种行为有什么样的内容,它最终的功能都是在操纵重要他人,让他们处于使行为当事人感到舒服的、不远不近的距离上。和其他家庭治疗取向不同的是,功能性家庭治疗并不去评判什么样的距离太近,什么样的距离又太远。这个模式唯一关注的是,将与症状有关的操纵行为替换成有相同功能、与症状无关的行为。举例来说,如果某少年和警察的冲突能够起到疏远父亲接近母亲的效果,功能性家庭治疗就会帮助这位少年找到一种更为社会所接受的方式来行使相同的距离调节功能。

不过，在功能性家庭治疗师能够实施这一任务之前，他必须克服一个障碍。大多数案例中，受问题困扰的家庭中的成员倾向于将他们的行为，尤其是问题行为，归结于消极的个人特质，他们会把这些个人特质看成是他们性格中根深蒂固、根本无法改变的某些部分。这种界定行为的方式显然会降低人们进行改变行为的治疗的动机。因此，对于一个功能性家庭治疗取向的治疗师而言，他的首要任务常常是通过说服来访者，让他们用不同的方式来思考他们行为的缘起和意义，从而增加他们进行治疗的动机。治疗师会对来访者的行为进行重构，将其重构为治疗师所确信的东西——进行调节距离的手段。这种干预方法背后所蕴含的假设是，如果家庭成员能够把他们这位青春期的确定病人（identified patient）视为是在"试图吸引你的注意力"，而非"尝试一种不负责任的、满口谎言的、不入流的生活"的话，那么他们就更可能会努力地进行治疗。

这种重构过程一旦完成（功能性家庭治疗一般都预期这不会花费很长时间），那么"真正"的治疗工作就开始了。此时，功能性家庭治疗取向的治疗师会使用许多从行为治疗取向拿来的技术（包括之前描述的父母行为训练治疗中使用的技术）来消除家庭当前用于调节成员之间的人际距离的问题行为，并用那些更为社会所接受的行为来替代这些问题行为。

像任何一种从行为主义传统汲取灵感的治疗取向一样，功能性家庭治疗阶段所强调的是，用量化标准来证明治疗师使用的技术是在有效地让治疗所寻求的变化得以发生。因为治疗过程本身就很注重证实其有效性，所以对于功能性家庭治疗来说，从其诞生的那一刻就走上了成为一种循证治疗取向的道路。它在缓解青少年品行障碍上的有效性也确实得到了充分的证明。

功能性家庭治疗几乎完全把注意力放在家庭系统上，与之不同的是，由司各特·汉格勒（Scott Henggeler）及其同事发展出来的多重系统治疗则采用了一个更广阔的、生态学的视角来看待多个系统中（如家庭系统、同伴系统、学校系统和社区系统）可能对某个青少年的品行障碍行为起作用的力量。这一取向的目标是降低这些力量的作用，并且同时在这个系统中激活和增强那些可能帮助青少年在今后避免出现问题行为的能量。这个治疗模式致力于在某个受困扰的青少年的生态系统中从尽可能多的方面来促进其改变，事实上治疗也并不是在治疗师的办公室里进行，而是在实地进行，在青少年的家里、社区或学校里进行。

多重系统治疗的重要标志是，根据每个案例特异化的情况来调整治疗方式。尽管治疗会被加以调整从而适用于特定家庭的生态情况，但是，这个模式十分严格地要求只能使用在先前研究中已经很好地被证实其有效性的技术和测评方法。不过，这个模式并不限制技术或测评方法的来源。多重系统取向的治疗师既愿意使用来自更为传统的家庭治疗取向，如策略治疗中的技术，也同样愿意使用来自认知行为治疗取向的技术。唯一的限定是这些技术要"契合"当前案例的生态特点，并且已经被实证研究充分证实，在相似的情况下这种技术是有效的。

就像在功能性家庭治疗中一样，对效力鉴定的强调极大地影响了多重系统治疗发展的方式。这种模式不允许其从业者在任何时候使用无法以某种可被证实的方式证明其有效性的假设或技术。鉴于该取向的一个重要特点是对确证性的彻底强调，那么，多重系统治疗在治疗青少年品行障碍上确立令人侧目的效力也就在意料之中了。

◎ 对于循证取向的评价

刚才所描述的那些模式的背后，推动它们发展的是一种责任精神，去争辩这种精神的好坏是十分困难的，而从更大的范围来讲，去辩驳家庭治疗领域中的循证取向的好坏也是十分困难的。事实上，我们可以声称，这种精神从这个领域诞生伊始就构成了该领域文化中一个非常重要的元素。为了与在紧闭的房门后秘密进行的精神分析治疗进行区别，家庭治疗从一开始就很以自己这种"公开化"的性质为荣。只要有可能，家庭治疗就一直不是在密闭的房门后进行的，而是在单向玻璃之前，在摄影设备之前，甚至在工作坊的观众面前进行。家庭治疗师一直努力地把自己置于公众的审视之下，让公众来审视他们在治疗中到底做了些什么。尽管他们可能缺乏现今研究程序的严格性，但是在这一领域发展的过程中，治疗师们在相对较早的时候就已经在努力证明家庭治疗的有效性（例如，Minuchin, Rosman & Baker, 1978）。

我们完全赞同家庭治疗师应该为他们所实施的治疗的有效性负责。但是，就循证取向如何确立这种责任而言，我们则持极大的保留态度。为了努力证明"我们和你们一样有效"，家庭治疗的研究者们采用了医学和精神病学的研究方法。他们接受临床试验作为结果研究的黄金标准。但我们相信，临床试验这种方法会严重地危及我们领域中的一些核心假设和价值观。

在临床实验中，我们需要清晰地指出治疗的状况和用于治疗这一状况的治疗方案。为了保证清晰性和可信性，大多数家庭治疗的研究者都会使用美国精神病学协会的诊断和统计手册（DSM）来指明他们所治疗的目标问题的状况（condition）。请注意，除了以情绪为中心的治疗外，我们之前所总结的所有循证治疗都鉴别出了包含在DSM中的目标问题状况。

以这种方式进行研究的一个风险是，它可能会把DSM的问题状况变得具体化，把这些状况视为"疾病"（即真实、客观的疾病实体，"不存在于此"的，独立于人类的观察和界定之外的疾病实体）来处理。诸如迈克尔·怀特、哈伦娜·安德森和哈里·古力山那样的持建构主义立场的治疗师给家庭治疗带来的益处是，他们提醒我们，语言在我们构建自己的世界中所具有的力量。当开始把自己想成去治疗"问题状况"而非去治疗人的时候，我们就开始滑入某个危险的斜坡。我们担心，这种思维方式可能很容易把整个领域导向以一种去人化的、病态的眼光来看待治疗活动。

除了这种思维方式所带来的病态化视角外，我们还担心这会让家庭治疗从它所承袭的关系观中撤出。对于我们来说，家庭治疗最重要的特点是它用相当激进的关系视角来看待人类。在这一观点下，症状并非随意发生的行为，它们是某个人对另一些人做出的某些事情，而后者又会以一种固定的、有特点的方式加以回应（这种看待症状的思考方式会在第六章中更详细地说明）。如果症状的承载者被认定为"具有"某种状况或是障碍的话，那么我们就更难维持这一关系视角。我们会被这类语言催眠，从而用一种狭窄的视角来看待症状的承载者，并用一种更狭窄的视角来看待所描述的症状承载者"具有"的那些"状况"。

我们认为，临床试验所带来的另一个类似的"短视症"在于它专注于明确被用来治疗目标状况的治疗方案，而且是越相似越好。这种明确化的努力使得研究得到重复。它同样使得研究的"消费者"能够尽可能明确地知道所检验的治疗包含了哪些成分，从而让"消费者"在执业过程中使用这些治疗。因此，实证支持的治疗需要被"制成治疗操作手册"，编成某种"如果出现A，做B；如果出现C，做D"的形式。

第五章　当代风潮：家庭治疗百态 | 93

这类对治疗进行手册化的描述中，最重要的是技术，消失的则是治疗师。这种看不见治疗师的情况是有意为之。一个临床试验的意义在于证实某个特定的治疗有效，无论可能施行治疗的治疗师是否有不同的特点。治疗的力量被认为是蕴含在技术和治疗的过程之中。治疗师只不过是个施行治疗"药丸"的无名之徒，是可以任意替换的。尽管循证治疗不包含在持自我限制立场的治疗之中，由于它们毫不掩饰其目的在于用一种特定的、事先设定的方式诱使来访者发生改变，以及它们对治疗师的"隐形"需要，这些治疗让我们想到持自我限制的治疗师所期望做到的——治疗师在治疗中的隐形。

在治疗力量的来源上，我们有相反的看法。本书最根本的前提是，治疗师本人是家庭治疗中导致改变发生的最根本的"工具"。当然，治疗师会使用技术。但是，在我们看来，这些技术只不过是治疗师用来向来访家庭传递其个人存在的媒介（Simon，2003）。尽管技术是必要的，但是它仅具有次要和附加的价值。正是治疗师本人，在他/她与来访家庭的相遇中，产生了治疗中的改变。

鉴于循证治疗是由无名的、隐形的治疗师施行的，并且倾向于以病态的状况作为治疗目标，我们对此持谨慎的态度，尽管我们很欢迎它们在家庭治疗领域中所提倡的责任标准。我们希望，家庭治疗的研究者能发展出一些研究方法，即便在他们致力于回答治疗中哪些有效、哪些无效这一关键问题的时候，这些研究方法也能更好地保持这个领域里某些根本见解和观点的完整性。

其他一些最近的趋势

在新千年里，家庭治疗过去的丰富遗产正在和现代的科技结合在一起，从而诞生了新一代的家庭治疗从业者。这种正在发生的融合和配对过程是多方面的。研究者和临床从业者正携手关注诸如家庭暴力和伴侣冲突之类的特殊问题。例如，约翰·古特曼（John Gottman）研究了伴侣的互动模式和这些模式对孩子的影响。他的研究证实了家庭治疗师一直都知晓的许多观察的正确性。但是，通过一个包含高科技程序的严谨的研究方案，古特曼通过更让人信服、更循证的方式复兴了这个领域许多古老的智慧。

家庭治疗师对依恋理论与日俱增的兴趣提供了另一个例子来说明研究和临床视角的融合与匹配。《家庭过程杂志》（*Family Process*）曾整期以依恋理论为主题，而家庭治疗师们也正在将依恋理论的观点整合进对儿童和成年人的临床工作中。之前描述过的苏珊·约翰逊及其同事的工作便提供了一个实例来证明依恋理论在临床工作中的应用。当今对依恋的研究也同样提供了一个更为坚实的基础来理解三角化关系，让我们能用新的视角来理解母亲和孩子这对二元体是如何演化成为"母亲-父亲-孩子"这个三元关系的。

这一观点融合的倾向让不同治疗取向之间的边界也变得模糊起来。迈克·尼克尔（Mike Nichol）那本流行的家庭治疗教材随着时间推移而出现的变化很好地诠释了这一事实。最初几版用很大的篇幅来关注家庭治疗不同学派间的差异。而最近几版（如Nichols & Schwartz，2006）则明确地讨论了不同学派间的模糊边界，并且提供了证据证明不同的取向正在合并为一系列历久弥新的原则。

近年来家庭治疗中女性主义观点所发生的演化，也可以看到这一边界模糊的现象。不久前，女性主义理论家和治疗师主要关注的是女性。最近，他们注意的焦点已经扩展到用女性主义理论的视角来和男性工作。早年，受到女性主义者思辨的影响引发了对女性和儿童的丰富研究，而现在，针对男性以及男女同性恋者的研究则对上述研究进行了补充。在维吉尼亚·戈德纳（Virginia Goldner）和佩吉·帕普的著作中，我们可以看到一种崭新的、更为宽泛的女性主义视角。《站在断层线上的伴侣》（*Couples on the Fault Line*）一书中，帕普（2000）明智地告诉治疗师，如果"希望和这个时代的伴侣的体验保持一致，他们必须帮助这些伴侣跳出他们自己的小世界，去看看那些正在塑造他们自己小世界的外在社会力量"（p.2）。因此，尽管男人来自火星，女人来自金星，在他们的伴侣生活中，他们都不能够忽视这个地球上正在发生的社会文化剧变。

一个很有意思的现象是，尽管家庭治疗可能起源于美国，在这个新的千年里，它在欧洲、英国、澳大利亚、新西兰和亚洲开花结果。在意大利，家庭治疗运动已经成功地让临床培训在这个国家中得到了立法管理。在英国，作为代表人物的吉尔·格瑞尔·巴恩斯（Gill Gorrell Barnes）、艾伦·库克林（Alan Cooklin）和伊尔·阿森（Eia Asen）已经开始了一项富有成效的合作来加大系统取向在英国的推广。同时在亚洲，李维榕和她的同事们也将家庭治疗的概念和东方的哲学思想结合起来。这些例子都证明了家庭治疗如何在不同的文化背景中成长，而类似的例子还有很多。

随着家庭治疗的边界不断扩大，随着它的从业者和其他临床实践取向的融合，这个领域中的有些人一直在问这样的问题："家庭治疗究竟怎么了？家庭治疗的黄金时期是否已经过去了？在过去的十年里，这种富有活力的心理治疗形式究竟发生了什么变化？"事实上，家庭治疗力图在更广阔的人类服务体系中建立其立足之地的战斗已经胜利了，而胜利之后，家庭治疗已经开始扮演一种新的角色。随着这个领域的成熟，已经没有必要发展出新的治疗学派或构建新的理论。现在需要的是把精力集中起来，这样家庭治疗才能在心理治疗的主流中扮演不同的角色。

尽管我们对循证治疗取向心存疑虑，从整体上来说，我们对家庭治疗的未来仍持乐观的态度。只要家庭仍然是社会结构中的一个单元，系统观和家庭治疗就总能在不同文化的关系科学中扮演一个重要的角色。

6

心之相会：治疗会谈

与求助家庭会面的时候，治疗师会用自己对家庭的理解，以及有关社会规范和家庭多样性的知识来武装自己，但同时他又受限于自己的治疗理论和自我生活经历。家庭通常都带着希望走进会谈。任何时候，来访家庭都带着强烈的感受进入会谈，即他们现在有机会做一次有意义的声明。他们将会用一种非常重要的方式说出"我们就是我们自己"。因为有这种感受，因为他们在另一个人的观察之下，所以他们同样也在做深刻的自我观察。

治疗师会带着他一生的行李进入治疗。他也是他自己，而他的个性和经历加在一起会赋予他某些他无法逾越的限制。他将如何与这个家庭相匹配？这次会谈会在他身上激发起什么样的个性特质？

治疗师既受益于培训，也受限于培训。他有之前与其他家庭会谈的经历。无论他是否想要，无论他是否意识到，他都会带着某种关于家庭的假设，就像下面对家庭的分析一样：

有年幼孩子的家庭需要……

呈现出心身疾病的家庭会倾向于……

有乱伦情况的家庭是……

有领养孩子的家庭是……

他对这些假设的理解会限制自己的理解能力，但是没有一个治疗师能够超越他自己组织思维的框架。他能够做的是意识到这些框架，尽可能做到物尽其用，并且明白他自己的期待，必须能够保持一种开放的姿态，能够根据在会谈中出现的数据资料对自己的期待进行修正。让家庭投入会谈，鼓励家庭暴露自己，检视问题和可能性的同时，治疗师会进行联想，试图根据上面得到的结果来让自己的假设与结果相符合，来探索和修正这些假设，然后继续探索。他对状况的假设和他在自己某次特定会谈中所看到的状况之间，总是存在某种理性上的张力。

之前的章节已经重点突出了那些为治疗师进入治疗会谈做准备的概念。书本总能很容易就让概念栖身其中，但治疗是多维度的，远非只是概念而已。我怀疑自己如何能够传达会谈的氛围，那些掩饰了离题想法的沉默，那种提醒我去关注希望得到表达却难以言表的情绪的节奏，以及家庭成员那种跨越了我们之间的差异从而发现"此刻我们更像是人"的神秘体验。我又如何能够描述我由此成为一位听众和参与者、治疗的领导者，同时也是治疗系统的成员的这一富有行动和创造力的过程；还有家庭成员在尝试采用一种新的、更好的方式来建立彼此关系时所走过的路程？

四个案例

就家庭治疗的教学而言，很大一部分都依赖于对现场治疗的家庭或会谈录像的观察。这一节将会描述我在做治疗时是怎么做和怎么想的。我会尝试解构自己的治疗经历。为此，我选择了四次咨询作为例子，因为咨询带有初次访谈所具有的那种张力。

这四个案例体现了对家庭模式的探寻，对改变途径的探索，以及对支持和挑战的尝试。基于教学目的的需要，咨询是有用，期望咨询师能用清晰、可预见的方式来指导对这个特定家庭进行的家庭治疗。

◎ 赖蒙斯一家：症状的暴政

我在南美洲见到了赖蒙斯一家。在我和他们进行为期两次的咨询会谈前，他们已经做了五个月的治疗。

治疗师告诉我，这个家庭之所以进入治疗是因为赖蒙斯太太有严重的强迫行为，而她的强迫行为完全主导了家庭的生活。赖蒙斯太太形容自己的生活被"asco（憎恶）"所控制。一旦她碰了什么脏的东西，她就会感到恶心、心跳加快、流汗，直到她能够洗手，这些感受才会消失。

我让她把手给我看一下。她的手因为反复地冲洗而变得红肿和粗糙。我在没有触摸的情况下仔细地看了她的双手。

在赖蒙斯太太生动地描述着她自己或家里其他人摸到脏东西时她所体验到的严重的焦虑时，孩子们（11岁的萨拉，13岁的汤姆斯和19岁的胡安）和赖蒙斯先生都在一旁听着。

她说到，如果她的孩子或丈夫的手碰到他们的鞋子，她都会感到很焦虑，直到他们在她的监督之下洗了手。这时，我表达了我的惊讶："这真是太有意思了。"我说，"我以前见过许多有类似问题的人，但你是我见到的第一个如果家庭成员洗手，自己的焦虑就能降低的人。这真是太有意思了！"为了强调我又重复了最后一句话。然后我开始和萨拉交谈，她告诉我她的母亲是如何要求她洗手，而且有些时候她不得不洗两三遍才能让母亲满意。我让她站起来走到我面前，在没有触摸她的情况下，我仔细看了她的双手，查看她每一只手和每一根手指的感受，重复着"这是发生在你的双手上的事情"。

我和每个家庭成员都完成了这一过程，对赖蒙斯太太的憎恶会因为其他人的洗手而平复这件事情，我也常常表达我的惊叹之情。然后赖蒙斯先生说，他们都不能再吃鸡蛋了，因为鸡蛋是肮脏的东西。我露出十分疑惑的表情。赖蒙斯太太解释说，鸡蛋脏是因为它们的来源。我问道，如果有人把壳剥了呢？"啊！"她回答道，"那它们就是干净的了。"

"你买鸡的时候会把鸡屁股去掉吗？"我问。
"是的"她回答道，"我只买被分块的鸡。"

在这次会谈的前30分钟，我都保持着作为临床工作者所具有的疏离态度。我觉得我在模仿19世纪某些伟大的法国临床医生的方式，这些医生能够看见、嗅到、听到和尝到一种疾病。同时，我又为这种言语叙说的力量深感惊奇。为什么这个家庭无法看到我所提的问题很荒唐呢？为什么一个症状能够扩展到每个家庭成员身上，以至最终整个家庭的生活都被洗手所控制？

我让孩子们离开了诊室，然后问了这对夫妻的性生活情况。我假设，性可能也在某种程度上是肮脏的，所以想知道它在什么程度上是肮脏的。赖蒙斯太太说，她丈夫对性的要求"太多了"，她很可怜他，每周六会允许丈夫和自己发生性行为。只要他不碰她的手，他可以碰她全身任何地方。"我的手是圣洁的。"她说。

在咨询已经进行了四十分钟的时候，我对赖蒙斯一家仍一无所知。所有的精力都花在谈论症状上了。

我想到了惠特克，于是在脑子里产生了一个毫无前提的推理：一个疯狂的念头。我问："为什么你不信任你的丈夫呢？为什么你会觉得他在对你说谎呢？"这是一次长线突进，但结果却是出人意料的好。

"我常常会梦见当我醒来的时候发现却他已经不在了。"此时就好像打开来一个话匣子一样。她把症状丢在了一边，开始描述她的丈夫曾经是多么的苛刻，她是如何想方设法讨他的欢心，但无论她说什么都是错的；当他冲她吼时她会如何哭泣，然后孩子们又会如何过来安慰她。

我问她萨拉是否会保护她，然后把萨拉请进了诊室。萨拉开始描述她非常替母亲难过，当母亲哭时她会抚摸母亲的头发，亲吻她的前额直到她平静下来。剩下两个孩子也一一加入会谈之中，讲述了相似的经历，即如何保护母亲不受父亲的苛责。与此同时，他们也说自己的父亲从不对家里的任何人动手，而且很爱家人。

此刻，症状已经不再是会谈的焦点，我们处于一场简单的家庭戏剧之中：孩子参与了父母之间的冲突。这一幕戏我是十分熟悉的，曾

第六章　心之相会：治疗会谈　|　103

多次涉足其中。我阻断孩子们的努力，说他们对母亲的保护对父母双方都没有什么益处。我鼓励赖蒙斯太太去挑战她丈夫不能理解她的问题。当她这么做的时候，我会支持她并放大她对公平的要求。

我让赖蒙斯太太和我谈谈她的父母，告诉我谁对她更严苛。她告诉我，她总是被认为是家里最不漂亮和最不聪明的人。在她还是个孩子的时候，她就总是比她的姐妹们更努力地试图得到父母的爱，但是她总觉得自己只是次要的。

我结束了这次咨询，并邀请这对夫妇在三天后做第二次咨询。我让赖蒙斯先生在这段时间里寻找新的方式来支持他的妻子。我让他回忆，早期他追求她时自己的表现。我让他给她买礼物。我告诉赖蒙斯太太，她需要放开孩子们的手，这样他们才能成为自己身体的主人。我让孩子们告诉母亲，他们的双手是属于他们自己的，当他们觉得有必要的时候，他们才会洗手。

会谈结束的时候，我和每个人握了手。他们离开之后我才想起，赖蒙斯太太的手是圣洁的，她不会去碰其他人的手。赖蒙斯太太和我都忘记了她的症状。

在这次会谈中，我的大脑环路是以怎样模糊而复杂的方式运转的呢？首先，症状具有控制整个家庭的力量给我留下了深刻的印象。我也惊叹于赖蒙斯一家的技巧，或是说不幸，即他们能够将每件事情的意义转换为围绕症状进行的谈话。同时我也在想，赖蒙斯太太一定感到十分无助，所以才需要所有这些十分精巧和隐晦的控制方式，也几乎在同时我想到，如果她感到如此的害怕、无助和无措，那么她和丈夫一定生活在某种状态中，这种状态迫使她会有这样的感受并做出这样的行为。

我想澄清一下我的想法。我并不认为是赖蒙斯先生造成了他太太今天的处境。更有可能的是，赖蒙斯太太从她自己的原生家庭那里带来了一种感觉被责怪的倾向。她结婚之后，创造某种新关系模式的条件一定存在过，但却并没有得到进一步发展。赖蒙斯夫妇一直都在维持着某些过去的模式，而这些模式对于赖蒙斯太太做出她那些特定的反应来讲是不可或缺的。但是，家庭中并没有产生某种对话或是某种冲突，我们看到的却是整个家庭都在洗手。为了引发改变，我进一步思考最有可能的方向是帮助赖蒙斯先生改变与妻子的关系。这时，我便做出了那个毫无前提的推理："为什么你不信任你的丈夫呢？为什么你会觉得他在对你说谎呢？"我可以料想，对这一希望得到某种人际述说的要求是能得到反应的。

然后，我进一步推进会谈去探索孩子们是如何卷入夫妻之间的冲突的。此后，我们就有基础来询问赖蒙斯太太的过去并对夫妻之间的冲突进行干预，而在干预中，我向赖蒙斯太太提供了支持。

会谈的最后，我为所发生的改变感到兴奋，决定在下次会谈中只和这对夫妻单独谈。我也为一个浪漫的尾声做好了准备，并且决定买一打红玫瑰给赖蒙斯先生，让他送给妻子。至于我怎么用甚至是否用这些玫瑰，我还没有任何概念。

三天后，这对夫妻再次来到我面前。很明显，赖蒙斯太太穿了一套她最好的衣服。她开始讲述，她是如何意识到她在毁掉自己的孩子，又是如何决定让他们从自己的要求中解放出来。她说，在这三天里，当她觉得孩子们弄脏了自己的时候，她常常感到焦虑，但是她知道她必须控制自己，而且她也做到了这点。

她的丈夫说，这些天他对妻子都很关心，也没再批评她。赖蒙斯太太肯定了他的说法。鉴于此刻这对夫妻看起来在情感上联结得比较紧密了，我让赖蒙斯太太告诉我更多关于她家庭的事。我说，或许我们能够一起来发现她产生症状的原因。她讲述在她父母的农场中，她度过了一个艰难的童年。他们家很穷，所以必须非常辛苦地劳作。她逐渐变成了家中最努力的孩子，仅仅为了和其他孩子一般好。丈夫在这时加入到妻子的谈话中，描述妻子是如何总需要让每个人都满意，她又是如何时刻准备好满足她父母和姐妹们的需要。然后他们讲到，在赖蒙斯太太的母亲临终前，她是如何在三个星期里日夜不休地照顾母亲。此时，赖蒙斯太太开始哭了起来，她讲到在夜里母亲会变得很狂躁，在床上摔打自己。为了保护母亲，赖蒙斯太太把她的手绑了起来，就像在医院里护士做的那样。她说到，这么做让自己深受创伤。她因为伤害了母亲的手而感到内疚。

会谈进行到四十分钟的时候，我被叫出了诊室去取玫瑰。拿着玫瑰回到诊室，我把它们交给了赖蒙斯先生。我说，我买这些玫瑰是为了让他在感到自己心中充满爱意的时候给自己的妻子。他接过玫瑰，准备递给她。我打断了他，说这是留在之后当他们单独在一起，并且气氛很好的时候再给她。会谈的最后，我们讨论起灰姑娘。我对赖蒙斯太太说，她似乎是被自己的某种需要控制了，即为了被人接受而更努力地劳作。我用了"fregona（女佣）"这个词来强调我的意思，并说到，或许就像灰姑娘一样，她可以放松自己，接受自己的王子。

我真的不知道这次会谈怎么会以童话故事来结尾。这个家庭具有的某些东西用简单的方式打动了我。我觉得自己陷入了他们的戏剧和语言之中。赖蒙斯一家也被打动了。他们心怀感激，而赖蒙斯太太也毫不犹豫地和我握手。这次，她和我都知道这是崭新的一步，是症状暴政的松动。如果要我去思考一下改变的过程，即如此奇怪的症状是如何在两个会谈的咨询中开始改变的，我一定会将此归功于我的支持。在我加入赖蒙斯太太这边的时候，她感到自己有了提要求的权力。我帮助她不再用症状来"活现（enacting）"她的情感，而是在言语和人际挑战中清晰地将它们表达出来。

这次和赖蒙斯一家的咨询有哪些关键的因素呢？我想，首先是我对症状的关注和我对它的处理方式。一个症状的力量似乎依赖于对某个故事一成不变的描述。它就像儿童故事，总是用相同的方式讲述出来。如果在探索的过程中，治疗师对故事进行了扩充，加入了其他的人，或是以任何方式引入了新的东西，那么症状的真实性就受到了挑战。赖蒙斯太太的症状在多年来每日的重复中得到了强化，我感到我有必要去仔仔细细地探索这一症状，这样我的挑战才是有效而准确的。（对症状类似的一次处理见第十四章）

从一开始，我就挑战了这个故事看似已经无所不包的完整性。我的挑战最初是隐蔽的"我曾经见过许多类似的情况，但这是我第一次……"当我让孩子们把手给我看的时候，我强调了这是他们的手。我详细地询问："鸡蛋脏吗？性行为是干净的吗？"伴随问题的是我惊叹的语调，在这一次次重复中它们对症状的现实性进行了挑战。伴随这些挑战的是对症状的现实性表示接受的言辞。这是一种一面二体的策略。

我也对子系统进行了工作。我是从整个家庭入手的，但是当我想要挑战孩子们入侵到夫妻之间的冲突这一点时，我让孩子们离开了诊室，而当会谈再次需要他们参与的时候，再把他们叫了回来。我认为人们会相互构建彼此，在这种信念下，我得到的结论是，赖蒙斯太太的症状一定会是她和丈夫之间互动的一部分。我提出:"为什么你会觉得他在对你说谎呢?"便是缘于这个概念。一旦这对夫妇投入了治疗,我会鼓励冲突的显现,并且会参与对冲突的扩大,我加入到赖蒙斯太太一边来帮助她挑战自己的丈夫。另外,我相信绝大部分的父母都会想要帮助自己的孩子,于是我给了赖蒙斯太太一个任务,让她为了自己的孩子而控制自己的焦虑,我期待她能够控制自己的症状,而她也做到了这一点。在我们对现在进行探索之后,随之对她的历史进行探索,而这种探索是为了澄清对现在的扭曲。第二次会谈几乎都花在了对赖蒙斯太太原生家庭的谈论上。

◎ 玛丽娅和克莱恩

这次咨询从法律层面来看是违法的。玛丽娅的孩子处于被亲戚看护的状态,玛丽娅的小姑子克莱恩所肩负的法律责任,以及法院做出的限制监护权的法令也禁止了两个女人见面。这次会谈是一次咨询,面向社会福利部下属儿童司中的一群主管和社会工作者。主管们和玛丽娅孩子们的社工在单向玻璃后观看了这次会谈。在诊室里坐着同样都二十多岁的玛丽娅和克莱恩,6岁的胡安娜,3岁的彼特,以及两位女士各自的咨询师,他们两位的在场主要意在控制会谈中的攻击性。

当两位"母亲"坐在沙发上的时候,两个孩子开始捣毁我办公室里的玩具。很快地板上便躺倒了三个没有了脑袋的娃娃,而胡安娜则拿着蜡笔在咖啡桌上画画。我观察着两位母亲,等待其中的一位像母亲那样做点什么来管束孩子们。最后,我说:"我感到很困惑,我不知道谁是母亲,或者谁是管事的那个人。我想和你们两个都谈谈,但我没有办法在这种闹翻天的状况下谈话。"

我的话诠释了一个非常简单但是很重要的技术。当出现某种家庭冲突的时候，必须在自我限制的状态下来讲这句话。如果我尝试去控制孩子们并且成功了的话，那事情可就不好办了。我的成功将会向两位母亲表明，她们都是无能的。所以我没有这么做，而是把任务交给她们，而她们对孩子们的管束也能让我观察她们可用于为人母的资源。

我等待着。玛丽娅走向皮特，平静地和他讲话。克莱恩则贿赂起胡安娜，向她保证会带她去麦当劳。我认为两人风格是如此互补，于是鼓励她们互相交谈，先是谈孩子，然后谈她们自己。

当然，我本可以让其中一位来描述她自己和孩子相处的故事，而让另一位在一旁看着和听着。但是，鼓励她们之间进行对话给了我不成为会谈中心的好处，给了我观察两个女人是如何互动的自由，让我可以观察互动中僵化的方面和变通方式的可能性。

鉴于两人之间的巨大嫌隙，我用了浑身解数来让她们继续谈话。我改用西班牙语，表扬她们能够彼此帮助。我加入到克莱恩这边，褒奖她照顾玛丽娅孩子的无私奉献，但是我同样也指出她自己的生活因此受到了限制，而玛丽娅能够让她从全职带孩子的生活中解放出来。我对法庭的决定进行了攻击，十分公开地暗示一个白人法官是无法理解对于拉丁民族来说，互助是多么重要。我说，限制监护权的法令妨碍我们用最好的办法来解决问题，那就是她们两人齐心协力来照顾孩子。

在对儿童司的工作人员所做的总结中，我谈到，在两位互相敌对的母亲在场的情况下，孩子们表现出过度活跃的状况是很自然的。我指出，我用孩子们的行为来创造一个机会，让两人为人母的风格得以在诊室中"活现",同时也让我能提出其他的变通方式来扩展两位母亲的生活。之后,这个案例的社工和我共同设计了一个计划来改变法庭做出的限制监护权的决定。

◎ 尼娜和胡安:听见声音

第八章会讲述一个波多黎各家庭的案例,这个家庭的成员有经常醉酒的丈夫胡安;40岁的妻子尼娜,她曾多次因为不同的诊断而住院;以及他们拒绝上学的15岁的女儿胡安妮塔。他们的治疗师是玛格丽特·麦斯克,她将这个家庭带到了我的督导小组面前进行咨询。

我让尼娜描述一下她幻听的情况。她听到的声音是男的还是女的?尼娜有些迟疑地回答是女的。我问:"她们对你都讲了些什么?"

详细询问症状的细节是每次精神科检查的一部分。但是,我这里的出发点和一般旨在确定症状的询问有所不同。我是在借用尼娜对其幻听的描述作为一个跳板,把她个人所拥有的症状转化成为一张更为复杂的、具互补性的互动网络。

"你听到的声音是可以得到控制的,"我告诉她,"但是需要其他的同样强有力的声音声音来对抗她们。你能听到胡安的声音吗?或是胡安妮塔的?"

"没有,从来都没有。"
"啊!他们的声音太轻了。"我说。

我并不明白胡安的声音为什么会那么轻,以至于尼娜都听不见。

为什么她也听不到胡安妮塔那带有支持意味的声音？然后，我挑战了胡安："当你的妻子需要你的时候，你却借酒精来逃避。"这是家庭治疗中最有特色的干预之一：关注其他家庭成员对于症状的维持所起到的作用。

在剩余的治疗中，玛格丽特·麦斯克和我支持了胡安的声音，他声音的力量能够挑战妻子的幻听。当他发生变化，变得更有决断力，并且对妻子更为关注时，他们的故事便发生了变化。她的幻听消失了，他也不再喝酒了。

在这个案例中，我忽视了对个体所做出的精神分裂症的诊断，而是在功能不良的家庭背景下做出了癔症性幻听的诊断。将丈夫当作一名合作治疗师来改变他和妻子之间的故事，也同样治愈了夫妻双方。

◎ "打成一团"

这次咨询是在一家有儿童日间医院服务的大型机构中的门诊部进行的。咨询的家庭由一位离婚的母亲和四个孩子组成，在过去的四年半里一直和该机构有所接触。38岁的母亲哈里特曾结过两次婚，两次嫁的都是有躯体虐待问题的丈夫，并且第二任丈夫曾因为对孩子们的性虐待行为而入狱。这个家庭的治疗师对这个家庭的形容是：混乱至极。家庭中常常发生暴力行为，在会谈中也常会出现拳脚乱飞的情况。治疗师对每次治疗都心怀不安，所幸的是，这个家庭经常会不来咨询。

从工作人员那里完全没有办法激发半点对这个家庭的积极评价，所以，我决定去和这个家庭不为工作人员所知的"那部分"进行对话。为了挑战工作人员对于病态的关注，我会让家庭围绕他们的能力来谈，并且避开攻击性这一块。（我的假设是，尽管没有任何证据能够证明，但是这个家庭一定有它自己的所长。如果他们仅仅是像工作人员形容的那样，那么他们是无法作为一个家庭而存在的。）

在会谈开始时，母亲说他们之所以来治疗是因为"家里人都打成一团"。像是被这句话刺激了一样，乔治和哈里就开始像斗鸡场的公鸡一样干上了。

12岁的乔治比10岁的哈里在个头上大了很多。在我看来，乔治还挺能控制自己的，但16岁的理查德马上起身去限制他的动作，用力地拉住他，即便乔治根本就没有反抗。坐在理查德旁边的19岁的苏珊娜则处于某种警戒状态，随时准备去帮助理查德。母亲紧张地坐在自己的位子上，无助地看着这一混乱的场面。整个互动不到两分钟，所有的成员早已经过了很好的彩排。

很显然这便是治疗的氛围，在之前的会谈中凝固成型。这样的打斗是这个家庭的签名，这个表演是在向治疗师证明他们是如何的无可救药。我并没有就此上钩。等他们停下来，我从我的口袋里取出了一支彩笔，告诉理查德，因为他很明显是一个好帮手，我在想他是不是能够用我这支神奇的笔画出一个能够变得更好的家庭。他没有说话，幸运的是其他家庭成员也没有做声，他们似乎对我这个不同寻常的要求感到十分好奇。一两分钟后，他说："我希望家里所有人都不再打来打去，这样母亲就不会受苦了。"他的话给我留下了很深刻的印象，我问他几年级了。他说他是高三学生，成绩很好，希望继续学习而成为一名警察。他还说，过去的两年里，他放学后都在麦当劳快餐店工作。

我让他把笔传给姐姐。笔的传递就像某个魔法仪式一样，吸引了其他家庭成员的注意，让他们成了观众。这个技巧对于那些家庭的活动内容中充满吵闹和噪音的家庭来说十分有用。如果有必要的话，治疗师可以坚持只有握着那支笔的家庭成员才可以讲话，通过这样的方式来主导谈话的进程。

苏珊娜告诉我，高中毕业后，她开始在麦当劳快餐店工作。过去的一年中她成为一名主管。她会把薪水的很大一部分给母亲。我问她的工作职责是什么，并问母亲是否因为她很负责而表扬过她。她说没有。我显露出惊讶的表情，然后握了握母亲的手，热忱地祝贺她养育了那么负责又那么忠诚的孩子。这是由杰伊·哈里提出的一种技巧。以孩子们的成功来祝贺父母（或者反过来）是一种系统的干预手段，这种干预清晰地突出了家庭成员之间互为补充的特性，并强调了积极正性的联结方式。

会谈进行到十五分钟的时候，我已经让每个家庭成员都投入到会谈之中，并且观察到了攻击性和对控制的尝试，但我把这些都放在了一边。我肯定了两个年长的孩子和母亲的长处，也肯定了忠诚和保护母亲及相互保护是很重要、也很值得赞赏的方面，但这些方面在以前并没有得到充分地挖掘。

这时，我让乔治和哈里站在一起。和小孩子做治疗的时候，治疗的语言应该是行动的语言。我常常让孩子们站在一起，看看谁的个子高，谁的笑容更灿烂等等，来帮助他们感觉自己是治疗的参与者。我问哈里，尽管他的个子小很多，他是怎么激怒乔治的。苏珊娜说乔治可以变得很暴力，如果她不加阻拦的话，他会打断哈里的胳膊和腿。此刻，在家中上演的暴力过程在家庭成员的描述中已经变得十分可亲可爱了，那就是哈里会去挑衅乔治，乔治会去恐吓哈里，理查德会去阻止乔治，苏珊娜会去限制理查德。在我看来，这些受到虐待的家庭成员显然已经发展出了对攻击性信号过度警惕的状态，以及一个即时反应系统，在攻击变得具有破坏性（这是曾在家庭中出现的情况）之前就将其扼杀。

我问母亲、理查德和苏珊娜，他们是否能够放手让乔治和哈里打架而不去干涉。他们的回答十分一致，那就是乔治会杀了哈里。我问乔治他是否能够说服他的家人，他既不是疯子，也不是罪犯。如此，我就创造了一个背景环境，在这个背景环境中家庭成员可以在我在场的情况下进行互动，而我则可以观察家庭通常的模式并去探索其他的可行性。

乔治请求他的母亲让他有机会表现他是能够控制自己的，但是母亲、苏珊娜和理查德轮流提到之前他所造成的破坏景象，并且描述了将来会发生的恐怖局面。最后，母亲同意在两天之内不干涉乔治和哈里之间的打斗行为。苏珊娜说她会在一旁监控，但是母亲说这是她自己的决定，苏珊娜不应该在一旁插手，母亲显然在此摆出了一种新的姿态。

因此，在会谈中已经出现了一系列的变化。首先，我支持了乔治。乔治以一种不同寻常但显然是吸引了众人注意力的姿态请求家庭来配合他自我控制的尝试。母亲的回应支持了他的改变。苏珊娜则通过重新使用固有的控制模式对母亲提出了挑战，但母亲通过承担责任的方式改变了家庭的层级结构布局。

让这个家庭感到惊讶的是，治疗师并没有看到，或者说并没有被诱使去关注他们是多么的具有破坏力。但是每个家庭成员都被触动了，并且也很享受我肯定他们是独特的、有能力的、忠诚的和充满爱意的一家人。

儿童服务的工作人员并不理解这个家庭转变成了一个合作的团体。他们期待与持积极乐观态度的治疗师一起观察下一阶段的治疗。

在这次会谈之后，我们探讨了工作人员为何仅仅关注家庭的缺陷。我们同样也讨论了提供给这个家庭的服务为何是无效的、重复的和碎片化的。家庭治疗师、个体治疗师和日间医院的工作人员属于不同的团队，与这个家庭不同的部分工作，他们之前并没有认识到整合他们工作的需要。6个月之后，对工作人员进行的随访中，工作人员表示这次会谈对他们而言是一次关键性的会谈，而且这个家庭也继续表现出显著的变化。

创造治疗系统

我猜想，如果你曾经尝试用一句话来概括我的工作的话，你可能会说我所做的便是放大差异，直到已成为习惯的状态变得不再令人舒服，直到有些时候已经不可能再保持这种习以为常的状态。为了做到这一点，需要直接的自我投入，并且这也是一个挑战家庭模式的过程，在这个过程中对深陷其中的个体给予支持。

在50年的家庭治疗师生涯中，我发现了许多人曾经发现过的东西：人们并不喜欢改变。他们处于因为可以预料未来而带来的安全感之中，并对此甘之如饴，他们也将继续选择他们所偏好的反应方式。他们需要推一把才能选择做出那些在既定、可行范围之外的反应。因此，我几乎总是对惯例发起挑战。但是我知道，我的挑战本身并不是那么有力量，所以我所做的是在家庭成员之间创造某种不平衡的状态，用这种状态来激发他们，来迫使他们寻找新的方式做出反应。这样我就能够和激活的能力一同工作，在天平倾斜的那边加上我的重量。家庭会呈现给我们如此美丽的静态画像，而我就是那个手痒了去给画像贴上两撇胡子的人。

和建构主义者不同的是，我并不和个体的家庭成员一起探索他们用其他可行的方式生活的可能性。我所做的是改变家庭。当我和家庭中的个体成员建立关系的时候，我常常会站到他们这边，提升他们的自尊。在尼娜和胡安的案例中，我对尼娜说："你真是一个沉稳的女人，你怎么会落到进医院的局面呢？"并且将病态归结于她的家庭背景，而不是放在她的身上。

为了继续尝试从我多变的治疗风格中抽取一些共同的元素，且鉴于这些共同元素可能会对其他治疗师有所帮助，我拟定了一些关于如何审视家庭以及家庭的转变过程的指导原则。我把它们编成了清单的形式，希望大家在阅读的时候将其看作是有用的简化原则，这是任何指导原则的初衷。

◎ 有关家庭的概念

1. 家庭是保守的、有约束的社会系统，这个系统会对它的成员进行组织，让他们朝着某种可预计的方向行使彼此的功能。因此，每个家庭成员所具有的其他可能产生关系的方式会被家庭所偏好的方式排斥。

2. 当家庭演化的时候，他们会经历关键的时期，期间，新环境的需求会要家庭成员改变他们的思考、感受或者产生关系的方式。一个孩子的出生、衰老、养育子女、孩子离家、变换工作或失业都是这类转变的例子，这些转变既包含着危险，也包含着机遇。正是在这些转折点上，家庭会成长（变得更为复杂）或者陷入泥潭（变得更为贫瘠）。一位家庭成员的症状可能会折射出这种相继发生的应激。

3. 自我总是一个整体，但与此同时，它也总是家庭关系网络的一部分，也会受到这个网络的约束。我们可以承认某个家庭成员症状的存在，并且指出控制权实际上掌握在其他人手中，掌握在家庭结构和功能的"手掌心里"。

4. 家庭成员发展出协商冲突的方式，这种方式让互动能够为人所预料，但是同样遏制了对新方式的探索。

5. 诊断可以既被视为是针对个体内部的诊断，也可被视为落在个体之外，以及落在家庭成员互动之间的诊断。

6. 对一个家庭所做的诊断，即"知晓"家庭的方式，包括可见的家庭组织和行使功能的情况，也包括不可见的互动方式，由于家庭成员会以带有还原主义色彩的方式顺应生活的境遇，这些可能的互动方式受到了压抑。

7. 尽管治疗师对家庭的规范以及家庭的最佳适应状态有着自己的想法和偏见，仅能顺着家庭所指出的方向前进，而家庭会在重现他们的生活戏剧和表现出其他可行性的时候预示他们前进的方向。

◎ 家庭中的转化

1. 家庭成员会以症状和家庭对症状背负者所做的界定为中心，将他们自己呈现在他人眼前。在早期，治疗师会加入到家庭之中并对家庭进行挑战，这些支持和挑战都会围绕这一界定进行详细的探索、扩充和质疑。

2. 家庭模式的改变需要家庭成员使用其他方式来生活和产生关系，这些其他的可行性只有在某些条件下才会出现。

3. 治疗师是变化的催化剂。当她加入到治疗系统中的时候，她会在通常功能不良的（即"窄化的"）家庭关系模式中引入变化因子。

4. 为了知晓将改变的过程聚焦在哪一点，治疗师需要观察在家庭中通常所上演的剧目。她需要把家庭的厨房搬到办公室中，即"活现"。

5. 然后，治疗师要探索改变的潜力所在，她所做的就是落脚于冲突的领域，并且增加冲突的强度，让其超过家庭通常可忍受的界限。这一强度让家庭通常的互动要进行起来变得很困难，或者不可行，因而也就为家庭成员开启了探索之门，让他们能够探索新的生存方式，尽管某些时候这种探索显得十分谨小慎微。

6. 为了对治疗系统的成员所具有的不同需要做出不同的反应，治疗师必须能触及自我的不同方面。因此，她必须做到自我反思、自我觉知，并且出于治愈家庭的目的而从容地操控自己。

7. 为了鼓励创新和触及新事物，治疗师会从家庭成员中选择一名合作治疗师。与合作治疗师站在同一战线上是暂时的；一位成员可能会在几次会谈中都是合作治疗师，但是也可能在一次会谈中就换两三位合作治疗师。所有的家庭成员都应该在某个时刻感觉自己被纳入了这一过程。

8. 在和那些提供家庭服务的机构一起进行工作时，治疗师应该把他们作为家庭背景的一部分。她应该朝着这样一个方向来拓宽自己的干预，即创造出某种机构的改变，让机构对家庭变得更为友好。

任何列表都带有随意性。我工作的其他方面也有自己的特点，例如：我加入家庭之中的那种特定的技巧，或是我在同一时刻所采用的"胡萝卜加大棒"的方式。在本章或其他章节中重新阅读案例的节选都将能让人以一种更为复杂的方式来理解这些要点。

在我的思考和工作中，仍有另外一些方面是无法被放到清单这一形式之中的。我需要更详细地将它们呈现在大家面前。下面是对正式版本的故事（official story）、家庭记忆和活现（enactment）这三部分内容的讨论。

◎ 正式版本的故事

当家庭进入治疗时，会带着一位正式的病人和一出经过很好的预演并用以展示在陌生人面前的自我介绍。这便是正式版本的故事，它已经被彻底地组织好了。我们必须尊重这一点，但是也需要知道它只是沧海一粟。见不到其他的可能性，也见不到其他无关的主题，一个家庭所具有丰富性被人为地加以限制了。

我们会自动地就假定有其他情节的存在。一定会有其他的故事，就像在情节丰富的19世纪的小说中所具有的那些让人心痒难忍的情节线索那样，看似随意，但在最后却发现是那么的重要。这些次要的情节将会在不同的家庭成员所做的不同的陈述中出现，也能在他们实际的行为中一窥端倪。治疗师要去倾听这个正式版本的故事，因为它是家庭关注的焦点。但是，当她加入到家庭之中并开始提问时，她应该对不同的视角保持好奇之心。循着家庭成员所呈现出的主题，很重要的一点是她要鼓励他们彼此谈论自己。如果她抱有一种警觉而好奇的态度，那么这个正式版本的故事就很快会得到扩展，并且展现出意料之外的其他情节。

家庭的故事是在两个层面被讲述的。它们既是叙说，也是戏剧。叙说以时间为序，它们是线性的、连贯的。情节、人物和结局都会顺次展开，而家庭成员会扮演自己的角色，或是作为故事中的人物，或是作为讲述故事的人。但是，故事的讲述过程总会被某些东西打断，总会有些不和谐的音符。一位家庭成员有不同版本的故事，或者是一次奇怪的沉默，或是一次明显的打断。这便是和脚本不符的杂音。当治疗师追寻这些不和谐音符时，她可以将其放大，直到这些不和谐音的情感影响力变得明显。那些隐而不发或是没有被表达出来的冲突变得可见了，同时它与家庭戏剧中其他元素之间的关系也开始浮出水面。

这样一来，个体所拥有的问题就被转换成为关系的模式。问题从个体家庭成员的内部被移到了家庭成员之间的互动上。当用这种不同的方式来看待问题时，家庭故事所既定的真实性就可以被打上问号了。治疗师将自我视为会受到其他人限制和塑造的观点，使家庭成员们所深信不疑的自主的自我观受到了挑战。例如，如果家庭的故事是"简有厌食症的问题"，治疗师可以问："简，让我问你一个荒唐的问题。你觉不觉得是你的父母鼓励你不要去吃东西？当你不吃东西的时候，你的父母会做些什么？山姆，你觉得你太太帮助简正常进食吗？戴安娜，山姆对于简吃东西的习惯有什么样的反应？"

这里所做的探索是关于简的父母围绕简进食的互动是如何为简不吃东西添柴加火的。其目的在于将简的进食问题转移到她和父母之间的关系这个领域中，鼓励去探索父母和子女之间的人际冲突，并让冲突得以表达，从而将焦点从进食移至自主性的问题上。但是，治疗师也可以将焦点转向简对于父母的控制上：母亲的故事是简要求她计算食物的热量，父亲的故事是简进食的习惯左右着他如何用餐，夫妻两人的故事是他们就如何对女儿做出正确的反应而发生争执，或者是他们十分担心女儿会把自己饿死。

此时，原来那个关于简的故事已经不再是她的故事了。通过凸现带有冲突色彩的戏剧，治疗师已经创造了张力。当故事中的人们站在舞台中心时，某些家庭成员是如何受到其他家庭成员的束缚的话题便会为改变的发生创造机会。因此，我们就能够读到多个版本的故事。变换视角的目标在于鼓励对差异的探索，并且将家庭成员放在有机会相互疗伤的位置上。这一概念和重新讲述故事的概念是不同的，后者的探索在认知层面进行，且故事是从个体的家庭成员中得来的。当把故事的讲述者引入放大了冲突的故事对话之中，就会带出家庭成员对彼此的控制，并且让他们得以将焦点放在其他可行性上。

◎ 家庭记忆

结构派的治疗师或是持干预主义立场的治疗师，他们对我们投身治疗过程之中给予了如此高的重视，以至我们会有忽视家庭历史的倾向。这或许是对精神动力学取向的一种反应，因为后者过于强调过去，就好像童年期就已经设定了一个人的命运。我们认为，与过去有关的东西就会在此时此刻显现，默不作声地存在于会谈中。

但是在临床实践中，对于家庭历史的侧重常常出现在治疗中期，这时有关家庭历史的那些有关联的片断都可能会被挖掘出来。此刻，家庭和治疗师已经以某种方式联合在一起，从而让他们彼此信任。此刻，父母的历史，祖父母一辈的历史，以及延伸家庭的历史都成了好奇心的来源，并且治疗师会形成一些假设，假设过去的事件和现在家庭成员产生关系及思考的方式有着什么样的关系。家庭和治疗师会探索过去的经历对现在的意义和模式所赋予的限制。可能会出现全新的视角来理解从童年带来的过去的关系模式是如何在当下的互动中以一种"活在错误年代中"的方式"活现"。今天的自我被视为是受到了过往意义的鞭挞。

例如，约翰曾经被允诺在8岁生日的时候得到一只狗。父亲带他到了宠物店，他在那里选了一只非常可爱的杂种狗。但是，父亲坚持要买一只纯种狗。在治疗中讨论这件事时，父亲描述了他的行为如何延续了他原生家庭对于"最好"的追求。在之前某个背景下习得的图式限制了这位父亲去响应儿子清晰表达出来的愿望。

在另一个案例中，每当妻子感觉疲惫或困惑时，吉姆总会感到恼怒。当治疗师问及这一点的时候，吉姆意识到他把妻子的行为体验成需要他去做些什么。吉姆愤怒的反应被视为源自他在原生家庭中作为一个去承担父母的责任、负责任的孩子的体验。

在搜集历史的过程中，治疗师会强调去探索家庭的长处，以及过去他们以不同方式生活的那些时刻。在他们的问题限制了他们对自己和这个世界的看法之前，他们的人际交往方式是否更丰富？在这个阶段，治疗师可能会描述他所体验到的家庭成员对他的需求，借此来帮助他们鉴别出他们背后的幽灵，探索他们相关的过往经历。他可能会分享自己的生活经历和过往经历，这些经历应该和家庭所面临的挣扎相关。

◎ 对活现（Enactment）做工作

在结构派治疗师早期对家庭治疗技巧所做的分析中，"活现"被认为是一种技术。乔治·西蒙（1995）曾经指出，活现是比技术更为根本的东西，它是结构派治疗的精髓所在。

除了个别的例外，如维吉尼亚·萨提亚和佩吉·帕普的家庭雕塑，以及卡尔·惠特克的某些体验式的卷入，治疗是依赖言语的。人们所玩的"游戏"被简化为他们所讲述的故事。这一从个体心理动力学治疗中传承而来的焦点在今日的家庭治疗中占据统治地位。在会谈中或在会谈后，假定会发生某种认知上的重组，而这种认知重组将会促发转变。

这一假设并没有被证实。熟悉的以及可预见的事物的吸引力几乎总是超过新事物的魅力。我们需要从情感和关系的层面来触及家庭。这些干预的途径则是"活现"，即治疗师在场的情况下让家庭有所行动。下一步就是某种形式的"我想看到你做出与你习惯所不同的行为"，这一步会形成条件以观察未被使用的资源。通常，治疗师会创造出"活现"发生的背景，但是家庭常常会自发地开始互动，而通过选择性支持（bracketing）所具有的魔力，治疗师可以将互动转换成为活现。

例如，一位被督导者提供了一盘案例录像带，来访者是一位35岁的单亲母亲，她在附近一家医院担任护士长的工作。她有三个孩子，其中有一个7岁男孩。母亲到访的原因是希望把这个男孩送到托养机构，因为他有自伤行为。他在学校把一支别针戳进了电线插座，说希望自己死掉。学校的精神科医生以及社会福利部门都被惊动了。这个孩子既聪明又很守规矩。治疗师开始和他交谈，问他是否记得继父打他母亲时的感受。这个男孩开始讲述他是多么为母亲担惊受怕。当治疗师让男孩开始谈论这些事件的时候，一直都显得冷漠而退缩的母亲突然打断了治疗师，着重补充了几点内容。孩子和母亲就此开始互相交谈起来。治疗师把她的椅子往后挪了挪，创造了一个情境，在情境中表现出拒绝姿态的母亲和吓坏了的孩子开始进行一场彼此都很在意的谈话，并且他们的感情基调也发生了变化。

现在我们就有了两个版本的故事。一个是表现出拒绝姿态的母亲所讲述的故事，这位母亲想把孩子送去寄养。另一个是由一对母子讲述的，他们共同回忆了一场令人害怕的事件。第一个故事导致的结果是，家庭有可能会丧失一位成员。但是治疗师选择性地支持了第二个故事，即年幼的孩子是如何感受到自己需要去保护他的母亲。这个有关亲情纽带的故事预示了新的方向。

在过去十年里的发展：四步评估模型

从现代主义到后现代主义，直至今日的循证治疗，家庭治疗历经变迁。结构派家庭治疗也同样经历了演变。

回顾作为一名家庭治疗师的50年，我认为我工作的核心一直都聚焦于将家庭视为理解其成员是如何发展、如何变更他们对自己和他人的概念的背景。治疗性探索的目标一直都在于发现那些能够在其成员中引发某些体验和行为的家庭组织。因此，评估便是治疗的第一要务。但是，在尝试提供一个全面的模型来理解家庭组织时（Minuchin，1974），我可能也过度地忽略了个体动力，忽视了个人历史在建构家庭体验中的影响力。

过去的十年里，我发展出一个新模型用于对家庭和伴侣进行评估（Minuchin，Nichols & Lee，2007）。评估框架是在重新回顾了我核心思想的根基，筛选了50年间的家庭治疗概念和技术的基础上产生的，它也包含了我在过去10年中所做的改变。这些改变中最为显著的是我采用了一个更为宽泛的视角，其中包括了对过去的探索，把它作为一种理解现在的途径。

这个新的四步模型目的不在于成为某个家庭评估的操作手册，而是意在成为某张用大胆的笔触绘就的**地图**。这张地图突出了进行治疗性探索的方向，并且为家庭和治疗师留下了足够的空间，让他们用自己的风格和体验来填补余下的空白。在四步地图中（这是我让家庭治疗变得更容易教授的最新努力），我将治疗性的探索组织成一个阶梯顺序，提供了清晰的指导方向，同时也为治疗师留出了足够的空白，让他们去绘出自己的治疗之旅。

这个四步评估模型是在过去的十年中，从我在美国和其他国家（从新西兰到日本，从西班牙到德国，从瑞士到意大利，从墨西哥到阿根廷）面向大组人群进行两天工作坊的经验中发展而来的。在这些工作坊中，我一般会面谈两个家庭。为了得到一个连贯的、并能够考虑到家庭所处文化背景的叙说，我发展出了一个为期两次的面谈形式来访谈这些家庭。四步地图则对面谈形式进行了概括。通常，我会在第一次会谈中完成模型的前两步，在第二次会谈中完成后两步。

我使用这一面谈形式访谈了来自众多不同国家的家庭，这个经历让我学到的是，无论来自哪种文化，我们所有人都会受到某些谈论家庭关系的共同方式的支配。在使用四步地图的组织框架来为不同文化的家庭提供解释，解释他们所面临的困境时，我会邀请他们来使用这个模型，并用他们独特的方式对其进行创新。

四步模型概述

第一步：对所呈现的问题和症状背负者进行去中心化的工作。
第二步：探索那些可能维持了现有问题的家庭模式。
第三步：探索核心家庭成员有哪些源自过去但在今日仍对他们有影响的东西。
第四步：对问题进行重新界定，揭露其他选择的可能性。

第一步是为了挑战家庭的信念，即相信主要的问题是个体病人的内部问题。这或许是每位家庭治疗师最普遍使用的干预。在本章之前所记述的我与赖蒙斯一家以及与尼娜和胡安一家的咨询都很好地诠释了这一步。

第二步是去探索家庭成员可能会做些什么来维持问题的存在。治疗师的技巧在于帮助家庭成员看见他们的行为是如何维持了问题的存在，同时还要做到在这个过程中不激发家庭的阻抗。尼娜和胡安一家的咨询案例也为这一步提供了实例。

第三步是简要而有重点地去探索家庭成年成员的过去，目的在于帮助他们理解他们是怎样形成了现在这种狭窄的自我概念和对他人的观念。尽管这一步对于我来说是新的，但它一直都是精神动力学治疗取向的一部分。

第四步让评估不仅仅只做到准确，而且做到有用。在得到是什么让家庭一直"停滞不前"以及他们是如何走到今天这一局面的一幅初稿图之后，家庭成员和治疗师开始将这些体验组合起来为新的可能性创造舞台。如果我们能在最初的三步中成功地与家庭共同创造出一幕戏剧，那么家庭就应该能准备好将自己从其狭窄的焦点中解放出来，即从对个体症状的关注中解放出来，而正是这一症状让家庭成员们走入了治疗。在这个家庭评估模型中，最后一步为改变和新的选择设定了方向。

在循证治疗的新纪元里，家庭治疗已经超越了干预主义者的乐观主义态度和自我限制治疗师们的怀疑主义立场，而引入了另一种风气，即需要重复的观察和实证结果来证实治疗会谈的有效性。治疗界的天平已经从对意识形态的关注倾斜至新的实验方式和知识的建立。这一新方向似乎将在过去不同时期的争论中所折射出的对立面拉到了一起。过去的十年里，在结构派家庭治疗中所发生的演变同样也体现了这一复兴的多样观和整合观。对于有着不同学派的治疗师而言，这个四步模型地图旨在帮助他们在家庭治疗的开放式舞台上游刃有余。尽管我相信许多来自结构派家庭治疗的理念和创新对于家庭治疗之路会很有帮助，但是，四步模型不仅仅只是结构派家庭治疗的一种工具。

这个四步模型只是一张地图。当家庭和治疗师开始他们在治疗中的人际接触时，它就变成了一次治疗之旅。当他们共同探索这张地图上的每一步时，治疗师很快就会意识到自己需要的是大范围的不同的理论、观点和技术才能到达一系列的转折点，从而让治疗师和来访者离他们共享的治疗终点更近一些。只有在这个时候，地图才不再是那么简单，治疗才就此开始。

希望我已经把我现在的治疗方法的某些部分传递给了大家。那么，我会怎么教授家庭治疗呢？这很大一部分是通过督导完成的。学院式的授课在教授家庭治疗中有它自己的位置，特别是在这个过程的初始阶段。但是，培训的目的在于产生一名治疗师而不是一位学院派的家庭科学家。受训者是否能掌握新的方法来观察和思考取决于他在治疗背景下发展出新的方法。因此，结构派家庭治疗最根本的概念、价值、假设及技术是无法主要通过认知层面来传达的。如果受训者对这些概念的知识完全是在一种说教式的、认知层面的陈述中获得的，那么他可能会发现在治疗会谈的激烈碰撞中，他对于理念的依赖并不会给他带来很大的帮助。

同样，尽管在培训中对技术的描述十分重要，但是培养一位治疗师的过程远不止对技术的描述。在《家庭和家庭治疗》(*Families and Family Therapy*；Minuchin，1974) 一书中，我用非常清晰而简单的方式对治疗进行了描述，以至这本书成为学习家庭治疗学生的标准教科书。数十年来，许多结构派家庭治疗的学生所进行的治疗是一种技术的治疗。但是很显然，治疗远非仅仅涉及技术而已。下面，第二部分里的督导故事不仅会带给我们治疗的复杂性，同时也会展现新上路的治疗师如何成为一名专家的复杂的过程。

第二部分

督导的故事

7

对治疗会谈的督导

在随后的章节中，八位治疗师会讲述他们在我的督导小组中的体验。除了督导本身的故事，我还让每位作者在开始写一段个人背景陈述，这段陈述将会向读者展示治疗师带入会谈中的价值观、偏见和限制，以及这些价值观、偏见和限制是如何不仅影响了被督导者偏好的风格，也影响了我去拓展他们风格的工作。此外，由于离他们写下自己最初的故事已经过了十年，因此我让每位作者在本书的第二版中为他们的故事写一篇后传，详细地陈述在这些年间，与我督导的经历是否对他们有所影响，这些影响又是什么样的。（由于安迪·肖尔在第一版出版前就已过世，而汉纳·列文在第一版出版后过世，所以没有他们的后传。）

鉴于我的声音都能通过我的评论、我与他们的互动来回响他们故事的始终，所以让我来提供一篇简短的个人陈述作为背景，以此说明我在这些治疗师的发展过程中扮演了何种角色。

一个督导者的旅程

作为一个督导，我是谁？我来自一个大家庭。我的爷爷结了三次婚，有九个子女。我的母亲则是七个孩子中的一个。父母从小就被教育要有家庭责任感，而我也从他们那里学到了这一点。母亲很强调要到塞缪尔舅舅开的杂货店去买东西，尽管店里的货品不怎么样，路也挺远。到了夏天，父亲那边住在布宜诺斯艾利斯有钱的堂表亲们会到位于穷地方的我们家度假。母亲从俄罗斯带回一个远房亲戚，她和我们一起住了五年，直到她结婚。在经济大萧条时期，我们很穷，父母仍然会拿我们用来买食物的钱定期给年迈的外公。

我们坚信义务是双方的。在我仅有4000人口的家乡没有中学，所以小学毕业后，我被送到索非亚阿姨家中居住。父亲在1930年破产，随后做了两年的牧羊人。伊莱亚斯叔叔在经济上帮了他一把，两人都把这种援助视为理所当然。当定居在以色列的父母开始步入老年的时候，我理所当然地认为照顾他们是我的分内事，就像他们在我小的时候照顾我一样。我无法保证我记忆的细节准确无误，但是我知道，在童年里我所学到的和人际关系有关的东西包括忠诚、责任和对家庭、亲族乃至整个犹太民族的义务。

之所以用童年所学的东西来界定我自己，并以此作为督导工作讨论的开始，是因为我和学生之间的关系受到了我在孩童时期所学到的责任感和使命感的影响。如果你想想你作为一个老师最坚守的那些价值观，你很可能就会发现，这些价值观植根于你的童年。

我从1952年开始教学和督导工作，当时住在以色列，是一所收容不良青少年机构的医科主任。其中大多数的孩子都是希特勒侵越欧洲时的幸存者，但是也有来自摩洛哥、也门、伊拉克和印度的孩子。机构的工作人员都是遵循阿德勒原则的心理教育者，他们丰富的群体生活经验又对阿德勒的原则进行了改良。在和这些青少年打交道的事情上，他们知道的远比我多得多。

我当时是一个年轻的精神科医生，而我在纽约附近的一家少年犯收容所中的培训几乎无法为我与这群人打交道，或者为这份工作做好准备。我既天真又无知，而且我也明白这一点。但是，我拒绝因为我的无知而举步维艰。作为一个人，一位治疗师和一位教师，这一直是我的个性特点之一：将障碍转化为挑战。我对障碍的反应有不同的阶段。首先我会变得很好强，问题激发了我的能量。随后我会变得不耐烦，然后变得抑郁，最后则开始反思。一旦我投入其中，那么挑战就成为第一位的东西，障碍就成了刺激。支持这一冒险之旅的是情感，但也有理智上的反应。

在以色列这段经历之后的数年中，我一直不得闲，但同样也有了许多丰厚的收获。我在纽约的威廉·安伦森·怀特学院（William Alanson Institute）接受了精神分析的培训从而成为一名分析师，但是骨子里我仍然对家庭更感兴趣。当我来到费城大学，担任大学精神医学的教授和费城儿童指导诊所的主任时，我创立了一个仅向家庭提供服务且仅使用家庭治疗的原则来工作的机构。在这里，我作为一名挑战者的人格面登台成了主角。我是一个爱跨越障碍的人，对精神科病房的僵化做法发起了挑战。或许我们在这个过程中创造了新的教条，但是对于个体治疗和传统方法的挑战在当时肯定是合时宜的。

我首次成为一名家庭治疗的教师和督导者是在上个世纪六十年代的费城儿童指导诊所。回首过往，让我感到惊讶的是在我的治疗风格和教学风格之间的差异。我的治疗风格以支持、肯定和挑战为一体。

我很小心地加入到家庭中，去吸收他们的风格，并且在挑战他们的时候也不超过他们能够接受的范围。我并不觉得教学需要同样的适应过程。我会和学生对质，会"煽风点火"，激励他们去学习。或许我把自己对挑战的反应以及面对挑战的过程投射到了学生身上。

我作为一个家庭治疗师的发展不仅为教学提供了基石，也为在教学过程中发展出某些技术提供了基础。在治疗中，我发展出了一种快速阅读非言语沟通的能力，并且能从微妙的线索一下子跳跃到那些用以指导治疗过程的假设。我明白，这些假设只不过是制造试验背景的工具；是帮助和家庭进行接触，通过引进多种不同视角的方式来挑战家庭的僵化的实验气球。我会先加入家庭，然后用"胡萝卜加大棒"的方式，这类会谈散发的"焰色"则被大家视为我做治疗的风格。

我将这种风格转化到我的督导之中。我会观看录像带，对片断进行微分析，会跳跃到假设的建立。同时，为这一工作所具有的对智力的挑战，为一个个谜题被组织成一个大框架，为和家庭一起探索新奇、创造一个不同的完形而兴奋。我的热情是有传染力的，但是，我会对学生所采用的那些"慢车道"感到不耐烦，即便这些途径会最终通达和我相似或不同的理解。所以，我想这个时期对于我督导的人来说是一个艰难的时期。我并没有给他们足够的空间或敬意来尊重他们独特的才能，以及他们带入督导中的困难。

当我回顾那个阶段，将它同我现在的方式做比较的时候，我同样也看到了我在强调督导的不同方面。或许是受到杰伊·哈里的影响，他对于从理论出发的教学有着近乎过敏的回避，我自己的教学基本上也是启发式的和体验式的，这一点在我现在看来是十分重要的，但光有这点仍然不够。我也认为，布拉里奥·蒙娜塔夫和我试图进行某种

"技能入门培训",包括如何进入家庭、如何创造张力、如何进入同盟和联盟、如何进行挑战、如何创造"活现"等等的努力都是天真的。我们曾以为,一旦学生已经发展出这些技能,他们就能够以一种彼此不同、具有个人特色的方式来使用它们。技能的确重要,但是,这种技能入门式的培训太机械化了,或许也应该为数十年来让结构派家庭治疗深受困扰的局面负责,即结构派家庭治疗被认为是需要让人们换坐不同椅子的能力、去指导和控制的能力,但是,它不会处理人们的历史,也没有诙谐幽默或想象力的空间。

无论我早年教学中的错误和僵化的教条是什么,我一直认为治疗师本人是一个治疗"工具"。正如家庭是在背后运作的社会系统一样,治疗师也是如此。所以渐渐地,我的督导发生了变化。那种技能入门式的教学方式几乎消失了,取而代之的是,我开始力图加强治疗师作为一个系统成员所行使的功能。我仍然认为,掌握基本的技能知识是必要的,但是现在,只有在学生感到他们已经有足够的基础来发展出自己的治疗风格后,我才会和他们一起工作。

离开儿童指导诊所,搬到纽约市后,我的临床工作发生了变化。此前,基本上所有的来访家庭都会把孩子作为确定病人(identified patient)。此后,我开始见到越来越多带来成年人病人的家庭,包括有困扰的中年人和忧心年迈父母的家庭。我的从业方式似乎也注意到我自己在衰老的事实。我治疗的风格发生了变化。原本迅速的反应变慢了,而且我也修正了我治疗的张力强度。如今,我会花更多时间来倾听和创设那些我将会给予评论的活现。我会让家庭成员看到他们互动的本质,展现他们在互动内容与在关系方面所传递的信息之间的差距。在对家庭成员的个人反应上,我会更完整地使用我自己。我会评论他们对我的影响,并且用这些影响作为某种指南针,指引我们去理解家庭成员对彼此的影响,以及他们对自己的看法。

因为我留着白胡子，看上去垂垂老矣，并且也经历了许多人与事，所以我的评论会因为是老人的睿智而受到尊敬。我会用幽默和无稽来对抗由此而来的曲解，这是我从卡尔·惠特克那学来的一种随性。我同样也很少做解释。我对于真理有更多的怀疑，能够怡然地看待前后不连贯的氛围，把解决他们的困惑和尝试解决方案的任务留给家庭自身。

和家庭治疗师一同工作

我的督导也发生了变化，如今它是一个不固定的动态过程。我能够自然地说出我的感受：对刚刚目睹的一幕戏剧，在理解福柯时要做很艰难的努力；一首诗歌是很有影响力的；看到鲍格一家能同时站在正反两方的位置上让人感到很高兴；或者是对于一个波多黎各家庭来说移民是很重要的。我的目标在于表明治疗是一个治疗师充分使用自己的过程。

在督导的开始，我会让被督导者界定他们的风格。这个过程的早期，我们会观看治疗会谈的录像片段，并且试着就每个治疗师所偏好的操控风格绘一幅图像。我们会很清楚地表明，督导的目标在于增加治疗师实施干预的复杂多样性。这个目标会把督导变成一个非常私密的过程，因为人们所偏好的风格和他们的历史、自我紧密相连，因此我必须尊重边界，边界能阻止我进入他们的生活，在其中舞枪弄棒。

为了获得这种类型的督导，被督导者和我都必须发展出对彼此的信任。他们需要知道，我们是为了他们才在一起工作的。我必须知道当我越界的时候，他们要提醒我。这个过程与我在治疗中与家庭所建立的契约相似。我与被督导者之间的契约让我有义务去挑战他们的局限，拓展他们的风格，我也必须依赖他们来划定我所能涉足的领域。

◎ **督导的背景：小组**

被督导者自身与家庭的治疗工作为教学提供了素材。被督导者会带来督导用的录像或是把家庭带来做现场的督导或咨询。结构派家庭治疗的教授背景是小组督导。最佳的情况是在一个小组有六至八名被督导者。

在一个组织良好的培训团体中，有来自不同工作背景的临床工作者是一件好事。来自不同工作岗位的人，比如医院、为贫困者提供服务的机构、心理诊所的门诊部、物质及酒精成瘾治疗中心工作以及私人开业者，他们的参与会给被督导者提供一个机会来观察他们很少在工作岗位中有机会遇到的家庭。并且，这也客观地反映了工作岗位是如何对一个治疗师的临床反应进行组织的。当一个被督导者去聆听那些来自没有受到其工作环境的文化和组织限制的同事的想法和建议时，他会意识到从何种程度而言，自己的临床反应并不是他自己的反应，而是那些组织了他的背景和环境的各种力量交互作用的产物。学到这一点有助于治疗师认识到那些更大的系统，包括那些他们自己也是其中一员的系统对他们所治疗的家庭的影响力。在最佳的案例情境中，这一点也会给予他们力量，让他们成为工作环境中的活动家，去主张那些能更好地服务来访家庭的改变。

◎ **拓展治疗师的风格**

在随后的章节中，我过去的被督导者们将描述他们对督导过程的体验，督导过程会详细地展现在大家眼前。因此，这里仅是对此过程做一个简要的介绍。

对于督导而言，第一个令人满意的结果是被督导者开始产生属于他/她自己的结构派家庭治疗的方式。这个翻版一定会被打上被督导者特定的人际偏好风格的烙印。对于结构派取向的督导者，一个根本的假设是，每位被督导者就像是接受治疗的家庭一样，比他们乍看起来要复杂得多。在被督导者的人际库中存在着一些未被利用的资源，一旦这些资源被激活，将会给治疗师带来更复杂、更有效的工具。

在这里，治疗和督导之间的相似之处最为明显。治疗所寻求的是在家庭的互动反应库中激活那些未被利用的资源，而督导所寻求的则是在被督导者的关系反应库中激发出那些没有被利用的其他方式。治疗师利用他与每个家庭成员的关系，以及他作为治疗系统中的领导者所激发的那些家庭过程，将其作为激发治疗性拓展的机制。

因此，我与每位被督导者之间关系的发展也应和了治疗中治疗师与家庭成员之间关系的发展。从我的角度来讲，这是一种策略性的关系。我会不时地对被督导者采用不同的人际姿态，邀请她超越其所偏好的关系风格。被督导者对邀请的接受可能是因为她把我视为一名专家，一名在这个拓展过程中值得信任的引路人。而对督导者来说，赢得这份信任靠的是表现出对被督导者的尊重，靠的是支持她原本已经做得十分出色的地方。我有时候也会站在被督导者那边，采取与被督导者偏好的关系风格契合的人际风格。不过，这么做的同时，我也会保留挑战被督导者的自由，让他们超越自己所熟悉的领域。随后的章节中，将能够见到关于这个过程的例子。

在这种督导类型中，产生改变的机制是很复杂的，而且也分不同的层次。当督导小组中的每位成员呈现一段录像片段的时候，他们都会体验到一种渴望拓展的冲动，然后参与到录像所激发的那个过程中，尤其是当这个过程挑战了被督导者的风格所具有的局限时。

从某种程度上说，我在每个个体的被督导者身上所引发的这个拓展过程依赖于被督导者偏好的风格所具有的特定轮廓，也依赖于我所能及的拓展途径。因此，每个督导的故事都有其独一无二之处。但是，在结构派家庭治疗的督导中的确也会重复出现某类主题。尽管掌握结构派家庭治疗的途径各有不同，但似乎确实有些领域是被再三触及的。下面是我让被督导者对其风格所做的一些典型的拓展方式：

从故事到戏剧。治疗师几乎无一例外总是不错的倾听者，这既有天生气质的关系，也是培训的结果。治疗师所聆听的是内容，是每个家庭成员所讲述的故事。近期叙事治疗取向的流行也强化了治疗师去更多地关注家庭成员所讲故事的细节。

督导必须挑战治疗师，不仅让他去倾听，而且要去观察，去看那些围绕并浸润着每个家庭故事的互动、行为和人际层面的子背景。被督导者必须接受挑战，不仅看到故事本身，而且要看到故事讲述的过程是如何在家庭中被组织起来的。

从个体的动力学到关系的复杂性。在我们的文化中，人类行为由内部驱动的观念是一个文化的"真理"，并且这个观念已经被众多不同的个体心理学理论详细地阐释过。因此，对于进入督导的治疗师而言，有着关注个体动力学的治疗风格是很寻常的事情。

这样的治疗师需要接受挑战来探索对其风格的补充，即家庭成员会对彼此的行为进行互相的建构和调节。我会努力让被督导者的视野不再局限于个体之上，而是看到家庭的模式。

从治疗师为中心到家庭为中心的治疗过程。治疗的目的是为了治愈伤痛。如果治疗师把自己看成是医者，那么他将会构建一个以自己为中心的治疗过程。家庭成员与他交谈，他与家庭成员交谈，在这个过程中治疗师被塑造成为治疗性对话的交换机。

一个结构派家庭治疗师并不是一个医者，而是一个激发来访家庭自身治愈力量的人。因此，治疗师会试图构建一个家庭成员之间产生彼此间互动的治疗过程，而不是将自己置于中心，让家庭成员与自己进行互动。

对于更看重在治疗中采取主动且位居中心的姿态的治疗师而言，督导必须要有能力让他退居到一个距离适中的位置。我会努力帮助治疗师有技巧地激发"活现"，并且怡然地成为一个富有好奇心的观察者。

下面故事的作者是在上个世纪八十年代末到九十年代初我的督导小组成员。这些故事都带有强烈的个人色彩，折射出每位作者独特的督导体验。尽管每个故事都带着作者的烙印，但是，它们也可以被作为故事来阅读，它们为我们展现了结构派家庭治疗督导是如何产生和培养出一位治疗师的。

我的评论穿插在每个故事间。随着故事的展开，我会讲述对被督导者的体验，解读他们偏好的治疗风格，并且讨论我是如何有策略地来使用我自己，从而诱发对这些特定风格的拓展。我希望，大家能在这些故事中欣赏到一场特殊的共舞，那便是督导。

8

女性主义者与结构派老师

玛格丽特·安娜·麦斯克[2]

在第一年的整整一年里,玛格丽特都躲着我。我在她担任社工的一家寄养结构偶尔对她进行督导。我喜欢她对所服务家庭的责任感,也喜欢她源自生活的经验和才智。她很直率,对机构的官僚程序很不耐烦。她同样有我所喜欢的那种活力。对我而言,去限制过度的活力要比点燃一种淡漠的风格更容易。我无法理解她为何会回避督导,为何要用一些言辞来挑战我的教学。

有的时候,她那些小小的挑战会聚集成为一种明显带有女性主义色彩的叙说。这时,我就会把她视为一个专家,向她请教如何从女性主义视角来看待问题。这种方式和我的教学风格一致,我在教学中会把学生视为专家,他们便能由此传达其他不同的观点,但我就是无法诱使玛格丽特加入到我的督导中来。

无论我多少次提到她是一个优秀的治疗师,也无论我多少次表明我喜欢

---

[2]玛格丽特·安娜·麦斯克(Margaret Ann Meskill)在纽约大学取得社会工作专业的硕士学位,并在哈特福德大学攻读博士学位。最近,在哈特福德一家研究所的城市心理健康中心担任管理工作。

她那种投入到来访家庭中，按照他们所处状况加入到他们中间，并且用一种被家庭成员视为对他们很尊重的坦诚来直接对待来访家庭的能力，玛格丽特就是无法从她固有的视野中跳出来，那就是我是一个男人。由于她无法击败我，所以她便对我敬而远之。

第二年的一开始，这种"单相思"的局面仍然在延续，但是此时，她找到了赖蒙兹一家，或者说他们找到了她，而我们的关系也发生了变化。我们携手去帮助他们。

玛格丽特想要我跳入从根本上我就无法接受的套子里。我无法假装在家庭治疗中持有女性主义的立场。尽管事实上我完全支持女性主义者在政治和社会方面所要求的变革，但我是家庭治疗系统观的忠诚支持者和实践者。并不是说男人掌控了女人，而是男人和女人彼此构建了对方。但是，我的确加入到玛格丽特对赖蒙兹一家的全心投入之中。我喜欢这家人，也喜欢玛格丽特和他们一起工作。但是他们不会，也不可能仅仅靠获得支持就得到成长的。与有长期问题的家庭工作时，在治疗师人数达到十几个的时候，工作的舞台上就站满了过去的幽灵。所有"正确"的解释都已经用过了，更多具有破坏力的解释也已经登过台了。引入一些新东西就变得十分必要。赖蒙兹一家已经和心理健康系统打了十几年的交道。他们是让治疗师失效的专家。

我建议的策略是玛格丽特加入到丈夫那边。在妻子因为精神病（与药物或精神分裂症相关）发作而每年进行两三次的入院治疗过程中，他一直都是一位好父亲和忠诚的丈夫。

所以，玛格丽特，一位主任，一位支持者，一位争取女性权益的斗士，不得不与一个醉醺醺的丈夫和一位父权家长式的督导站在同一阵营中，来挑战赖蒙兹太太重复的"精神病"发作和多次住院的模式。正如将在玛格丽特的叙述中看到的那样，这种破坏平衡的状况是不容易的。

我不知道玛格丽特有什么样的感觉。我继续从一个尊重她的才能，欣赏她的勇气和胆量的位置上教她治疗。我没有把她带有女性主义色彩的评论看成是一种挑衅，而把这视为她的观点。我们为家庭的变化和成功而雀跃不已。

直到我开始考虑写这篇文章之前，我从来没有把我对家庭治疗督导的选择和我自己的家庭动力联系在一起。我一直都明白，这两个专业上的抉择，首先是选择治疗取向本身，其次是对督导的选择，是与我特定的心理背景联系在一起的，只是我不知道这种联系是什么样子。这次陈述是对这个问题进行的并不全面地探索。它必然是一个不断继续的过程，因为我仍然在梳理我是怎么看待督导对我的影响的。

我在一个充满变迁和变化的背景中长大，在这一大背景里，家庭的纽带不再被那么看重了，与其他一些考虑相比，它成了第二位的考虑。这里很强调自主性和成就、智力、知识和经验。我还是个孩子的时候，就深受祖母和母亲这种母权力量的影响。在我的家庭中，男性只是负责养家的人，他们站得远远的，并不会投入到家庭中，尤其是在我小的时候。有关姐姐和我的决定都是由母亲或祖母来做的，而她们两人之间经常会有冲突。但是，她们都认为教育很重要，不仅其本身就有存在的意义，也是任何专业成长的开端。在这个有关女性的成就和努力的庞大故事中，教育的价值是其中一条线索，而姐姐和我则被期望在那个庞大的故事中扮演我们的角色。就像我们这个时代的其他女儿一样，我们必须克服女性那温顺和服从的一面，这一面让母亲们感到极大地限制了她们的生活。

我被送到了位于新英格兰的寄宿学校,并且到墨西哥和中美洲开始我的夏季旅行。为了与我的家庭习惯性的那种特殊的处事方式保持一致,家人认为这种体验第三世界贫困生活的夏日之旅能够抵消来自寄宿学校的优越感,从而让我发展得更全面。这两个极端都被认为和学习经历有关。教育的重要性是如此的毋庸置疑,以至于后来姐姐和我能够非常有技巧地以我们需要去学习、成长和体验的名义,让我们最出格的要求和挑衅都能被母亲接受。

13岁的时候,家成了一个我无事可做时才回来的地方。冒险、新的体验、学业上的成功以及最为重要的一点,独立,构成了对我来说习以为常的期待。种种这一切都被置于同一背景之下,那就是我们的性别。姐姐和我在这种希望下被抚养长大,即希望我们能够习惯于那种被认同为女性的伤痛。这种性别的团结力量的强度本身就把父亲放在了局外人的位置上,他被看成是一个尽责的供养者,但是在情感上却被致以怀疑的目光。

大学里我学的是人类学,这个选择并非出自学识上的考虑,而是出于实用的目的,因为它给了我四处旅行并将其称为"野外工作"的通行证。到了那个时候,我已经开始反抗家庭,并且是在通过我之前所接受的教导可知的最能影响到他们的领域,那就是学业成绩。我一直没有完成高中学业,在大学第二年就辍学了,然后在墨西哥开始一种充满冒险意味的生活。我的反叛有良好的规划,即便它完全是无意识的。我对于家庭所崇尚的学习之神表示了我的蔑视。

上个世纪七十年代的巴奈德学院是一个实践反叛的好地方。当时的学界,女性主义和社会主义的思潮达到了顶峰。寄宿学校存在一种无意识的、非常傲慢的以英国新教徒后裔为荣的优越感,浸淫其中长达五年之久后，我的理性意识感受到了它所需要的唤醒信号。在巴奈德学院，我学到的女性主义立场是我审视自己的世界的镜片，这是一种基本的认知定势，它指引着我的方向，也证实了我存在的正确性。

再来谈谈我的女性主义思想。它萌芽于我的家庭对此十分朴素的陈述：男人都是野兽，而女人则是他们的猎物。巴纳德学院给我这一熟悉的意识形态增添了几分复杂和一些理性上深度。社会和资本主义被添进了性别议题中。我选择采用这些女性主义立场，加入到女性团体之中，摆出某些受当时条件所强化的姿态，而当时的条件让那些既复杂又混乱无序的感受都显得理所当然。回过头来看，我觉得当时我所拥有的那种归属体验和清晰的道德条理是很有价值的。我同样也承认，我身上也存在这份清晰和归属感的所具有的局限、僵化和简化。

在大学里所持有的女性主义立场与我自己走向成年期，以及重新解决随之而来的家庭问题息息相关。当时，我并没有察觉到生活中所面临的是这样一种挑战：接受某些来自情感和家庭的产物。它们很容易在女性主义议题的重压下积攒起来，虽然它们事实上根本与这些议题无关。米纽庆博士的督导帮助我去理解这一挑战，并使我能直面它而非对其视而不见。

离开大学后，我的第一份工作是提供寄养服务，选择这份工作最直接的原因是凄苦的贫困世界对我来说是未知的世界，我对它深感兴趣。这就像又一次旅行，但是我得待在家里而且还有钱拿，尽管钱并不多。在工作的过程中，出于偶然，我的专业自我成形了。来访者无法掌控他们的生活，这一事实给了我极大的影响，也与我在成长的过程中期望去抗争的那种无力的女性形象相呼应。具有讽刺意味的是，尽管我当时并没有意识到，但是，这份工作仍把我放在了一种相对来访者而言更有权力的位置上，而我本以为自己是在保护他们免受这个位置的侵害。不幸的是，社工的位置会让人对他人的生活有决策权，而且这种决策权大到让人厌恶。这种权力披上了助人为乐甚至是声援的外衣，所以没有人（包括我在内）需要去面对这样一个事实，即一个婴儿是否有机会见到他/她的母亲照例会由一个22岁的中产阶级女性决定，而这位女性既没有受过培训，没有孩子，也没有多少觉察力。

我具有一种无法撼动的反叛精神，因此我没有犯下那些可能会让我悔恨不已的错误。我决意鄙视一个我视为懈怠和错误的体系，而成为了一个热心的家庭救援者。我致力于让那些被贫困和无助弄得疲惫不堪的父亲和母亲恢复精力。我变得能够驾轻就熟地帮助父母在不失去孩子的情况下与福利体系周旋。我的想法是，我是带着政治使命来做这一切的。我认为我能把权力交给来访者，就像把棒棒糖递给孩子们一样。我没有质疑我这样做是否正确。现在我明白，这种自我质疑的明显缺乏也是权力的一种特点——那些有权力的人是无需质疑自己的。

在早期，权力并不是唯一推进我前行的动力。让家庭重新团聚给我带来的心理上的回报激励着我，特别是考虑到我自己并没有承认我对家庭联结的需要。

萨尔瓦多·米纽庆和他的教员是受到一个基金资助项目的委托来到我们机构的，该项目致力于让寄养服务机构对家庭更友善。安·布鲁克斯博士是其中一名教师咨询者，我对他感到厌恶。他是那种让我觉得自己一定要鄙视到底的男性权威的形象。

他在我身上所激起的愤怒和我在他身上所知觉的那种权力有直接

的关系。他具有让我质疑我自己及我的专业角色的能力。最重要的是,他让我看到因为我对权力动力缺乏应有的觉察,所以我的行为实际上强化了我自认为努力改变的那种不公正。这种对权力的觉察,对隐性权力的觉察是我受教于米纽庆博士的过程中发生在我身上最具革命性的变化。它不仅仅改变了我对治疗和政治的看法,而且也改变了我对性别和性别歧视的看法。尽管他并没有为自己的性别歧视感到歉意,但是,他对我身上女性主义者的部分有一种解放性的影响力。

> 有人认为,我的干预是在牺牲女性的前提下对男性的一种授权。我不那么认为,这并不是我工作的方式。我既可以用一种非常慈爱的态度对待男人、女人和孩子,也可以用一种截然相反的态度对待他们。我发现,有的时候我会以一种很惬意的兄弟情谊的方式站在男人一边,而我并没有能力用这样的方式和女人一起工作。但是,我对性别议题的反应是从一种系统观出发的。我觉得男人会控制和限制女人,女人也会控制和限制男人。

> 这些日子,我还感觉,因为年龄的关系,我能够既站在男人一边,也站在女人一边。作为一个老者,我会以一种超越性别的方式被他人所接纳。

离开寄养机构后,我的第二份工作在一个毒品治疗诊所的门诊部。工作期间,我开始接受萨尔瓦多·米纽庆的督导。第一年的督导中,他始终让我感到很焦虑。在等待我们之间可能会出现某种严重的正面冲突的时间里,我准备好了防御的策略、生存的技巧和安全的出口。我一直都时刻地警惕着那些不仅是对我本人的冒犯,而且是对所有女性的冒犯。我时刻准备以女性主义者的身份开战,而为了保证我的安全和正确性,我希望我能先牢牢站稳脚跟。

等待我预想中的战斗发生的同时，我观察了萨尔瓦多和其他组员在一起的情况，并且在他教别人的时候也间接吸收了他的一些智慧。现在我认为，我当时对他的接纳程度比我当时能够意识到的高，但是，我并没有看到他是如何服务于我带入督导中的家庭的。我看到的是与他以公开示人的那种孔武有力的家长形象完全不同的方面。这让我更难理解他对我和我的来访者的关注和投入。

> 玛格丽特对于督导过程的描述让我感到惊讶。我知道她有女性主义的意识形态，也常常会从女性主义的角度来引出她的意见，但是我并没有觉察到她对于我作为一个男人的不信任。观察她在机构中的表现，她对来访家庭的投入和责任感给我留下了深刻的印象。她有一种十分吸引人的活力，即用让人立刻就能感觉到尊重的、实际的和支持的方式来与他人建立联系的能力。而且，我也很欣赏她那种源于市井生活的智慧。她对那种语言的掌握是如此之超群，以至我觉得她一定是从工薪阶级背景走出来的，很可能是来自南部的意大利裔家庭。我在文化上的能力也就这些了。

为了从米纽庆那里学到东西，我首先不得不去信任他身上具有的某些东西，这些东西在我进入培训以来一直是我全心全意想去抗争的。我不得不去信任他以一种无害的方式所使用的权威性和权力。但是，从我的情感角度和意识形态角度出发，要采取这样一种脆弱的姿态实在让我进退两难。我觉察到，我一方面想要在知识和智慧上有所成长，一方面又想要保护我身上其他部分不受到他的督导风格的影响，因为这种督导风格从我的情感上来讲是有危险的。我认为，这是让米纽庆博士的督导和其他督导不一样的地方。出色的督导和出色的治疗不仅仅需要智力上的非凡才能，而且还需要情感上的有效性。我花了很长的时间，有了相当多的试验和体验后，才让我对这一整套做好准备。

正是对赖蒙兹一家的治疗工作给了我机会，让我能从我自认为是女性主义的防御姿态中走出来。当时，尼娜·赖蒙兹年近40，和治疗系统已经打过多次交道。事实上，她曾接受过各种各样的精神卫生机构的治疗。从13岁开始，她就不断出入精神病院，每年平均住院两三次，通常是因为由违禁药物所引发的精神病发作和自残行为。她与我的初诊访谈是在一个护工的陪同下进行的。

我对尼娜的第一印象是，她看起来就像是一个典型的精神病人，用一种含糊的、带着奇怪音调的方式说话，走起路来摇摇晃晃并向一边倾斜。她被收治入院的时候的诊断是精神分裂症，但是在她长达25年的病人生涯中，她在不同的时期曾经被贴上过不同类型的精神疾病标签。她曾经被诊断为慢性精神分裂症、器质性心境障碍、多重物质滥用和偏执性精神分裂症。除了使用名目繁多的违禁药物之外，尼娜还服用过一大串处方药物，她从来没有持续服用或者按照处方来服用这些药物。她的物质滥用问题从6岁开始，起初她喝酒，之后就尝遍了各种各样的违禁药物。就像违禁药物诊所的其他人一样，随着在违禁药物列表中越走越远，她被认为已经无药可救了。在初诊访谈中，尼娜说她自己是个垃圾筒。这是成瘾者使用的一个可爱的说法，指那些对违禁药物来者不拒，只要到手就都用的成瘾者，而不是只对特定药物成瘾的人。尼娜说她就是那样的人，但是她想停止这种行为。

我的诊所通常不会对精神病病人进行治疗工作。但是，诊所主任觉得，尽管尼娜有严重的精神问题，不过她的药物成瘾问题足以让我们有理由去帮助她，并且还给她做了特殊安排。我并不因为这一决定而感到欣喜若狂。我与心理健康系统打交道的经验很少，对于严重的精神疾病有一种"与我无关"的态度，即遵循"让医生们去接待和处理他们生化方面问题"的原则。在我看来，成功的治疗就是让这些病人在其他诊所中接受良好的药物治疗。面对"疯了"的病人，我既感到焦虑，又觉得自己没有能力去帮助他们。

尼娜和丈夫胡安抱怨了他们之前的治疗经历，绝非出于巧合地示意我说，他们一直在和精神病医院打交道，完全能够击败我最好的治疗企图。放弃和他们挥舞战旗，我是再情愿不过了。我知道我的能力有限，而且很肯定我将会迅速地加入这个家庭所击败的治疗师行列。这就是我的想法，而且我也这么说了。

下面是当时这对夫妻的状况。尼娜表现为一个很不错的病人，尽管是无法治好的病人。她能清晰而连贯地讲述自己的内心状态。她小心翼翼地监控自己的情感晴雨表，在任何时候都能轻松自由地进行报告。她善于表达，而且很聪明。她有很好的洞察力。她有教条式的信念"一个人可以在治疗圈内恰当地学习"，那就是重复一种感受的每个细节能给人带来解脱和让人痊愈。即便是我也能看出她是一个特殊的病人。她能够给任何治疗师提供足够的焦虑和机会来让他们做出有趣的解释：她是那么的令人折服，但却也无法改变。

多年精神科的关注并没有使胡安受益。事实上，他的样子恰恰反映出一个非常疯狂的人的配偶不会得到关注。他看上去像是一个幽灵，几乎被淹没在家庭的危机中。偶尔，当他列举某些事实，或就妻子的病情讲些看法的时候，他会突然显得很放松。然后，他就又不见了。这对夫妇有个很宠爱的女儿，当时14岁。我选择单独与这对夫妇进行治疗工作，希望探索在孩子不会转移他们注意力的情况下能够浮出水面的一些材料。另外，缩小工作范围也能够减少我感觉到的那种不堪重负的感受。

这个家庭通常的运作方式主导了最初的治疗阶段。因为危机的出现，治疗焦点失去了方向，结盟不断发生迁移，焦虑水平很高，让家庭成员和治疗师都感到无法有所作为。

冲动的威胁错误地通过精神病症状、药物和酒精依赖表达出来，或者说暴力总是存在的。头三个月的治疗里，尼娜摇摆于复吸的边缘，胡安在酒精的麻痹中浮浮沉沉，这对夫妻用离婚、自杀和杀人来相互威胁，并且报告说女儿胡安妮塔有了性行为，还受到了性侵害。第三个月的月末，尼娜因为严重割伤手腕而住院。我完全惊呆了，但是，我也因为能够休息一会儿而感到庆幸。

这时，我已经熬过一年半的督导了，但是在萨尔瓦多和我之间少有互动。他给了我许多建议，而我一个也没用。让我有所触动的是，我在他身上察觉到一种对家庭真挚的兴趣和责任感。我开始信任他对家庭的热忱，也开始重新看待我的老师，把他看成是一个有能力给予情感和关怀的男人。

我带去了一盘赖蒙兹家庭的录像带，带子中，尼娜和胡安为了胡安妮塔发生了激烈的争吵。他们同意她应该为最近的一次越轨行为受到惩罚，但是尼娜认为胡安太严厉了。萨尔瓦多不同意尼娜的看法。

米纽庆：他生气了，而且他的愤怒是有道理的。尼娜也生气了，但是她否认自己的愤怒，也否认他的愤怒。她站到女儿那边，否认自己面对10多岁的女儿把自己的生活弄得一团糟的时候自己会愤怒，然后否认他有愤怒的权利。我会和他站在一边，并且去挑战她不站在他那边的行为。他们两人是在一条船上的。但是，她选择了对女儿保持忠诚，却拒绝了丈夫。我会进入家庭去支持这对夫妇的痛苦和愤怒，

第八章　女性主义者与结构派老师

并去挑战妻子。她没有办法理解一个人是既可以充满爱意，也是可以生气的。她从来就无法理解模糊性，所以她自己就疯了。而玛格丽特，你害怕的是，如果你去施加压力让她同时接受爱和愤怒，你就会引发她的精神病发作。事实上，这个女人的精神病发作是片断式的。所以她可能会发作个半个小时，但不会发作一个星期。如果你希望回避应激，那么你是无法对这个家庭进行治疗工作的。你需要能够说出这样的话：让我们来试试看吧，你会没事的，我也会没事的……所以在这种处境下，我会挑战这位母亲。我会对她说，她是错的。因为她没有接受丈夫去愤怒和痛苦的权利。使用"痛苦"这个词，你可以帮助她来接受愤怒。

玛格丽特：好吧，我想这很简单，也很切中要害，而且是实际上所发生的情况。我需要明白的是，不管怎样她都是会发病的。

米纽庆：或者不会。

玛格丽特：但是，如果她发病了呢？我害怕的不是我会失去对会谈的控制，而是害怕她会发病。我想让你看到这一点。如果他们继续冲突，然后她什么都做不了，那么她就会出现症状……她会用出现症状的方式来停止这个过程。我真的很害怕这一点。所以，我进入了我的安慰模式，我的灭火器模式。如果我的办公室里放着糖果的话，这个时候我就会给她糖吃，因为我害怕她会从办公室的窗户跳下去……但是，我想让他们继续下去，让他们继续在愤怒这个问题上有不同的意见，而不是受到她发病的胁迫。

米纽庆：她吓着你了，但是也激怒你了。这个时候，她需要被挑战。有很多挑战她的方法。一种方法是，如果你想和胡安说话，你就和胡安说话。你明白的，她其实并不允许你……

玛格丽特：那么接下来她会做什么呢？

米纽庆：她会发脾气，而你提升了这种行为的价值，说她发脾气是有意义的。你实际需要说的是，她发脾气是没有意义的。相反，她的丈夫和你采取了一种保护性的姿态。你们两个都在说她有权利做出这种孩子气的行为，但这是不对的。因为你把孩子气的行为称作是精神病发作。

米纽庆给我传达的信息是，就像这个家庭一样，我也需要从恐惧中走出来。对于我来说，这次督导是一次突破。不仅得以把我自己无法接受的一面暴露出来（我把这一面看成是弱点），而且也坚信萨尔瓦多就这一点对我做出的回应，不是用一种借由工作所提出的、更迷人（更安全）的理论问题来掩盖它，或把它藏在问题背后。

随着我继续从隐藏的状态中走出来，我开始体验到自己变得越来越自信。在督导中，我不再主动引发理智层面上的小冲突，而是能够表达出我所有的疑惑，这些疑惑不仅源于我的头脑，而是源于我的整个自我。

尼娜出院后，我询问这家人是否愿意和米纽庆博士进行一次咨询会谈。鉴于他们一长串的治疗失败记录，他们的家庭戏剧以及他们的疯狂，再没有其他家庭比他们更能激发米纽庆的最高水平了。这个贫困的西班牙裔家庭和他简直是绝配。而对于我来说，我宁愿不做这次会谈，因为他们已经走得太远了。但是我对他们的描述使萨尔瓦多很感兴趣，而且提议让女儿也加入进来。换句话说，他在督导的最初就开始关心这个家庭，即便在我无法关心他们的时候。从支持我的角度来看，这既简单又有效。

尼娜刚从一所精神病医院出院。当她服从了那些命令她伤害自己的声音后，医院便是她"撤退"的地方。玛格丽特描述尼娜具有良好的社会功能，这让我感到十分惊讶，也让我开始思索在她的能力和她反复入院治疗之间的差距。

米纽庆：尼娜，给我讲讲你所听到的那些声音。它们是男人的声音还是女人的？

尼娜（有些犹豫）：女的。

米纽庆：她们告诉了你什么？

尼娜（十分痛苦）：你知道的，我真的不应该在（指女儿）面前讲这个。

米纽庆：胡安妮塔，你知道妈妈能听到声音这件事吗？

胡安妮塔（非常镇定地看着母亲）：是的。

米纽庆：你的母亲有一种技能，或者说出于不幸，能听见像是从外面传来的声音。我也能听见声音，但是这些声音来自我的内心。我们都能听到声音。你会听到声音吗，玛格丽特？

玛格丽特：我能听见。

米纽庆：我们的这些声音会告诉我们一些关于我们自己的事情。如果你觉得你是垃圾——

尼娜：是的！我听到的声音告诉我，我就是彻头彻尾的一堆垃圾。然后告诉我去惩罚我自己。

米纽庆：你听到的声音是可以被驯服的。但是需要其他的声音，需要同样强大有力的声音去对抗她们。你会听到胡安的声音吗？或者胡安妮塔的？

尼娜：没有，从来没有。

米纽庆：嗯，他们的声音过于柔和了。

胡安：当那些声音跟她讲话的时候，她不会告诉我。只有在事后才告诉我。所以我不知道她们什么时候会跟她说话。

尼娜：他不是这个意思。他的意思是你应该在家里变得强大一点。

米纽庆（对尼娜说）：如果胡安的声音变得更有力一点，他就能驯服你所听到的声音。那些告诉你去惩罚自己的声音。

尼娜：我正开始听到我自己的声音了。它变得有力一点了。

> 对于我带有系统观特点的建议，即胡安和胡安妮塔的反应所具有的那种沉默的特点会影响到尼娜听到的声音，她的反应是一种很典型的"我一个人就能改变"的姿态，而这种态度正是精神卫生机构"训练"的结果。

米纽庆：不，你一个人的声音是不够有力的。尼娜，我不觉得你自己能够做到这一点。你需要胡安的声音。你需要胡安妮塔。如果他们不能变得更强一点，那些告诉你去伤害你自己的声音就赢了。

咨询的最后，我们强调了在那些消极声音和胡安声音的软弱之间存在一种此消彼长的关系。为了让尼娜好起来，胡安必须改变。胡安能够治愈妻子的希望指引了治疗的方向。

每个人都有因为平衡的丧失而产生的内心冲突。总体而言，我的冲突一直是作为女性主义者与个人的冲突。不平衡的状态需要治疗师选择站在某一边，而这种行为本身就不公平。从根本上来说，治疗师会将权力赋予伴侣的一方，以至伴侣的互补性被完全抛在一边，导致伴侣必须用自己的力量来重新调整他们之间的关系。但愿这种新的方式会健康一点。

第八章　女性主义者与结构派老师

你会站在哪一边呢？正是在这里，我的个人特性将我带入一个两难的境地。我从心底认为女性是做好准备并且能够在情感层面工作的人。按照过去女性主义者的思考方式，我把男性体验为无法触摸到情感层面的人，而现在我不得不意识到，这种思考方式在某种程度上被扭曲了。这一认知定势使我违背了我从小就耳濡目染，并且被教育要去维系和保护的那种女性之间的团结。因为我十分坚信，女性在情感层面上具有优势，我不得不为了打破平衡而站在男性一边。我不得不授权给他。所以我不得不以治疗的名义去背叛她，背叛她的洞察力和正确性。

所以，我站在了胡安一边。事实上，我没有太多的期望。但我却假装我有些期望。我一直都习惯排斥男人，所以在这个男人身上我也没报多少期望。但是随着时间的推移，我如此出色的假装导致了某些无法预见的结果。当我假装胡安在情感层面上是有能力的时候，他开始在我们的会谈中变得清晰起来。在个人层面和抽象层面，我都开始为男性的声音感到惊异，为萨尔给我的帮助而感到惊异，惊讶于作为一个女性的自己是如何因为我对男人所抱有的那种执念而造成了我自己的孤独。

在和这个家庭进行的一次关键性会谈中，我看到胡安的存在已经变得出人意料的强大，他的贡献是多么的重要，而没有他的存在，这个家庭会变得多么的贫瘠。胡安妮塔刚刚透露自己怀孕了。尼娜完全惊呆了，胡安则勃然大怒，尼娜的母亲则像是吃了火药一样。尼娜希望讨论她母亲对胡安妮塔怀孕的反应。我让胡安描述了一下他们的会面状况。

胡安：我只是坐在那里，我彻底惊呆了。这个时候，妈妈开始向尼娜发火，我的意思是，她当然因为胡安妮塔的事情而很伤心，但是她责怪尼娜的那种方式……

尼娜：我难过极了。但是，他照顾了我。
玛格丽特：等一下，等等。你照顾了妻子？而且她也让你那么做？
尼娜：是的。
玛格丽特：等一下，这可是第一次。当被他照顾的时候，你真的感觉很好？
胡安：我做了主。
尼娜：他的确那么做了。

胡安：你知道她妈妈的话在我听起来是什么样子吗？就像是："我为你们做了这么多，到头来你们把我当垃圾来处理。我那么爱你们，而你们欠我的。"嗯，我还击了。我们根本就不欠她的。

玛格丽特：那么，照顾尼娜的感觉怎么样？
胡安：我感觉很好。我不得不那么做。她需要我。就那么简单。我是她的丈夫。我就应该照顾她。

尼娜：我觉得和他在一起很安全。他抱住了我。
玛格丽特：（对胡安）我觉得这是因为她的缘故，她让你能够去安慰她。（转向尼娜）你是那么有能力，尼娜，他一直都会敲着你的心门问，嗨，我能做些什么？（尽管这看上去是一种打破平衡的做法，但其实完全是谎言。）

尼娜：当他抱住我的时候，我正觉得很痛苦。但之后我觉得很安

第八章 女性主义者与结构派老师

心，很安全。当我需要他的时候，我的丈夫会照顾我。

玛格丽特：但在其他时候，当你需要安慰的时候，你会感到很受折磨，你会变得很激动，感到十分痛苦，当你没有感觉到他从你那里得到安慰的时候，你们俩之间就会发生些事情。

胡安：我认为那是因为我觉得我被拒绝了，就像我不属于这里一样。

尼娜：我只是不想让你觉得难过。

胡安：但是这样一来，我觉得我就像个旁观者，所以我想，或许最好的方式就是保持一点距离，事情可能自己就会有转机……（他的声音变轻了，但之后又变大了）我一直都在想关于妈妈的事情，现在我意识到，她是一个很不快乐、很孤独的人。从这一点看，我为她感到遗憾。而正是悲伤让我感到如此无力，无力去做任何事情来改变它。她是那么绝望地希望得到别人的爱。她的母亲甚至都不爱她。她想要她母亲的爱，就像你想要她的爱一样，尼娜。当我想到所有那些愤怒的时候，这根本就是一种疯狂。而这也正是原因。

我从来没有听到过胡安有这样一种声音。它绝对不是那种袖手旁观者的声音。

所以，我对于男人的看法以一种互补的方式被解构了。在督导中，萨尔被证明既非言不及义，也非咄咄逼人。会谈中，胡安的存在感变得越来越强。通过在性别这枚硬币的一面所进行的重构，一种对女性的新看法（包括我自己）应运而生，这种看法更为深入也更为复杂。从小到大，我一直被教育去相信"女性应团结一致"的法则对于我们在这个世界生存下去是至关重要的。但是，通过违背这一法则，我更多地了解到女人，包括我自己在内，是如何陷入情感问题之中的。有了这一视野上的扩充，让我看到了之前无法看到的有关性别和人格的结构。对我来说，很重要的一点是，通过和这个家庭一起经历的困难历程，尼娜认为，甚至在挑战她过度行使功能的模式时，这种打破平衡的工作对她也是有益的。她能够这么做主要是她个人的努力（而我仍然相信，在很大程度上是因为她的性别），同时也展现了女性的能力可以真正做到的事情。

胡安妮塔生下孩子后，她和男友搬来与胡安及尼娜同住。这可是个很复杂的家庭局面，特别是在一个非常狭小的公寓里。这个家庭的资源让我深感折服。尼娜和胡安一起将公寓做了分割，既保留了两对伴侣的自主性，又尽可能留出了最大的公共空间。胡安似乎有更好的家庭界限感，而尼娜则接受了他的判断。尼娜已经三年没住过院了。

我对性别不再那么肯定了。作为一个女人，我既不像之前将自己看得那么软弱，也不再看得那么强大，不过我已经放弃了这个有关女性力量的问题，而是接受了一种更复杂的、不确定的观点。我能够更多地意识到，作为一个人，一个女人，一个治疗师，我有去继续发现自己的需要。我也能更多地期待并允许来自男人的这种自我探索的努力。但我确信，我已经有了更多的自由去探索复杂的性别议题。对于我来说，自由仍旧是女性主义倡导的样子，而好的督导则会解放一个人的思想。

后记：十年之后

当我收到邀请去重新回顾米纽庆博士与我的督导过程时，我感到很惊讶，也感到有些焦虑。我已经多年没有翻看过我写的那章了，所以我担心它可能读来有几分青涩。但是，在重新阅读之后，凸现出来的并非是我的青涩，而是这一章节所描述的治疗工作的质量。我想起了赖蒙兹一家，他们所呈现在我眼前的重重困难，以及他们所成就的收获。作为一个临床工作者，我的局限实在太明显了——我的年轻和缺乏经验，我在临床培训上的欠缺，以及我对精神疾病的恐惧，但这一切仍然发生了。

事后看来，我在督导过程所发生的演变完全是是意料之中的。米纽庆博士同时与这个家庭和我进行着工作，工作议题是平行的，彼此间也存在很明显的平行过程。这个工作具有某些治疗和督导的普遍元素：信任，去推动改变的发生，以及去接受不改变的状态。当时，我身处这一工作之中，但并没有意识到这一过程。回首过去，我看到米纽庆博士的督导同时改变了这个家庭和我。

我记得自己对尼娜·赖蒙兹有几分恐惧，就像我担心纽约街头那些颓废的人，那些无家可归、猜常常遭受旁观者掊击与伤害的人。当时，我认为精神病是反复无常的、威胁性的、暴力的。但是，我的工作要求我拒绝对他人，尤其对是米纽庆博士的害怕。

我对米纽庆博士也有几分畏惧。把自己的工作暴露在别人面前，接受别人的品评可不是件小事，更不用说这个人是米纽庆博士那样强大有力且坦率的人。在之前我就看过所有他过去教学的录像，而且也知道他工作的方式就是扰动。这些录像似乎突出了他的教学"水深火热"的一面，或者说至少在我选择性的视角下看来的确如此。我肯定不会预期看到他亲切和接纳的一面，这些特点只有之后渐渐地从他身上欣赏到。试图以一种被误导了的方式来处理我的焦虑，我尝试让自己如老僧入定般冷静。我用一种防御的姿态来使用自己女性主义者的言辞和信念，依靠它们来帮助我去忍受这个过程。

我现在可以想象赖蒙兹一家也心怀恐惧，他们也完全被自己乱成一团的生活压得不堪重负。我认为他们希望改变的渴望与他们承认自己糟糕状态需经受的不适有着相同的强烈程度。所以，他们花了很多的时间来应对治疗会谈，试图避免面对他们现在的状态和他们受到伤害的严重程度所带给他们的正面冲击。我也以类似的方式，在督导中花费了很多精力来维持我假装出来的坚不可摧的状态。当我重新阅读我写的章节时，我想："考虑到这个家庭所处的那种困扰状态，他们在治疗中表现出的坚韧是一个多么美妙的奇迹啊，但是对于他们，以及对于我而言，我们双方都花了那么长的时间和精力来防御也是一件很糟糕的事情。"

从某些层面来说，我之所以能共情这个家庭，和他们联结在一起，部分是由于他们的精神病只是阵发的这样一个事实。我认为，如果这个家庭没有察觉到我对他们的接纳的话，他们不可能持续地与我进行治疗工作。我很清楚地看到，在我能够一直保持和这个家庭建立某种共情式的联结上，米纽庆博士对我的耐心起到了关键的作用。当然，这也是督导所具有的平行过程的一个方面：米纽庆博士对我的接纳让我得以接受这个家庭。

和我在情感上的害怕一样，我对这个家庭在临床工作和思考层面有强烈的责任感，并且高度投入。我的确想帮助这个家庭，并且愿意忍受我自己的不适，以便能够正确地和他们一起工作。同时，从米纽庆博士那里接受的培训的确很让人激动，学习的资源是如此丰富。米纽庆博士激发起的那种兴奋感是他教学中不可或缺的一部分。对于米纽庆博士在思维构建中的那种掌控感,在面对督导小组,面对我,一次又一次地解释他的想法时所展现出的那种慷慨的精神,我都深怀感激。他对于教导我的责任感和我致力于帮助这个家庭的那份责任感相平行;尽管我怀疑自己是否在当时就看清楚了这一点,但是我认为它构成了这次探险成功的必要基础。

我对于学习过程所抱有的执著,从某种程度上弥补了我所缺乏的那种情感上的真实性。同样,这个家庭一直同意来做治疗也让他们得以成长,即便他们在抵抗改变所带来的痛苦。今天再来审视这一案例,我为米纽庆博士对我所做的工作,为这个家庭的锲而不舍而心怀感激。事实上,它的确获得了不错的结果。我们真正成功地让这个家庭达到了某种平衡。

那些帮助了这个家庭,帮助了我去帮助他们的督导过程难以从整个综合过程中分解开来,难以从家庭/治疗师/督导师/督导小组系统中推演出来的。我知道,这个家庭对米纽庆博士怀有复杂的情感。尽管如此,他们从来没有错过任何一次与他的咨询,而且也一直能够实时地完成与他的互动。我认为,从米纽庆博士对他们的态度中,从他个人和他们的亲密度(尽管有一种专业上的和等级地位上的距离感)中,这个家庭对他产生了好感。他对他们女儿(胡安妮塔)所表现出的温柔帮了很大的忙。在咨询会谈中,他的存在风格可能会给予他们一种价值感,弥补了他们受损的自我价值感。他不断传递给他们一种生活会变得更好的希望,这对他们而言一定是某种肯定。在他们最好的时刻,我想他们会把他看成是他们所期望拥有的那种祖父:睿智且能给人以支持,充满个性和独特性。

米纽庆博士的督导对我产生了不同层面的改变。其中最为明显的是，米纽庆博士是一个非常出色的老师。他有一个清晰的概念模型，这个模型既全面又有效。他同样对自己的模型很有信心：他忠于这个模型。他有一种能在不同水平思考的能力。他在智力上的高超能力帮助我能够和他一同工作。早在我能够从情感层面上信任他之前，我就很尊重他的想法和理论。对于我来说，理论和智力层面是我容易投身其中的部分。

米纽庆博士在更情感的层面展现出的那种温和、关注，他温和地接纳我放在他面前的那些困难，以及他坚持和我一起走下去，正是这些随着时间的推移在我身上引发了改变。他一直都抱有这样的希望：我会进步的。体验到这种希望让我愿意去冒险改变。在本质上，米纽庆博士重新做了一次我的父母。让我从理智层面来阐述这一点恐怕有些力不从心，但我肯定在这方面可以有很多值得阐释的内容。不过，我坚持用这种方式来总结他和我在一起的工作，因为我相信，这对于我作为一个治疗师和个体本身的进一步成长都是极为关键的。如今，我能够更好地体验我自己的脆弱，能够更好地正视我自己的局限，能够更好地解决问题，这都得益于我和米纽庆博士的相遇。我同样也能更好地理解恐惧在他人身上所筑的那种防御。

过去10年里，我在米纽庆博士那里获得的体验一直影响着我的临床工作。我把自己作为一种治疗"工具"来使用的这种方式是和他的教学直接相关的。在治疗会谈中，我不是一个被动的旁观者，我会积极地参与到过程中。只有在很少的时候，我会采取一种中立的姿态，而当我这么做的时候，我会将其视为一种策略。我假定病人到我这来是为了改变，尽管有时他们可能没有办法说明这一点。我尝试帮助他们来达成这种改变。

如今，在我使用的概念工具中，有某些十分重要的概念直接受益于米纽庆博士：最明显的是伴侣之间的互补性和家庭中存在的三角关系。这些概念之所以有用，是因为它们很简洁。技术层面上，从和个体的工作到和团体的工作，我在许多不同的临床工作模式中都采用米纽庆博士所使用的活现（enactment）技术。这个技术让我能以一种"此时此刻"的方式工作，直接且有力地影响会谈之外的那些问题和冲突。

我和米纽庆博士的督导体验也让我开始相信，好的治疗无关政治，而是关于关系。我认为，我们在这个领域中制造了许多理智上的噪音，既有政治层面的，也有理论层面的，这些噪音的目的是让我们免于体验到从关系层面进行治疗的过程所能感受到的情感强度。但是到最后，无论在政治上是何等正确，或在理论上何等精巧，如果我们无法解决个人的问题，这些问题将会阻断我们在治疗过程中的有效性。我认为米纽庆博士知道这一点，至少他明白在我身上存在这方面的问题。在他与我的督导中，他让个人的议题变成了临床议题，让临床议题变成了个人议题。他督导了我，但是他同样通过督导完成了治疗。鉴于我个人的议题会让我在与赖蒙兹一家的工作中陷入僵局，米纽庆博士通过对我的关怀和关注处理了我的个人议题。

米纽庆博士的督导以一种平行的过程影响了赖蒙兹一家和我，使我们从恐惧和焦虑走向改变和成长。作为一个督导者，米纽庆博士在用系统化方式工作的同时，也考虑到个体内心的困境和冲突。他的确具有一种特殊的禀赋，能够优雅而灵活地穿梭于内在结构和外在结构的组成部分之间。正是这一深度让他既是一名成功的教师，也是一位成功的治疗师。

9

一个脑袋与许多顶帽子

汉纳·列文[3]

汉纳是一家儿童寄宿机构的临床部主任。她当时正努力成为一名家庭治疗师。我在督导中对她的目标是,让她能成为一名在寄宿机构中工作的家庭治疗师。这两个位置之间的差异不可避免地会和如何使用权威的方式扯上关系。

汉纳的工作要求她参与到机构中所有出现矛盾的情境中。她能够看到冲突的动力,能够探索其根源所在,能够注意细节,并且能够投入自己的个人精力致力于问题的解决,这些能力都让她十分胜任这份工作。在治疗中,她也同样致力于解决问题,这份执著也成为她的治疗风格,当然也埋下了问题。

家庭治疗中所隐含的某种内在的矛盾是,家庭必须成为它自己的治愈者。这需要治疗师不去成为一个助人者,而是成为一个促使改变发生

---

[3] 汉纳·列文(Hannah Levin),博士,写作本章内容时,正在新泽西州从事私人开业治疗工作。在之前二十年中,曾任鲁塔格斯大学阿尔波特·爱因斯坦医学院,以及理查蒙德大学等的心理学教授。退休之前,她在新泽西司法矫正部青少年服务司任心理健康协调员,并且是一家男性青少年寄宿治疗中心的临床主任。

的人，治疗师会怀着这样的目标加入到家庭中，即激发家庭成员自己去改变彼此之间的关系。从一个助人者到一个催化师的转变，从一个社会关系的管理者到一个治疗师的转变，需要我们去限制自己强烈的助人本能。汉纳需要把不可确定性整合到她的风格中——一种无知无为的能力。她需要离开问题解决的位置，转而去发展一种治疗性的背景。其中，家庭会和冲突斗争，会无法解决这些冲突，会承受压力，并且最终学习到新的方式。这一点则会引发一种重要的改变。对于汉纳来说，由于工作的关系，这一改变的能力受到了限制。为行为异常青少年设立的寄宿机构的核心理念便是控制，无论这种理念是如何的温和，而且机构的雇员也会受到这种要求的塑造。

督导中，我希望能够帮助汉纳发现无为的力量。我遇到的问题是，汉纳会在我身上激发出对她的治疗进行微缩管理的倾向。督导无心之间就变得和她的工作方式一致了。我成为一个解决问题的人，而她的反应则是接受或拒绝我的建议。

当她开始呈现她治疗的第二个家庭时，我们解决了我们之间的僵局。这是一个总是做正确事情的家庭，但这一点实在是糟糕透了。

我的父母在1921年结婚时，是一对不寻常的夫妇。父亲是家中唯一的孩子，16岁的时候就从高中辍学，在批发肉类市场做屠夫，为他的父亲工作。母亲家有九个孩子，她是来自哥伦比亚大学教师学院的荣誉毕业生。他们有着共同的经历：都是德国和荷兰犹太裔移民的后裔，都在有着无数成年亲戚的家里长大，这些亲戚有些是家中永久的居民，有些则是匆匆过客。我想，这一点让母亲很自然地就搬进祖父家中。于是，哥哥和我就在一个有着四名固定成年成员的家中长大。每天，我们都会接受说德语的叔叔阿姨、姑姑伯伯和堂表亲们的来访，而他们不想让我们知道他们在说什么的时候，他们便会说依地语。

父亲是一个社会主义者。我们的家庭支持共和制，在西班牙内战中也站在人民一边。我们在斯科茨伯勒男孩案件（Scottsboro boys）[4]中也站在正义的一边。正是在我家的饭桌上，我的内心植入了深切且持久地认同那些被压迫者以及责任感的种子。我必须投身于那些对抗社会不公正现象的斗争。

11岁的时候，母亲去世了。在我的意识中，对于她的死亡有着不同寻常的体验。所有朋友的父母和我的老师都十分关心我。当时，我并没有意识到，对分离的强烈恐惧会如何给我的个人生活和职业生涯造成影响。母亲的死又扩大了我青年时代所拥有的那种极度的自由，再加上对被压迫者的认同，对分离的敏感，以及一个充满关怀的家庭，这一切让我走上了成为一个家庭治疗师的曲折之路。

大学时代的自由让我对二战充满强烈的情感，但是并没有给我指明，作为一个年轻女性，我可以在其中扮演什么有意义的角色。大学期间，我在情感上真正意义的投入是担任反黑人歧视行动的纠察员，以及加入加拿大护士培训项目以便可以投身战场。

大学毕业后，我嫁给了一个有抱负的作家，他和我有相同的价值观，并且也足够安全地让我享有成长过程中父亲慷慨给予我的那种自由。1947年艾伦和我去了欧洲，参加在布拉格举行的第一届世界青年节。这年冬天，我在巴黎给那些作为游击队员与父辈并肩战斗的青年人们讲课。这一体验加深了我从父亲那里汲取的政治价值观。回到美国后，我希望能够投身于改变美国社会体系的事业中。

---

[4] 指发生在美国历史上的一件备受关注的案件。1931年3月25日，九名黑人少年因为一名白人女孩的证词而被指控在查塔努加和孟菲斯之间的货运列车上强奸了两名白人女孩，这群黑人少年被称为"斯科茨伯勒男孩"。在之后的二十年里，这一案件不断地被重审，并在司法界和社会上引起了极大反响，被认为是美国司法历史上凸现司法不公正和种族歧视的重要案件之一。

——译者注

丈夫和我的政治立场全面左倾。怀着远大的理想和年轻人的精力，我们把自己转变成基础工业中的组织者和工会领导人。我们的父母对此无法理解，但是很睿智地相信这是会过去的。之后，四个孩子的诞生帮助降低了父母因为我们选择的这一非传统道路而体验到的焦虑。居住在拥挤的工薪阶层居民区给我们以及孩子带来了很大的好处。孩子们和他们的朋友在没有父母持续监管下自己去造货车，去废弃的汽车厂探险。与此同时，我们则熟悉了与我们的生活方式不同的多样而复杂的生活方式。回首过去，我相信我在政治上的献身和投入让我的家庭免于成为一个过度负责的母亲手下的牺牲品。

在过了五年这种生活之后，丈夫和我都各自决定做出改变。艾伦转向了新闻，而我则回到了学校，进入研究生院学习心理学。

许多家庭治疗师在开始都是个体治疗师，然后才逐渐转向家庭系统。我的发展则有所不同。我最初就在非专业的社会和政治领域与社会系统工作，然后转变为一个社会心理学家和大学教师。上个世纪六十年代末和七十年代初，在南布朗克斯和"社区控制"、"授权"这样的概念打交道时，我是美国心理学会新成立的社区心理学分会最早的成员之一。

之后的二十年里，我是一个大学教授，一个社区活动家，以及一个个体治疗师。当我得到一个基金会的资助来为有情绪困扰的青少年发展矫正项目时，我在责任书中写道，当这些青少年参与矫正体系的时候，该项目会对他们的家庭进行一年的治疗工作，在他们离开这个系统后还会和他们的家庭继续工作一年。我向家庭研究院（米纽庆博士在纽约市的研究所）寻求帮助，他们派了一名教员，艾玛·基尼约维奇（Ema Genijovich）来帮助对我和员工们进行家庭治疗的培训。

然后，我成为另一个寄宿治疗项目的临床主任，这个项目由一个资金状况良好的非营利组织管理。项目中的青少年都是因为"严重的情绪问题"被国家青少年及家庭机构转介而来，大多数来自贫穷、多问题的家庭，约30%是非裔和拉丁裔。

机构系统与家庭系统取向的对垒

迈入中心大门的时候，我抱着这样一种希望，作为在执行总监下属的三个主任之一，我将会有机会创造出一个对家庭友好的环境。执行总监并没有给我热情的支持，但是也并没有提到任何障碍。她最主要的关注点是，在不扩大临床工作者雇员人数的前提下，帮助建立起一支治疗队伍。

许多寄宿治疗中心的理想是成为一个治疗性的环境，期望每个人都能够作为团队的一部分来共同工作。不幸的是，现实常常与之相差甚远。在这个机构中，真正的目标似乎是让一切都太平无事，让所有人都能各归其位。这些相互冲突的目标向我这个临床工作主任提出了几个让人迷惑的问题。管理者的目标是和临床工作者的目标直接冲突的。例如，在一次家庭会谈中，治疗师对父母进行了挑战，指出他们应该为儿子的不良行为负责。父母同意在治疗师周末家访的时候，他们会对孩子的行为加以一定的限制。不用说，孩子对此十分不满。当他怒气冲冲地回到活动区，超负荷工作的看护人员随口问了一句："怎么样？"他开始抱怨，但很快就被要求坐下来开始预先安排好的活动。很快麻烦就来了：愤怒、争吵，然后是打架，而工作人员不得不插手去平息这场冲突。在工作人员看来，家庭治疗不过是重蹈覆辙，即把一个心情糟糕的孩子扔回了他们手中。工作人员开始对家庭治疗有了非常负面的看法。在某些情况下，这些负面的感受也被扩展到家庭和治疗师身上。

我并不肯定能达成什么互相谅解的状态，但我肯定的是，如果增加我们自己家庭治疗的技能，我们的孩子就会因此受益。我再次向家庭研究所求援。最终，我们组成了一个培训小组。两年里，机构的四个临床工作者都会和艾玛·基尼约维奇每周进行一个上午的培训。我和他们一起学习了一年，然后就转入了米纽庆博士的培训小组。

米纽庆博士的督导小组："笑一笑，在拍你呢"

第一次参加和萨尔瓦多·米纽庆每周一次的督导时，我小心地挑选了衣服，穿着丝质上衣和裙子。我并不知道我的头上戴了不止一顶帽子，而且还一直戴着这些帽子。如果我希望成为一位家庭治疗师，这是我必须遭遇的重大问题之一。

在一次督导会谈中，米纽庆说："汉纳是一个机构的主任。她很投入，很负责。她是一个权威，一个老师，一个解释者。但是，她需要加入到家庭中去。"似乎加入一个家庭意味着更多去倾听意义，而非倾听对话的内容；是去观察情感互动，而不是在某些危机情境中给工作人员以指导。我把注意力转向了这一任务。

萨尔瓦多·米纽庆成为一台照相机，捕捉着我所戴的那些不同的帽子。这一项是我作为一个负责任的母亲戴的无边女帽，这项是我作为一个活动家戴的头盔，这项是严肃、威严的学位帽，和我作为学者穿的长袍相得益彰。这些都是严苛的、有着自己意志力的帽子，每顶都有不一样的需求和压力。萨尔瓦多柔和地，有的时候甚至也是十分尖锐地让我清晰地意识到，在我作为治疗师的头上所戴的那些不同的帽子，并且和我一起讨论它们。

> 我的任务是帮助汉纳将干预延后，从具体的层面转向类比和隐喻的层面，从细节转向对模式的探索，从问题解决转向能够容忍模糊性和不连续性的能力。这对于我们两人来说都不是件容易的事。我唯一的策略就是，在她美丽的创造物上戳出一个个洞来。而她的反应是去创造出另一些东西来。

萨尔瓦多在那一年让每个被督导者都去关注一个家庭，将家庭录像带引入我们和这个家庭进行治疗工作的整个过程。

当我开始对此做准备的时候，我也开始问自己（这并非我第一次这么问自己），我到底有没有必要去投入做这件事情呢？相比团体中的其他人，我并不那么通晓当代家庭治疗的议题和理念。尽管如此，由于我全心投入到一个与家庭打交道的机构的政策制定和运作中，这给了我一个有用的概念和价值观框架，而系统派的家庭治疗在逻辑上正好与这个框架相合。我决定，既然不同的家庭会在我的治疗干预中引发不同的长处与短处，我至少要展现两个家庭的录像带。我自愿在督导中播放我初始访谈的录像带。

◎ 戴维斯一家

这个家庭由母亲丽萨、父亲拉瑞、19岁的里尔和17岁的拉瑞三世组成，拉瑞三世是我们机构的寄宿生。拉瑞三世因为酒精成瘾而被转介到我们的项目中。他曾因为持有枪支和偷窃而留有案底，在学校也出现行为不良的问题，而且之前因为自杀意念进行住院治疗。

戴维斯夫妇是很戏剧化、让人印象深刻且很富有趣味的一对夫妇。他们都穿着上个世纪里六十年代的服饰。戴维斯太太穿着一件缀有五彩珠子的上衣，配上一条村姑裙，而戴维斯先生则留着红色的卷毛胡，穿着一件具有迷幻色彩的印染衬衫。这位父亲是一个摇滚音乐

第九章　一个脑袋与许多顶帽子　| 171

家，自从驾驶一辆手工绘制的杂色校车私奔之后，这对夫妇就一直过着一种反传统文化的生活。他们在农村定居下来，在那里有一小块地，有幢小房子，还有个老旧的谷仓。在这个谷仓里，拉瑞和他的音乐伙伴们一起排练。他们会贩卖、交换和使用酒精跟毒品，在酒精、毒品的作用下还会纵欲狂欢。在这一榜样的力量下，里尔和拉瑞三世很早就有了性生活。拉瑞三世早在6岁的时候就卷入了性关系之中。

两年前，这对夫妇参加了某个康复项目并在其中找到了上帝的力量。戴维斯先生现在是一个名为"基督音乐家"团体的成员。拉瑞三世炫耀父亲以前是多么酷的一个人。但是，现在他对父母很生气，尤其是对父亲，因为他们把这一切都放弃了，而且戴维斯先生现在还是一个急诊室的助手。母亲不过是一个信基督的怪人，拉瑞三世说到，她要求自己整个周日都在教堂里度过。

显然，在他们婚姻的头18年里，这对父母很少承担为人父母的责任。他们没有设定任何限制，也很少施加什么控制。孩子们是自己长大的，自己煮饭洗衣服，直到他们加入在谷仓里喝酒吸毒的那群人。如今，他们从没有限制变成了有太严苛的限制，这些规则来得太严厉而且和他们所处的年龄也不符合。年幼时，孩子们没有得到管束，而成为少年和青年人时，他们则有了太多的管束。

我问戴维斯太太，当丈夫不再喝酒吸毒的时候，这个家庭发生了什么变化。她说，之前他们是"疯狂的一家子"。戴维斯先生表示同意，并且补充道："但是，如果按照生活放荡不羁的标准来看，我们在那个时候可算是一个人物。"

"但是拉瑞戒断酒瘾之后，拉瑞三世就变得无法无天了。"戴维斯夫人接着说："我们无法控制他。"

这是十分有凝聚力的一家人。他们会一起喝酒作乐，然后一起停止。我的工作是帮助父母确立一个更为恰当的等级关系，在尽一切办法引导孩子和制定规则的同时，也给所有人一些空间，一些除了愤怒之外的其他做法。

在我呈现录像带后，米纽庆做了许多评论。大多是肯定式的："这是一个不错的初始访谈……父母和机构在合作……汉纳尊重这个家庭。"

但是，他也说了些批评我作为主任这个角色的话，这让我感到痛苦："汉纳说话的方式就像一个机构的主任……她在指导这对父母，隐含的意思是问题出在孩子身上……作为机构的主任，汉纳能够拉开足够的距离来看一看和倾听一下这个家庭中发生的事情吗？"

我感到很不舒服。是的，我确实是主任。我又能拿它怎么办呢？于是，在我们的第一次督导里，关于多顶帽子的困境就此上演了。

我看到的是一种需要改变的治疗风格。但是，我首先把注意力放在角色以及机构的文化对治疗师风格的影响的问题上。我选择了一种适度距离的方式，开始的时候仅把教导和控制作为督导的主题来加以处理。

"这是一个非常困难的家庭，"萨尔瓦多说："他们让治疗师上他们的车兜了一圈风。"的确是这样，这便是一个例子，说明我的不同角色会有怎样完全不同的需求。作为一个主任，当父母来见我，向我抱怨机构的问题时，我会倾听并且接受他们所说的那个故事的版本。他们遇到了问题，需要我作为专家的建议。重构、对峙，或让他们彼此讨论所遇到的问题是对他们的不尊重。但是，我必须记住，在家庭治疗会谈里，角色和预期是和上面不同的。我不能作为一名主任，我必须放低身段，必须带着这样一种理解去挑战家庭：每个人都既是问题的一部分，也是解答的一部分。

米纽庆指出，在我呈现的那次会谈中，家庭成员之间鲜有互动，而且我也没有努力让他们正视彼此。他再次评论道，这个家庭很强大，还说只有当我能够创造一个他们在其中能互动的治疗背景时，我才能去挑战他们。那么，从他们彼此行为中很小的元素入手，就能提供一个我可以工作的场所。我花了一段时间才去那么做。

我遇到的问题之一是，拉瑞三世总是拒绝摄像。这在我看来似乎是无关紧要的细节，所以并没有挑战这一点。但是在一次会谈中，当意识到他坐得离父母很远从而阻碍了和他们的交流时，我挑战了他。因为众多理由而对他很愤怒的父母也加入了我的行列。他们看着我，期望我去指责他，我说："你们是他的父母。要靠你们去让他按照你们希望的方式去做。"这对在为人父母上经验不足的夫妻开始艰难地设定限制。他们告诉拉瑞三世，如果他不合作，就别想回家过周末。

米纽庆对这一干预十分赞同，但是他也解释说，或许我没有挑战拉瑞三世的原因是我不想让局面失控。他建议我注意一下，当无法控制局面的时候，我会感到多么的难受。那顶主任的帽子是否就像个乌龟壳那般保护了我？我是否沾上了机构那种"控制第一"的恶性病毒？我应该对此更警觉，更为小心地监控我自己。

萨尔瓦多的评论让我去思考我戴的是什么帽子。他建议我，不去对来自母亲或孩子的话做反应，而是去体验它们。"因为在家庭会谈中，你陷入了多种冲突的需求中而动弹不了，你需要了解你自己，了解你的限制。你需要知道如何用自己来创造一种不平衡的状态，这样系统才能够成长。"当我在这次督导中分析我对控制的需要时，我意识到机构对我产生的巨大影响。没有哪个治疗师希望自己一大早就听到，在一次充满张力的会谈后，回到宿舍的拉瑞在当晚又大闹了一场。

那顶机构的帽子并非我唯一的帽子。当父母告诉我，他们必须为拉瑞住在我们这里向州政府付钱的时候，我那顶激进的社会活动家的帽子会让我一步步地具体指导他们如何去对抗这不公平的要求。但是，我压抑了这一冲动，而只是赞同说，这的确是个不公平的要求。因此，我费力地让我自己成功地加入到这个家庭之中，而不是去指导他们。

在家庭展现出许多互动的会谈中，我则不那么成功了。孩子们因为家里太脏而指责父母。他们说，到处都是一堆堆的垃圾。父母的反应则表现得很防御，而我，作为一个不应该那么负责的主任，则建议父母去打扫房间。米纽庆指出，我原本应该去观察发生了什么，并且注意其中的意义，但我却被困在了细节之中。"你需要推动这个家庭去进行和他们习惯的互动方式不同的互动，"他说："让他们看到，他们所形容的那堆垃圾就是他们的生活。这就是挑战和指导之间的区别。"戴着我这顶主任的帽子，我扮演起做领导这一舒服的角色，而不是让这对父母去负起责任。

> 我的目的不是告诉汉纳，她应该去做什么，而是让她能够看到隐喻而非只看到事件，能看到象征而非事物。当家庭因为某些事情而发生冲突的时候，我想让她去探索冲突，而不是那些事情。我想让她拓展冲突，而非提供解决途径。我是否能够帮助汉纳为了第二级的改变放弃初级的改变呢？

第九章 一个脑袋与许多顶帽子 | 175

几个月后，我呈现了一个在我看来我已经能够挑战这个家庭，而不是指导他们如何去做的会谈录像。母亲又在讲述那个正式版本的故事，重复着所有那些丈夫干的丑事，以及她是如何维系整个家庭的。

母亲（悲哀地说）：我厌恶去讲所有这些你让我做的丑事。
汉纳：他曾经威胁过你吗？他曾经打过你吗？
母亲：没有。
汉纳：你为什么要和他在一起呢？
母亲：为了这个家。我的宗教信仰。（她沉默了一会儿，然后她看着丈夫）在那些粗暴的、让人讨厌的外表下，有一些特别好的东西是我所爱着的。
父亲（显得很震惊，沉默了一会儿说）：你从没有这么说过。

我告诉小组，从那一刻起，他们之间对话的语调就改变了。当一方回到原来的方式上去的时候，我会指出来，然后他们就会继续这种新的、更亲密的人际对话。我自豪地指出，这就是改变。

萨尔瓦多的结论就是："这是在拍文艺片"。这对夫妇在顺应我，并且诱使我去跟随他们。我仍然关注内容，仍然当着老师，仍旧关注以解决方法为主导的取向。把它称之为"爱"，并不会改变这一点。

我的第一反应是极端的愤怒：他完全没有看到重点。他并不理解会谈中发生的事情所具有的情感强度，尽管我承认在电视屏幕上看来，这种强度有些削弱。但是，思考了一个礼拜后，我意识到，虽然需要就我的治疗性语言做很多工作，不过它并没有在这种情况下造成不好的影响，从而掩盖了情感。

事实上，我过分关注了汉纳的风格以及我们之间的冲突。这的确是一个新的家庭改变，而我则没有看到这一点。之后我告诉汉纳，她是对的。或许这个承认比我在之前做的许多挑战都更有影响力。

无论是不是走了文艺片的调子，我把爱作为一个解决问题的方式来关注，是和这个家庭自己的希望完全一致的。在他们回家的这段长长的路上，这对父母都在讨论这次会谈，并且决定每天都告诉对方一些喜欢对方的地方。他们几乎一直做了五个礼拜，直到没有什么新的东西可说。然后，母亲告诉我，他们决定再结一次婚，这次是在教堂里，在他们二十五周年纪念日那天。

在家庭中发生的改变——父母变得更为亲密，打破了所有人之间原有的平衡。原本和母亲站在一条战线上来对抗父亲的拉瑞三世的反应是愤怒。他开始辱骂我和他的父母。我对峙了父母，问他们面对他的这种行为准备怎么做。他们看着我，期望我拿出解决方案。这次，我很清楚地表明，我这里不会有任何答案。他们是父母，而且他们两人一起必须找到新的方式来应对儿子。尽管很困难，但是这对夫妻成功地设定了限制，并且让孩子们遵守这些限制。两周后，拉瑞三世完整地参加了家庭治疗的会谈，开始向父母双方讲述他的感受、烦恼和忧虑，而且他们都打算让他离开寄宿机构。在拉瑞三世回到家中的两周后，他在婚礼上把母亲交给了父亲。婚礼的音乐由父亲筹划，他的朋友们演奏。无论如何，文艺片也是有好有坏的。这是我喜欢的快乐结局，也是这个家庭需要且想要的。

◎ 克劳兹一家

我的第二个案例展示的是，通过引导人们走向一个他们还没有准备好的愉快结局，近而缩短治疗过程的方式是危险的。

克劳兹一家想要取悦我。他们根据我的主任角色来扮演他们的角色，而我所拥有的任何创造力或想象力都被他们要做好病人的意愿给压制住了。他们似乎更愿意讲述他们的生活，而不是将它活现出来，并且他们在生活中所有的挫折都被母亲的微笑和她那句永远都有效的"这是很久之前的事情了"覆盖上了一层糖衣。她坚持认为，如果现在外部的问题能够解决的话，那么所有的事情都会好起来。这些外部问题包括两个仍住在家中的成年孩子，以及同样住在家中的91岁高龄的祖父。

这是一个有过度负责的父母和过少承担责任的孩子组成的家庭。父亲是一家大型高压汽车装配厂的机器保修工。母亲是一位执业护士，她的工作是护理在家中处于康复期的病人。他们有三个儿子，年幼的两个是收养的。32岁的约翰是大儿子，他从西点军校毕业，但是因为哮喘而被军队解雇，现住在家里，依靠伤残保险金生活。26岁的泰德也住在家里，他有些兼职工作，并且正尝试克服长期以来就存在的吸毒问题。18岁的卡尔是我们机构的一位寄宿生。之所以进入我们的项目，是因为他和一位朋友从高速公路的天桥上朝下面的汽车扔石头。他还曾经偷了一位朋友的枪，并把它带到了学校。事实上，他是个很可爱的年轻人，因为学习障碍以及替他发言和思考的父母而倍感挫折。他说父亲经常冲他大叫，泰德则像个三岁的孩子，而祖父则垂垂老矣，不可能回家去住。

在初始访谈中，这对父母讲述了他们正式版本的故事。母亲说，她之所以在生了一个孩子之后又领养两个，是因为她爱孩子。父亲说，他们想为这个世界做些好事。他们梦想自己能够在新斯科舍拥有栋小房子，并且在那里安度晚年。当被问及为什么所有的孩子仍然住在家里的时候，他们的回答是，他们在做一对好父母。约翰现在身体不好，好些的时候他就会离家过自己的生活。泰德因为他的成瘾问题需要帮助，而卡尔则没有独自居住的能力。

我选择把第三次会谈呈现给督导小组。这段录像展现了母亲作为家中的总交换机的角色。她会解释每个人真正说的是什么意思，经常打断别人的话，然后替他把话说完。他们针对的是卡尔，一个不能在家里承担责任的人。我很努力地尝试发现些新东西。或许，我能够把这个关于一对刻苦工作、负责但却成为受害者的父母的故事稍稍改变一点。我尝试脱离内容，建议母亲加入到我这边，这样我们就能观察到她的丈夫和儿子是怎么彼此交谈的。米纽庆认为这一举动是一个有用的干预。他说："做得对。这个时候是去指挥谈话的进程，而非自己参与其中的时候。"

父亲和儿子们开始谈论父亲的愤怒。约翰提到曾被父亲打过。卡尔开始为父亲辩护，说他从来没挨过父亲的打。我开始担心约翰占据了太多的谈话空间，于是我戴上那顶主任的帽子插入谈话进程之中。米纽庆说："汉纳做出的反应就好像这应该是她的任务。她把情感掩盖了起来，不让火星蔓延。她创造了一个非常好的场景，让男人开始说话。但是，之后她没能够控制住自己。"

当督导进行到这个时候，汉纳已经把我的观察融入了她的工作中。现在，该是她在会谈中自己观察自己的时候了。此时，督导已经不是去发现新问题，而是去重复指导，就像我之前所做的那样："汉纳正在承担责任"，"汉纳正在教导别人。"

治疗在这些"好爸爸好妈妈"的甜蜜糖浆中陷入了僵局。我不得不去尝试新东西，来对这种甜蜜氛围加以控制。我和他们谈他们所创造的故事，这个关于责任和自我奉献的故事。现在，他们可以写作一个不同的故事。

他们开始接受这个框架。我很满意。但是这个时候，我办公室的电话响了。这是给我作为一个主任的电话，讲另外一个寄宿生的事情。尽管它仅仅占用了一分钟，但是我脱去了治疗师的帽子。再回到会谈中去的时候，我并没有拉开一定的距离来观察他们的对话，而是成了一个主任，开始问这对父母，如果要他们以一种新的方式来生活，他们面临的最大障碍是什么。这对顺从的父母开始描述可能阻碍新的生活故事实现的一些外部事件。我没有让他们回到编撰新故事的框架下，而是让他们继续以前的描述方式，去谈论外部事情是如何成为问题的。

在呈现这盘录像带前，我在家里看了一遍，看的时候意识到了我所犯的错误。但让我无法理解的是，为什么当时我没有意识到这一点。萨尔（即萨尔瓦多，下同）在一开始给了我很大的帮助，关注我可以用什么样的方式来挽救这个新的治疗框架。他建议我或许可以学惠特克的样子，说道："我有个疯狂的念头。我在想，你们两个是否真的想独自待在一起。"这一方式可能会震松原先的叙事，而促发些新的想法。或者我也可以对父亲说："让你的妻子去想想，自由这件事是不是根本就是不可能的？"我或许可以对他们两个人采用一种"胡萝卜加大棒"的方式："你们的自我牺牲精神，你们能够允许孩子们去剥削自己的能力实在让我感到太有意思了。这到底是怎么做到的？你们两个实在是太棒了！你们的善意会有好报吗？"

> 一旦对治疗师风格的探索达到某种稳定的水平，我会倾向于把我多种不同的面貌展现给被督导者。我会问，佩吉·帕普、杰伊·哈里、卡尔·惠特克、马儒·鲍恩或者是我会怎么来处理这个情境。或者我会提及我曾经阅读过的故事或戏剧。这个时候是我在分享我不同的声音，并且希望它们能够被我的被督导者用她自己特异的方式传达出来。

幸运的是，我能够在之后的会谈中去使用这些建议。卡尔不断地表达，当他离开寄宿机构的时候，他不想回家住。一直都在管理着家庭情感体验的母亲则总是转移他的注意力，用谈话的内容去剥夺他感受的正当性。我希望能授权给卡尔，并增加会谈中的情感强度。这个家庭则通过希望做些取悦我的事情来有效地破坏我的尝试。我在督导小组中表达了我的愤怒和挫折感。"试着对他们狠一点，"米纽庆说，"试着去触碰某些冲突。"

他对督导小组说："我可能会去打击母亲，因为是她创造了对支持与和谐的需要。但是，汉纳必须学会不那么和善。她有这种能力，虽然让她去打击别人不会让她那么舒服。她想要的是迪斯尼那种结局，而不是费里尼的那种结局。"

> 我意识到我对汉纳的做法不公平。我没有让自己致力于促使她的改变。我意识到我需要离开自满的状态，在汉纳和我之间创造足够的张力来让汉纳转变为一名治疗师。

我愤怒极了。难道他认为我是一个没有办法欣赏到复杂性的傻瓜吗？与此同时，我不停地喃喃自语道："谁又不想要个快乐的结局呢？"

当愤怒平复后，我开始察觉到，我是如何允许这个家庭和其他几个家庭去避免会谈中的冲突，或是把冲突减到最小。成为主任会让这种做法变得更容易，因为大多数家庭都希望能取悦我，而且我也希望能让他们满意。我相信，萨尔在我身上激发的愤怒导致我开始改变。我开始获得去触碰家庭的愤怒的能力，而我希望变得和善可亲的需要也降低了。

或许是因为固执，或许是因为我允许自己变得心狠手辣一点，我一直和克劳兹一家一起直到三个男孩都离家独自居住，其中卡尔是在受监督的情况下独自居住。当然，母亲需要更多的肯定让她觉得自己做了正确的事情。最近，这对父母让一个表亲去照顾祖父一段时间，同时，他们一起到新斯科舍度过了三十一年来两人独自度过的首个假期。他们开始了一个新版本的生活故事。而我则开始意识到，迪斯尼和费里尼[5]在家庭治疗中都有它们各自的位置。

麦比乌斯带：尾声即是开始

萨尔瓦多·米纽庆把他告诉我们如何对待来访家庭的方式用在了我们身上。他迫使我去思考新的方法。不适、失衡和疯狂的念头是我这顶治疗师帽子上新添的羽毛。通过把我的大脑皮层放在一边而去寻找我的丘脑，米纽庆让我体验到，在面对期望寻找某种解决方案的家庭时，我必须如何去做。我常在一种困惑不安的状态下离开督导会谈。我想念快乐的结局，或者期望至少能听到一声抱歉。但同时我也被刺激到了，接受了许多新奇而疯狂的想法。感受是第一位的，再来的才是思绪和想法。

我认为，我从自己的生活中带来的一项长处是，有一个非常清晰的价值系统。我不害怕摆出我的立场。我必须发展的则是一种判断能力，即判断什么时候表达我的立场是有用的。对我同样重要的是知道这一危险性：一个强势的立场会带使人仅关注内容而忽视关系。

所以，尽管没有扔掉任何一顶帽子，但是我开始更多地意识到我头顶上所戴的是哪一顶。我同样能够更好地去控制，会谈中哪些声音是我应该去聆听的，哪些是我应该去忽略的。现在，我学着如何去改

---

[5] 费德里克·费里尼（Federico Fellini），意大利著名导演，曾五次获奥斯卡奖。
　　　　　　　　　　　　　　　　　　　　　　　　　　　　——译者注

变我筛选意义的网子，如何在一次治疗中变换图形和背景。米纽庆轻而易举就能做到的这些变换，我仍然需要有意识地按照某种套路才能完成。我怀念伴随我那顶主任帽子的控制感和惬意。不过，就像一个病人会被出现新东西的希望激励一样，在学着创新的时候，我同样也体验到了希望和兴奋。我很高兴督导帮助我拓宽了我的治疗范围。

10

诗人与鼓手

亚当·布莱斯[6]

亚当是一个讲故事的人。词汇是他的囊中之物，将其组织成短语，组织成段落，组织成无懈可击的内容——某个故事——是件轻而易举的事。但是，有两种类型讲故事的人。一种会把他们故事中的人看成是进入某种布局中去互动，去互相冲击，互相打断，去竞争同样空间的人。另一种只能听见他们故事中的人在相互交谈。亚当会使用词语让他的人物变得丰满，但是从某种角度来说，他的人物也只停留在词语上。家庭治疗中，仅仅去聆听的问题之一是会受到剧情的诱惑，受到通过成为故事的一部分来丰富剧情的吸引。亚当倾向于成为一个位居中心且有逻辑的人，一个解释者。他同样也相信词语所具有的真实性。他相信理性。

但是，家庭是疯狂的。否则你又怎么能解释他们对荒唐立场所做的那些顽固地辩护，他们对毫无价值的奖赏而做的竞争，他们为赢得某个无关紧要的真理而做的争斗？惠特克的工作所遗留下来的财富之一是，他能够享受人们身上的荒唐面，能够接受他们的人性。我认为，莎士比

---

[6] 亚当·布莱斯（Adam Price），博士，在纽约市和新泽西从事私人开业治疗。

亚笔下的人物之所以那么具有代表性且永不过时，就是因为这些人物都是些疯子。

为了让一个治疗师接受荒唐、离题千里的想法和前后不连贯的状态，他必须能够接受自己的非理性，能够接受当剧情内容被打断的那些时刻，那些不确定和沉默时刻所具有的创造力，以及创新的可能性。卡珊德拉和雷蒙德知道什么是疯狂，他们侵入了亚当井井有条，博古通今的幻想世界。在他们作为被压迫者的生活中，经常充斥着暴力与混乱，而其中的幸存者，贫穷的黑人，他们从亚当对复杂叙事的喜好中又能得到些什么呢？

因为每个人都是不同的，我们经常会在治疗中和与我们截然不同的人一起进行工作。我们通过隐喻、类比和假设来理解他们。我使用某些普遍的元素加入陌生人中。我是一个人，一个男人，一个丈夫，一个父亲，一个老人，一个犹太人……我有着一种文化，而且我还是一个少数派。我曾经是个穷人。现在我富了，成名了，衰弱了，变得笨拙了，富有创造力，是个移民，一个陌生人……然后，我会做出关于我自己和他们的假设。它们也可以有许多不同的差异。

然后我们会搭建桥梁，会学习。如果我们接受多样性的话，我们就会学到更多的东西。如果我们接受普遍性的话，我们就会学到更多的东西。如果我们能够相继和同时接受多样性和普遍性的话，我们就会学到更多的东西。这是可能的。事实上，当一个家庭治疗师加入到病人中去的时候，上面的情况总会发生。

事实上，治疗之所以有效是因为治疗师是同差异打交道，在自己和他们之间的差异，在他们和他们之间的差异。我们的目标是为了寻求变通的可能性而去探索差异。对于亚当来说，他和卡珊德拉及雷蒙德的工作需要他放弃对内容逻辑性地牢牢把握，需要他去享受他的幽默感，去接受他的恐惧和无知，去跃入一种事先没有脚本的相遇之中。只要他敢于尝试，他就能够做到这些。

一个明智的治疗师需要将他作为陌生者的那面展现给家庭。亚当本应该那么说："就像你们看到的那样，我是个白人。有的时候我能够理解你们，有的时候我会无法理解你们，因为我对你们的方式一无所知。当我无法理解你们的时候，如果你们能改正我，那么我愿意去学习。"

我是亚当，一个34岁的犹太裔心理学家。我很聪明，有很强的语言表达能力，甚至可以说是个风趣幽默的人。9个月的时候我就开口说话了。我生活在语言中，有的时候不免会牺牲其他的沟通交流方式。我用语言来传达知识渊博和自信的感觉。我在语言的世界里可谓游刃有余。这种把一个词和另一个词联结成为连贯的沟通方式的能力和自主思考的能力对我来说一直很有用。在上学的时候，有的时候它会帮助我轻松过关，例如在我不得不向我的五年级同学和他们的父母发表关于日本神风敢死队飞行员的演讲时。当我开始说话的时候，坐在观众席的母亲的心真是七上八下，因为她知道我对于这个话题的所有知识不过是来源于头一天晚上她对我提出的问题："神风敢死队飞行员是怎么回事？"的简短回答。我讲了整整10分钟。成年人要边讲边编故事并不那么容易，但是，我仍然喜欢展示我对某个问题的掌控能力，而我本人也是美国国家公共广播频道的忠实听众。

我在一个自由的犹太裔家庭中长大，父亲是律师，母亲是心理学家。在学习和训练方面，他们强调把我培养成一个善于分析的思考者，这无疑也造就了我出色的语言表达能力。母亲的父母都是移民，他们那一代在工人运动和社会主义/犹太复国运动中都很活跃。在我童年时期，彼得·西格和尤金·麦卡锡是我家中的偶像。父亲或许把他职业生涯中太多的时间都贡献给了那些无法支付他律师费的人，并且喜欢讲这么一个故事：他开着一辆载满冰激凌的卡车去穷人街区，然后把所有的冰激凌都送给了别人。这样的环境显然造就了我去帮助别人、去解决问题和拯救他人的执著。也可能正是因为这一点，从我毕业拿到学位后，我就进入了老城区的这家医院一直工作至今。尽管我并不是一个"行善者"，甚至不是一个社会活动家，我仍然觉得这个工作有它自己的意义。但需要指出的是，我也是在一个富足的社区中顺利长大成人的，而我也正努力让家人也过上同样的日子。

卡珊德拉和雷蒙德

卡珊德拉是一个演员，也是一个诗人。她童年所忍受的痛苦是她创作的动力。她是一个贫穷的非裔美国人，生活在美国黑人的底层，并且遭受了所有的"虐待"——这个客观的专用名词可指代对一个孩子所能使用的所有种类的折磨：躯体上的、性的和情感上的。现在她42岁，有一个业已成年的孩子。卡珊德拉通过白天工作来维持艺术创作，她可谓是一个真正意义上的幸存者，一个现代版的寻求真理的旅人，为了能够得到承认而努力打拼。

雷蒙德同样也是一个艺术家，一个爵士乐师。雷蒙德的背景资料很少。他是一个体型很健壮的非裔美国人，总是戴着太阳镜，即便在冬天的室内也不例外。他的肤色、个头和行为举止让他看上去有些吓人。就雷蒙德的背景而言，他和卡珊德拉一样，有艰难的成长史。他酗酒，他相信在被别人攻击之前就应该出手。还有就是他曾经有虐待妻子的历史。

卡珊德拉和雷蒙德正努力维持着两人的夫妻关系。这曾是一段充满希望的婚姻。他们的爱本来被期望成为一剂良药，能够减轻痛苦和虐待的伤痛。更重要的是，他们希望在婚姻中找到让他们脱离施虐者/受害者这种关系的良方，而这种关系对两个人来说都是再熟悉不过的了。这次或许会有不同的结果。但是现在，他们卷入了如此糟糕的权力争夺，希望似乎已经远去了。沦为受害者的幽灵又一次回来了。雷蒙德看上去更像一个攻击者，而卡珊德拉更像是一个寻求和平的人，但是两人都对冲突的两面了然于心。

卡珊德拉和雷蒙德正在进行伴侣治疗。我是他们的治疗师。在致力于成为一名家庭治疗师的道路上，我已经上路一阵了。为了让治疗成功，我必须学习一些新东西。在这对伴侣间，在伴侣双方的身上，以及在治疗师那里，都需要唤醒一些新东西。

被看见或不被看见的

和萨尔瓦多·米纽庆每周的小组督导和我以往参与的任何体验都不同。我要被视为一个有能力的治疗师，但是同时又害怕我的不足和错误会暴露在众目睽睽之下。第一个受训者展示的个案是一个伴侣治疗会谈录像，从中可以看到他试图维系平衡，而不是打破它。米纽庆指出了这个问题，并引入占星术中天秤座的概念，而它的符号就是一个天秤。他提到了保持平衡所具有的危险性，并且纠正了治疗师的做法，让他站在某一边从而造成失衡的局面，由此去创造改变的机会。然后他转向那位受训者，用一种开玩笑式的口吻问道："你的星座是什么？"那位受训者回答道："天秤座。"就像是从剧本里读了句台词似的。我开始害怕，我在这个培训课程中上台展示的日子已经不远了。

几周后，轮到我来展示一个案例了。我的第一盘录像带关于一个我之前才见过一次的家庭。因为担心我看上去会不够格，我的反应就像我在五年级时的那次反应一样：我开始讲话。我把能讲的都讲了，希望这样能够展现出我对这个家庭、他们的历史和动力的了解。我的独白结束后，我们看了录像。看了几分钟后，米纽庆暂停了录像，这也是挺平常的事，然后问道："你怎么看这次会谈的这一刻？"我搜肠刮肚想找出答案，但却无法给出一个连贯的回答。之后，米纽庆又暂停了录像然后问我："这里你怎么看？"而在此之后又过了几分钟，他再次停下来问我："那么这一刻呢？"此时，我感觉十分不舒服。我已经黔驴技穷了。

> 亚当是一个试图成为家庭治疗师的学生，他很聪明。为了达到这一目标，他需要超越理解，达到共情。他在老城区的一家诊所工作，他需要去共情那些无望的、无助的、充满暴力和绝望的体验，那些从来都不会是他个人体验中一部分的体验。他必须明白，一些人如何能够在非人性化的贫穷和种族歧视下生存下来，这可不是一段轻松的旅程。
>
> 在展示第一个家庭个案的时候，亚当展现出了他希望成为的那样一个人：一个聪明的学生，满腹经纶、幽默风趣而又善于思考。但是观看录像带时，每当我问及他是怎么看会谈中的某一片断时，他的侃侃而谈却不见了。
>
> 会谈中，家庭成员互相交谈而治疗师则保持沉默的时候，我通常会问："你现在在想什么？"我的目的是帮助被督导者识别出任何潜在的想法。治疗师经常会在没有弄清楚这个家庭的心理地图的情况下就进行了干预，而促使他们进行干预的正是这张心理地图。我提问的另一目的是，突出家庭通过视觉和听觉通道传递给观者的信息。听觉通道传递了

绝大部分意义层面的信息，而视觉通道则传递了绝大部分情感和关系层面的信息。大多数我的被督导者在聆听和对内容层面信息做出反应方面都受到了相当好的训练，但是，他们似乎无法澄清视觉信息所具有的意义。

如果他们一直都对非言语行为所折射出的互动视而不见，那么他们可能就会发现自己陷入了会谈的情感漩涡中，或者完全就无法知觉到极大地修正了家庭成员所讲述的故事的那些事件。亚当无法回答我所提出的那些简单问题，由此奠定了我督导他的模式。我认为，他对内容层面的依赖限制了他对家庭成员的理解，也限制了他与他们的接触。这个风格是需要被扩充的，但我并不知道怎么去做，什么时候去做。

米纽庆让督导小组的成员回答他们在录像中看到了什么，而他们的回答比我所掌握的更清晰，也有更多的洞察力。在第一次展示中，我没有赢得督导和同伴们的接纳和肯定。这一切都在告诉我：你觉得你已经明白了，但是你需要明白的是，你并不明白。这次体验给我很大的震动。我本来希望在这个领域被视为一个有能力的人，但是我却感到我的不足。

我没有料想到在督导的第一轮会感到那么迷惑。我期待米纽庆在第一轮督导中会是一个热情而善于鼓励别人，甚至不吝啬褒奖之词的人。我知道，通过自己的热情和幽默感我试图激发这样一种反应，但是它却没有出现。我所感觉到的却是对自己的怀疑。我受到了挑战，我的做法被纠正，甚至在和同伴的比较中得到了负面评价。在这年晚些时候，当我开玩笑说如果不用展示最近的会谈录像，我就能够挽回自己的脸面时，米纽庆回答道："不，你不应该在意你的面子。让自己感觉到丢脸是很重要的。"我知道他是对的。

作为一个督导，我知道在亚当表现得很聪明时，我不能够表扬他。我应该不得不表现得很疏离，吝啬给予任何的褒奖，而且还要显得有几分苛求，从而希望他能够在督导这一应激下体验到某些元素，他则可以将这些元素转化为共情，去共情那些面对不可能完成的任务的人。

从卡尔·惠特克那里，我学会了如何与不确定的感觉和睦共处。从博格斯那里，我学会了在面临十字路口的时候两条路都走。我尝试将这种能够面对多重现实的开放性也传递给我的被督导者。他们需要去接受这样一个现实，那就是在任何时候，他们对家庭现实的看法都是片面的，因此几乎所有的干预都是正确的，但是所有这些干预不过是启动了某些可能性而已。对于拥有去挑战的能力，去提出某种可能性，以及在这种可能性并不管用的时候不感到丢脸的能力而言，这种接纳是必要的。我感觉亚当需要自己能做到正确无误，并且需要得到他人承认他做得很对，这一点正是必须受到挑战的。

治疗师为了扩充自己，就必须去冒险。我将不得不离开"理智"这个安全的壳，而让自己暴露在风险之中。我同样需要让自己柔软的那面展现在别人面前：那些不确定的、试探的和无知的部分。关于"我是怎样的一个治疗师"的某些基本方面受到了质疑。我被要求去改变，但是我并不确定去改变什么，或者如何去改变。从雷蒙德和卡珊德拉·杰克逊那里，我得到了一些帮助，而在他们两人试图给双方提供一种没有伤害和控制感的尝试中创造出了我最为恐惧的东西，那就是一个无能的治疗师。

诗人和鼓手

这家诊所坐落在一个经济萧条且主要由非裔美国人构成的居民

区，最初联系的时候，卡珊德拉希望就自己的婚姻问题寻求帮助。她之前在另一家诊所接受个体治疗。她显然是因为她的治疗师劝她离开丈夫而中断了治疗。从这个治疗师的案例记录可以看出，雷蒙德是一个酗酒者，他喝醉的时候就会变得愤怒而且还会使用暴力。某次案例记录写道，他攻击了卡珊德拉，以至于"墙上都是血"。据记载，他还有很强的嫉妒心，对卡珊德拉绝大部分的社交活动都加以限制。

卡珊德拉的历史就是一个悲剧。2岁半的时候，她被母亲遗弃了，一直待在寄养家庭中，直到8岁的时候和母亲团聚。卡珊德拉有一个儿子，是在她15岁的时候生的。雷蒙德和卡珊德拉在相互认识仅仅几个月后就同居了，一年后便结了婚。卡珊德拉上过两年制的大学，还上过表演学校。

雷蒙德的成长经历也有相似的不幸。他的父母分居了，尽管父亲一直和他有接触。据说母亲脾气暴躁，还有过躯体虐待儿童的行为，曾经打折过雷蒙德的手臂。雷蒙德还经常目睹母亲的性行为。他把自己的家形容为混乱无序的家庭。雷蒙德在青春期末期和成年早期时有过严重的滥用毒品的经历。参加了在伊利亚·本·穆罕默德和马尔科姆五世领导的伊斯兰国家军后，他戒掉了毒瘾。之后他离开了伊斯兰国家军，但仍然是一个穆斯林教徒。雷蒙德的第一次婚姻有两个孩子，现在都已年近四十。他还有两个十几岁的孩子，是他第二次婚姻的产物。卡珊德拉报告说雷蒙德曾在躯体上虐待过他的第二任妻子，后者在他们的孩子还小的时候就死了。社区里的传言说雷蒙德应该为妻子的死负责，或许不是他直接造成的，但也和他的反复虐待有关。在这件事上，卡珊德拉则坚决站在丈夫那边。

第一次在电话里和卡珊德拉交谈时，她告诉我，许多人都曾经被她丈夫吓到过。她担心我也会害怕。她意识到，如果要治疗有效的

第十章 诗人与鼓手 | 193

话，那么我必须不害怕她丈夫。我安抚她说，我曾经同各种各样的人打交道，我有信心能够把握自己。

> 亚当在一个舒适惬意的中产阶级家庭中长大，享受着安全、爱和保护。这种成长过程让他很难去理解像卡珊德拉和雷蒙德这样的故事。什么样的人类技能、灵活性和忍耐力才能够克服童年的打击呢？亚当真的拥有帮助他们的工具么？或者说他为了能够说服自己而或多或少说了谎：我能够把握自己？

当和雷蒙德见面时，他在整个会谈中都带着太阳镜以及他呼吸间传来的酒味都让我吃惊。第一次会谈中，我询问了雷蒙德和卡珊德拉关于他们个人史中的暴力部分，并且提到了墙上血迹那一段。雷蒙德的回答是，这段叙述夸大了事实，而且只承认有一次暴力行为，这件事还发生在几年前他们刚刚认识的时候。卡珊德拉同意雷蒙德的说法。

卡珊德拉谈到了雷蒙德的妒意和他的过度保护。他否认这些指责，说他总是被指责，还反唇相讥说卡珊德拉十分控制。我感觉到卡珊德拉在我们第一次通话中所提到的那点，即雷蒙德是个大个子，我感觉到他的存在确实有几分吓人。在这第一次会谈中，我开始意识到雷蒙德的企图，他想让卡珊德拉在他在场的情况下接受个体治疗。这次治疗的目标是，帮助卡珊德拉去应对她遭受性虐待的历史。雷蒙德的出席表面上看来是为了"帮忙"，但是根据卡珊德拉的说法，雷蒙德不会容忍卡珊德拉单独会见治疗师。我猜测，卡珊德拉是希望利用会谈来做伴侣治疗，而我也选了这条路。

在初始访谈和之后的会谈中，我对雷蒙德的反应，部分地受到了他的个头和举止的影响。但是，我也清楚知道，我的部分反应也受到了种族的影响。雷蒙德偏爱的那种展示自己的方式，很容易就让人用"愤怒的黑人"的刻板印象来看待他。

我喜欢把自己看成是一个对诸如种族和民族问题十分敏感的治疗师。当然，在为其所拥有的社会良知而骄傲的家庭中长大成人的我，这种成长经历也很容易让我那么想。我很明白，在面对同我的种族或民族不同的病人时，公开承认我的无知是很有价值的。鉴于在我们的社会里，种族歧视是如此广泛且防不胜防，我也承认非裔美国人需要在和白人交往的过程中评估被歧视的可能性，心理治疗也不例外。

所以，当我发现在对雷蒙德的反应中我存在种族刻板印象的痕迹时，我尝试超越这一刻板印象。我认为自己成功了。现在回过头来看，我怀疑我所感受到的那种处理文化议题的能力其实背叛了我。或许，是我察觉自己带有刻板印象色彩思维的那种能力欺骗了我，让我过高估计了我能轻松超越这种刻板印象的能力。尽管我觉得我已经成功地将种族歧视的成分从我对雷蒙德的反应中清除了，我仍然把他体验为一个愤怒和充满威胁的人。正如后面大家将会清楚看到的那样，在我能够有效地对雷蒙德进行干预之前，需要改变的正是这种把他视为威胁的思维方式。

我和雷蒙德及卡珊德拉的前几次会谈陷入了僵局。我能够意识到雷蒙德在多大程度上控制了卡珊德拉，他是如何说服她并切断了她和其他人的联系。我也看到卡珊德拉是如何陷在了他用言语构建的陷阱中不能动弹，她是如何努力地想让他意识到他在"作威作福"，但她却始终没有成功。尽管有这些观察，我的干预却是凌乱而无效的。下面呈现的是我在督导中展现的一个片断。卡珊德拉一开始就观察到丈

第十章　诗人与鼓手　｜　195

夫在今天看起来挺紧张。她认为这是因为他很期待这次治疗会谈。

雷蒙德：不是这样的，噢，天呢，我不喜欢来这里。现在你感觉到了今天来这里的压力，然后你就不得不表达出来。你知道的，替你自己说话。

卡珊德拉：我并没有真的觉得（视线下垂）……

雷蒙德：我会很高兴，如果你没有试图……

卡珊德拉：替你说话？

雷蒙德：替我说话。

卡珊德拉：我只是想弄明白，为什么今天好像我说的每件小事，你都会错意。

雷蒙德：哦，是么，比如说呢？

卡珊德拉：没什么关系，我没有必要去挑出……

雷蒙德：你还记得吗？

卡珊德拉：当然，但是我不准备说出来。

雷蒙德：哦，你不准备说出来。那我怎么会知道你在说什么呢？

卡珊德拉：我只是觉得整个下午我们俩都在斗来斗去，我只不过是把它归咎于下午我们要来这里。

雷蒙德：哦，是么，这就是你找到的原因？我问你晚餐想吃些什么。我问了你吗？

卡珊德拉：是啊。

雷蒙德：然后我们讨论了晚餐吃些什么。我们同意吃些虾什么的。

在这段互动中，雷蒙德通过否认卡珊德拉的忧虑是真实存在的，让她把注意力转移到细节上，然后去追溯那些细节，他用这种方式让卡珊德拉无法去讨论她的忧虑。他同样也通过不断地打断她而将谈话的掌控权收入囊中。她只对谈话的内容做出反应从而受控于他。这次会谈继续以这种方式进行了下去。晚些时候，雷蒙德下了副猛药，他建议说，如果卡珊德拉那么地不快乐，她就应该提出离婚或者不要再抱怨了。我感觉到自己默默地站在了作为受害者的她那边，期望她可以离开雷蒙德。但是，我也察觉到她并不想离开雷蒙德。我还意识到，我观察到杰克逊夫妇仅仅会用一种方式来互动。这或许是他们唯一知道的舞步，但是，仍然存在一种可能性，那就是在另一种背景下，可以出现另一种不同的互动方式。

这次会谈中，我绝大部分时间都保持沉默。我完全不知道如何去帮助他们来改变谈话的背景。事实上，我怕雷蒙德，也无法用任何话语去迎击他这一战斗的姿态。我做了一次无力的尝试，试图指出他们处境的互补性：卡珊德拉希望丈夫不那么让人害怕，而他希望她不要那么害怕。这一处于理智层面的做法，其效果就像尝试让一个10岁的男孩子放下他的棒球手套而去屋里弹钢琴一样无效。我的话语和理念与这对夫妇的情感和愤怒没有关联。和卡珊德拉一样，我被缴了械。并不是说我不知道怎么才能做得更好，而是我处于压力之下，因为我把雷蒙德看成是一个具有威胁的人。在应激之下，我转而使用了我厚重的盔甲——使用语言的能力。这次会谈中，我成了我所偏好的治疗风格的囚徒。从这个角度来看，我使用语言的能力反映了我的犹太背景，我成为我自己民族性的囚徒。

在督导中展示这次会谈录像的时候，因为知道萨尔会对我在会谈中的束手束脚做出反应，我同样也很有压力。在看了几分钟的录像，询问我在几个关键时刻为何保持沉默而不做任何干预之后，他问道："他是在乐队里表演的吗？"

亚当一直都在追踪着卡珊德拉和雷蒙德的对话，并且就他们关系的性质做出评论。他出色地组织着自己的干预，但这些干预却过于柔和，所以它们就消失在了这对夫妇所具有的情感互动中。我想，他需要在会谈中显示自己的存在，而不是给出评论。我也知道，亚当一说话时就开始了一段密不透风的叙述，不会给问题或质疑留下任何空间。在这次会谈中，我观察了他十到十五分钟，他始终都没有能够让他的声音越过会谈中那个强大的人际场，然后我又听到他在督导中用一种连贯的讲述方式将他所做的无效的干预合理化了。我需要帮助他去发现他到底在哪里，他的感受是什么，他如何才能创造出一个停顿，如何增加会谈的强度，如何变得不那么前后一致，如何能够从这对夫妇所具有的情感冲力中幸存下来，从而提供给他们帮助。

我是从"他是在乐队里表演的吗？"开始的，我知道我所需要的不过是让亚当体验到，他被自己对雷蒙德的恐惧给控制住了，也正是这种恐惧让他的干预变的无效。

亚当：是的，我想他在各种各样的乐队里都表演过。
米纽庆：那么他是一个指挥吗？
亚当：他是鼓手。
米纽庆：他不是指挥吗？你有没有觉得他是一个指挥呢？
亚当：我觉得打击乐器会控制整个节奏。但是指挥，不会。我还觉得打鼓会让人很愤怒。

米纽庆：是的，但是如果你想到了愤怒，你就会感到威胁，不过……如果你想到的是一支交响乐团，而他是一个指挥，但无论你想演奏什么乐器，即便你的乐器不过是面钹，他都不让你演奏，那么他就不会有一支出色的交响乐团。我可以换用一些有关沉默和乐曲的其他类型的隐喻。你能有一支只有打击乐器的交响乐团吗？这一刻我会说："你知道的，在这次会谈中我感觉我只能保持沉默。你不仅仅是个鼓手，还是名治疗师。"某些传达"给我一些空间"的话，某些传达"让我说话"的话。

为了模仿亚当自由地把玩语言的风格，我给了他一个隐喻，这个隐喻借用了会谈的内容，但是却超越了会谈本身，达到了某种更普遍的层面。或许他能够在音乐这个领域牢牢把握住有关人际背景、相互关系和自主性的主题，在和着雷蒙德的脚步的同时对他提出挑战。

亚当：我觉得他的愤怒让我感到危险。
米纽庆：那不是愤怒，只是一种控制。他的控制让你感到危险。你之所以感到不舒服，是因为他不让你说话。但是，你必须寻找到某些东西来找回你的自信。站起来，做些什么。

亚当：你的意思是说，让我改变我的姿势？站起来？
米纽庆：如果你直接挑战他，他会打败你。没什么危险。他只不过会打败你而已。当你能够说些什么，并且你的话有意义，他会认真对待你说的话，然后和它对垒的时候，你会感到更舒服些。

亚当：是的，我知道他比我更强壮。我知道我赢不了他。
米纽庆：那么，你能做些什么呢？
亚当：我不知道。
米纽庆：但是你需要知道，因为你在那儿。

在这一刻，米纽庆让我进行了角色扮演，他扮演病人。有的时候他会对我说话，有的时候他会对整个团体说话。但是，他所有的评论都局限在角色扮演的背景之下。在这个过程中，他尝试击败我作为治疗师所具有的有效性，就像雷蒙德曾经做的那样。

> 我知道我没有能够提供给他帮助。在某股奇怪动力的驱使下，我们在督导中活现了会谈的情况，而感觉到被我所控制的亚当有些哑口无言。
>
> 这一刻，我体验到了督导和治疗之间的一致性，当亚当无法自由地使用语言和意义的时候，他是如何反应的。但是，我怀疑亚当是否能理解这一点。因此我让他做了一次角色扮演，这是一种我很少使用的技术，我期望能够迫使他在类似的情境下能使用他所具有的其他方面的能力。

米纽庆（换了座位）：说些什么吧。我是雷蒙德。我会对亚当说雷蒙德对他说的话。（像雷蒙德那样）我很直截了当地说了些什么，但你歪曲了它们。

亚当：嗯，这个，我……

米纽庆（打断了我）：等一下，你是知道这一点的。因为这就是你做的事情。我们到这里来，甚至还付了钱，但是……

亚当：我想……

米纽庆（打断了我）：不！你看……

亚当：你根本就不让我演奏我的乐器！这可不容易！

米纽庆：亚当，你演奏的是什么乐器呢？

亚当：我演奏的是治疗师这种乐器。

米纽庆：哦，那是一种什么样的乐器？

亚当：你看……

米纽庆：你知道你在做什么吗？

亚当：你把我的乐曲夺走了！你把我放在了防守席上。我帮不了你。如果我背靠墙的话，根本就说不了话。你做这事实在是太拿手了。

米纽庆：你现在在干什么呢？

亚当：我想你知道我说的是什么意思。

米纽庆：你在玩把戏。什么乐曲啦，什么乐器啦……为什么你说话不能直接点呢？我觉得你有想法，但是你并没有说出来。你在玩把戏。

米纽庆（现在是以督导的身份）：你要做一些不会导致权力斗争的事。雷蒙德并不危险。他很控制而且偏执，但是他对你毫无威胁，除了让你无法动弹的那些时刻。他正在威胁你作为一个有能力的治疗师的角色。看看在这里他对你做了些什么。他在这群出色的观众面前羞辱了你，他在你自己的游戏中战胜了你。这不是他的游戏。雷蒙德在告诉卡珊德拉如何去思考，如何去感受。而你却保持了沉默。

> 我想让亚当在下一次见到卡珊德拉和雷蒙德的时候能够感受到整个小组的存在。所以，我在张力最强的时候结束了督导。我希望亚当能够感受到我们正看着他，这样他就不得不超越他所偏爱的风格，扩展自己去做些不一样的事情，任何不一样的事情。

尽管我被告知，正是我在会谈中缺乏存在感而并非我本人的缘故才让我显得没有价值，但是我的确觉得自己没有价值。角色扮演中，我尝试在互动中不那么一股脑地把督导提出的隐喻和他的风格都加进去。最终，我意识到，无论是督导的风格还是他的褒奖都无法让我成为一个更优秀的治疗师。我必须超越自己知觉到的局限，在让病人做些不同的行为之前，我自己要先变得不一样起来。督导过程帮助我意识到自己对雷蒙德的恐惧。它也帮助我看到，一直以来我都被诱使去扮演雷蒙德和卡珊德拉需要我去扮演的角色。

具有讽刺意味的是，我的确需要变得无能起来。我必须去体验不适感，这种因为不知道如何干预，目睹自己的第一道防线被突破而产生的不适感。这样，我才能发现其他的资源。

下面一段对话来自之后的一次会谈。它诠释了在这对夫妇和督导小组面前感受到无能感后，我所体验到的情感上的挣扎如何使我发现了一种不同的声音。督导过程帮助我超越了我对语言的依赖。当萨尔作为我的对手时，我表现得并不怎么样，因为我只不过是将我的语词投向他，而我的语词却恰恰让我尝到了失败的苦果。我意识到，我对雷蒙德必须采取一种不同的姿态。我必须在一个不一样的、带有更浓厚情感色彩的层面去挑战雷蒙德，这样才能为自己创造出一些空间。我选择去打断雷蒙德，直到他听我说话。并非是我说了些什么让事情变得不一样，真正起效的是我要求他听我说话。

这次会谈中，卡珊德拉在一开始就要求结束伴侣治疗，而开始个体治疗。她还要求找一个女性治疗师。雷蒙德认为，这是因为会见一个男人让她感到不舒服，但是卡珊德拉坚持认为治疗师的性别对她来说并不重要。

卡珊德拉：我说的意思是，如果亚当做我的治疗师，假设我和你没有结婚，我需要一个治疗师，然后选择他做我的治疗师，那么他就会坐在那里，而我就会告诉他我所有的真实感受。我这可不是在指责你，雷蒙德，只要我有一个彼此融洽的关系，我根本就不会在乎。

雷蒙德：你会把所有过去发生的事情都告诉他？
卡珊德拉：我不在乎。我不在乎亚当会怎么看这些事情。
雷蒙德：所以说你会，而且你不会······
卡珊德拉：我不会在乎，只要能帮到我。
亚当：雷蒙德，让我问你一个问题。
雷蒙德：所以你觉得你可以无所谓。
卡珊德拉：我不在乎。因为我知道是你有问题，不是我觉得别扭。

雷蒙德：你觉得我会因为这个感到不舒服？

卡珊德拉：你当然会因为这个而感到不舒服。

亚当：雷蒙德。

雷蒙德：那么，为什么你不能在我坐在这里的时候讲你的事情？

亚当：雷蒙德，我想问你一个问题。

雷蒙德：为什么你不能在我坐在这里的时候讲你的事情？

亚当：雷蒙德。

雷蒙德：我听不到答案。

亚当：雷蒙德。

卡珊德拉：尤其是你看上去很生气的时候。

雷蒙德：哦，那么现在我看上去很生气喽。她在指责我看上去很生气。

亚当：雷蒙德，获得你的注意力可真不容易。

雷蒙德：不是的，我想要知道那个问题的答案。

亚当：不，我正在告诉你，要获得你的注意力不容易。我想说的是，你是一个音乐家，一个鼓手。我对爵士乐很感兴趣，但是我对它知道得不多。当你打鼓的时候，谁会带领整个乐队呢？

雷蒙德：任何领队的人。可以是键盘手，可以是小号手。

亚当：那么，可以是鼓手吗？

雷蒙德：有时候。

亚当：那么，当你打鼓的时候，你会听其他人在……

雷蒙德：你必须跟紧节奏！你必须在那里，你知道吗，和演奏的东西同步。大家是拧在一起的，必须一直这么下去。就像一座咬合的齿轮钟。你需要不断地那么做，需要不断地让节奏继续下去，无论小号或是钢琴在演奏什么。你知道会在哪里变调，因为你会回到乐曲的过渡乐章上来。变调后再回来。变调后再回来。把这些都记下来。

第十章　诗人与鼓手　｜　203

亚当：但在这里的二重奏中，你就是在一味打鼓。你领着大家，你会怎么称呼它，二重唱？我并不觉得卡珊德拉所演奏的乐器能被人听到。

雷蒙德：好吧，根据她刚才所说的，她不在乎在会谈中和你在一起，或是和任何其他人在一起，仅仅是你和她这种一对一的方式。是这个意思吗？

卡珊德拉：是的。
雷蒙德：那么，我最好还是离开这里。
卡珊德拉：你为什么想离开这里呢？
亚当：你看，在同一个乐团中也会有不同的调子。
雷蒙德：我怎么能够……
亚当：雷蒙德，我正在说话。
雷蒙德：我怎么能……

亚当：雷蒙德！（雷蒙德叹了口气。）雷蒙德，在一个乐团中也会有不同的调子，在二重奏、三重奏中也一样。有不同的调子。你占据了主调。

雷蒙德：是在这里，只不过是因为我有了这个讨论形式，有了你的在场。在家里我可不是这样的。
亚当：我说的就是在这里发生的事情。
雷蒙德：在家里她才是乐团的头。

亚当：她的声音并没有被人听到。就像在一个爵士乐重奏中一样，你必须给贝斯留点空间，如果你不给贝斯留点空间，它的声音就听不见了。

尽管由米纽庆所引入的关于指挥和乐团的隐喻很有用处，但真正产生效果的是我坚持让雷蒙德听我说话。挑战他的主导地位对于帮助这对夫妇超越他们原先那种统治/服从的角色模式来说十分关键。最终，卡珊德拉需要感觉到自己得到了足够的授权来挑战雷蒙德。

会谈的后半段，我更直接地挑战了雷蒙德：

亚当：你不让我说话。你把我的声音夺走了。
雷蒙德：说吧，我不会把任何人的声音拿走。
亚当：不，你会，用你现在的那个表情。
雷蒙德：我在看我的妻子。

亚当：卡珊德拉，我正在和雷蒙德说话。（再转向雷蒙德）你是一个很有力量的男人呢。我肯定无论你做什么，你都很有才能。但是，我看上次会谈的录像时，我注意到……

（雷蒙德开始打断我，而卡珊德拉则碰了碰他的腿。雷蒙德笑了起来。）

雷蒙德：看见她对我做什么了吗？她给了我一个"安静点"的手势。
亚当：我说的是我在上周看录像的时候，发现我没有说一句话，你把我挤出去了。

雷蒙德：上周？
亚当：还有今天。这或许是你所需要的，这没什么关系，但是现在我就无法做你的治疗师了。
雷蒙德：那么，你建议我怎么做呢？
亚当：我对你没有什么建议……

第十章 诗人与鼓手 | 205

雷蒙德：但你说的是……

亚当：就你应该做什么而言，我没有建议。我想看看你是否能够理解卡珊德拉，我想让你理解我的想法。

雷蒙德：好吧。如果我告诉你她是怎么想的，而且我也说对了的话，能让你相信我能理解她吗？

亚当：她必须告诉你她觉得你理解她了。或许你能感受到这一点。我不知道你能还是不能。

然后，我让卡珊德拉告诉雷蒙德，为什么在上次会谈中，她觉得雷蒙德挫伤了她。此时，她身上出现了明显的变化。她第一次放弃了自己退缩的姿势，以前倾的姿势坐在椅子上。她的声音变得更响亮，也更有生气。她已经准备好来面对丈夫，而不是进行一次毫无意义的争吵。我保持沉默，而卡珊德拉则奋力争取她说话的权利，像她之前看到我做的那样。当雷蒙德试图用细节来捆住她手脚时，她做了抵抗。她告诉雷蒙德，正是他对她所说的话、做出的那些反应让她只能保持沉默。

会谈的尾声，雷蒙德打断了卡珊德拉，而后者报以笑声。我问她，在这样一个特殊的时刻，她原本是想哭的，为什么却笑了呢？她承认她真实的感受无法暴露。我提出，这种反应让雷蒙德更难去理解她了。我问她，在她的诗歌中，她是如何来传达悲伤的。卡珊德拉背诵了一首她自己写的非常伤感但很美的诗，随后开始哭了起来。然后，她用一种直截了当的方式向丈夫讲了他们婚姻中的问题。她在下一次会谈中继续用了这种更有力的姿态。但不幸的是，对我而言那次会谈成了我们最后一次会谈。卡珊德拉找到一份新工作，她无法继续治疗了。

一年后，在对卡珊德拉和雷蒙德分别做的一次电话随访中，我得到了十分有意思的发现。大约两个月前，一天晚上雷蒙德回到家的时候，发现卡珊德拉已经离开了公寓。他那天早晨把她送到工作单位后，卡珊德拉又和一个朋友一起回到了家中，把她的衣服、电视机甚至是墙上的画都一并带走，搬进了新的公寓。这对于雷蒙德来说是一个重大的打击，他有好几天吃不下也睡不着。他还承认自己难过得哭了。尽管他知道卡珊德拉在哪里工作，也拿到了她的新号码，但是他并没有去追她。三周后，卡珊德拉联系了雷蒙德，他们俩又重归于好，但条件是雷蒙德必须找到一个白天的工作。雷蒙德报告说两人的状况有了进展，而卡珊德拉的离开让他不得不去反省自己在这段关系中的角色。当她离开自己的时候，他简直都崩溃了，这让他自己都感到很吃惊，所以现在他把她看得更重了。

卡珊德拉把这次和好视为有条件的和好，尽管她承认自己并没有向雷蒙德说明这点。她坚持他住在自己的公寓里，并且在他找到工作，两人的关系有好的进展之前不准备让他搬来和自己同住。她承认他已经不再总是出言讥讽，或在言语上伤害自己，而且他也允许他不在场的情况下她可以参加社交活动。她觉得还需要发生更多的改变，但是相信两人需要进行治疗才能有进一步的改善。雷蒙德和卡珊德拉都报告说，在和我结束治疗之后，两人之间没有发生任何暴力行为。

雷蒙德觉得，治疗的某些方面对他还是很有帮助的。他认为，我的存在帮助他在不被卡珊德拉视为洪水猛兽的前提下表达自己的感受。他也意识到，无论谁对谁错，他都能从对话的技术层面上把卡珊德拉打得一败涂地。他承认，这一点的确极大地阻碍了两人的关系。

卡珊德拉也认为治疗有帮助。她说我是第一个不害怕她丈夫的治疗师，或者至少能够把自己的恐惧隐藏起来。她觉得，不害怕她的丈夫帮助我能够和他们两人一同工作，也让她能够观察到一个不害怕雷蒙德的人。

最有帮助的是，她意识到自己在关系中没有发言权。在她搬出去的一周前，她重新看了我复制给她的会谈录像中的一次会谈。她觉得这盘录像带在她离家的决定中起到了至关重要的作用。

对于我来说，这两个一年之后的随访电话真是太有意思了，也充满惊喜。我很惊讶地知道是卡珊德拉决定终止治疗，尽管她是在雷蒙德的压力之下那么做的。两人彼此都从治疗中获得了一些切实而重要的收获，这让我很感动；让我更为感慨的是，卡珊德拉观看的一次会谈录像成了推动她搬出去的动力。对于这对夫妇来说，他们无疑还需要做许多工作。但是他们已经迈步向前了，踏入了未知的领域，并且开始改变。卡珊德拉已经尝试用一种新的声音说话，演奏了新的乐器，而我认为雷蒙德也需要重新调整他的鼓点。

在回顾我和杰克逊一家的工作时，我意识到自己也发生了变化。通过督导，我意识到我不得不和雷蒙德用一种不同的方式互动，这样才能为作为治疗师的自己赢得空间。为了挑战他，我必须离开用平静的、客观的语调所制造出来的安全距离，必须离开我用言语构建起来的城堡。我必须带上拳击手套，踏入拳击场。从那一刻开始，我察觉到了作为治疗师的自己身上出现了变化。我把我所说的话以及我说话的方式视为一种干预手段，而非一种沟通方式。由此，我的语言更多地折射出了这个家庭的背景，也沾染了更多比喻的色彩。例如，面对有一位曾经在军中服役，如今在安全局工作的父亲的家庭时，我会使用诸如"分割包围"和"防线"这样的字眼。为了接近一个男友对自己的孩子进行性虐待的母亲，我会问："在这些事情里，谁的心受的伤最深？"我没有问她，她的孩子是如何反应的，也没有问谁让她最担心。

我也感到自己更愿意冒险，而且也觉得自己能享受更多的快乐。在最近一个案例中，一对夫妇来寻求帮助，希望解决他们的婚姻冲突。冲突的焦点之一是丈夫在和妻子做爱的时候没有办法保持勃起。这对夫妇都是犹太裔人，都是专业人员。他们这种有着很强的语言表达能力、智力水平很高的风格是我所熟悉的。他们的冲突常常源于两人关系中某些很抽象的方面。任何细节都会在一瞬间成为焦点。然后，这对夫妇会开始沉迷于毫无意义的讨论，从而有效地避免冲突。

治疗之初，我尝试加入到他们对语词的依赖中。一旦我理解了背景和现有的问题，我的干预就变得更为复杂了。在一次会谈中，妻子尝试让丈夫相信，既然他没有办法保持勃起的状态，那么他也就没有理由担心自己是否能够维持勃起。我观察到话语背后所隐藏的那些批评的声音，但是我并没有做出评论，而是写了两个纸条，把它们团成团，一个扔给了妻子，一个扔给了丈夫。

我在杰克逊夫妇那里所感受到的无能感，加上我在萨尔那里体验到的挑战，在我内心激起了紧张和不舒服的感觉。我所找到的解决办法是寻找一种新的能力，我在自己生活的其他领域很熟悉这种能力，但对于作为治疗师的我而言却是陌生的。

最后，通过督导的过程，我在自己的内心找到了新的声音。督导中我所演奏的是米纽庆的交响乐，但是，我用在雷蒙德身上的那种带有隐喻特点的语言中，最终见效的仍然是我对材料的解释。

这让我想起了利奥·斯密特（Leo Smitt）的故事，这位钢琴家因为和作曲家亚伦·科普兰（Aaron Copland）的关系而闻名于世。在他音乐生涯的早期，斯密特得到了一个机会，在这位作曲家面前演奏他的一首新作。他战战兢兢地数着演奏的日子。不管怎么样，如果他对曲子的诠释无法让作曲家满意，都会是件糟糕的事情。当演出的日子到来时，他很惊讶地发现，科普兰在沙发上躺着。按照斯密特的说法，他好像正等待着一次愉悦的享受。表演后，科普兰赞赏了他。斯密特问他，自己的表演是否和他最初的想法一致。科普兰的回答是，他不在乎。让他感到高兴的是他的作品能得到许多不同的诠释。

同样，尽管我努力效仿米纽庆的风格，我的成功仍然取决于我自己。尽管有些事情改变了，但有些仍然是不变的。我不是一个古典乐迷。这个关于斯密特和科普兰的故事是我从国家公共电台中听来的。

后记：十年之后

十年之后，它是某种团聚，是一个回首往事的时刻，一个反思的时刻，一个看看我来自哪里，一个去审视原本可能发生什么事情的时刻。它也是一个重新熟悉一次生命中重要体验的时刻，无论从专业角度还是从个人体验而言。对我来说，能将这次体验连同自己的反思和那些来自老师和督导——萨尔瓦多·米纽庆博士的反思记录在一个章节中是十分幸运的事情。

十年之后，对于我来说，在成为一个家庭治疗师和成为一个个体治疗师之间的区别已经不像当年那么明显了。事实上，在做一个治疗师和做人之间的区别似乎也日渐模糊。这在过去并非如此。在家庭研究学院学习和之后的岁月，对我成为一个家庭治疗师有着非凡的意义。成为一个家庭治疗师似乎不仅仅是一种思考和工作的方式，也是一个身份认同。我从家庭研究学院中学到的有关家庭治疗师的形象，那些大师们是充满力量的开路者，他们似乎用一种非常独特的方式来看待治疗的世界和治疗外的世界。艾玛·基尼约维奇（她浓重的阿根廷口音并没有影响到她的英语，而是给它注入了色彩和力量）和萨尔瓦多·米纽庆（聪明、暴躁、不可知，然后又如此富有智慧）是人们敬仰和效仿的对象。

家庭研究学院学习的经历之后，我努力效仿我认为一个家庭治疗师应该成为的样子，但我并没有成为一个彻底的家庭治疗师。我的身上总带有反叛者的影子，我希望能够突破个体治疗的壁垒，尤其是在一家老城区的心理健康服务机构中。在那里，我最初是一名治疗师，之后成为主管。更妥当的一种说法是，我站在了十字路口上，就像在每个十字路口都会发生的事情一样，总会有无辜的受害者。

但是，我也想突破我自己。在米纽庆同我的督导过程中，他真正地理解了我。我觉得他对我的挑战极其有用，让我变得不那么矫揉造作、精雕细琢，去接受非理性，去活在当下。现在，十年之后，我已经能够怡然自得地在未知的世界中生活。我不再努力尽可能多地收集知识，而是很惬意地做一个在理智层面充满好奇心的人。做一个"在理智层面充满好奇心"的人意味着接受：有些事情我并不明白，去忍受不满足、不够格和无能的感受。米纽庆帮助我能够惬意地活在这些瞬间，在我无法对自己有充分把握的时候去接受这种状态。在这个过程中，我对病人发展出更多的热忱和共情，也发展出向他们学习的能力。例如，雷蒙德就教会了我很多东西，不要去畏惧，不仅仅是不畏惧他，也不要畏惧自己。

当时，我并没有体会到督导的体验其实是针对治疗师本人的。我以为它是针对病人的，是为了掌握技术的。从我自己的经历中体会到，在督导中展示会谈录像对于治疗师有着重大的影响。但是，直到我在完稿后读了萨尔所做的评论，才意识到他是在借用督导来改变治疗师本人，从而让我们成为更有效的治疗师。

为了写这篇后记，我重新阅读了自己的章节。我惊讶地发现，米纽庆的督导过程对今天的我仍然有其意义。对于我来说，仍然是很重要的是，去挑战叙说和个人历史的重要性，从而突出我对发生在自己面前的事情的觉知。我努力地鼓起勇气，离开用自己的理性所构筑的惬意的堡垒，走入那些让我心生恐惧的地方，正如我鼓励病人去做的一样。对于我来说，这种开放的态度在任何治疗会谈中都至关重要，无论是在家庭治疗中，还是在个体治疗中。萨尔写道，为了帮助雷蒙德和卡珊德拉，我必须放弃我"对内容的逻辑性的牢牢控制"，并且接受我自己的"恐惧和无知，从而跳入一种事先没有脚本的相遇之中"。十年之后，我当然明白了这句话的意思，并且努力把它变成日常生活为人处事的一部分，无论是作为一个治疗师还是作为一个人。

那么，作为一个家庭治疗师，我的工作变成了什么样子呢？离开家庭研究学院后，我继续尝试改变这个世界。我带着充沛的热情开始走上家庭治疗师的旅程，试图去"皈依"那些与我一同工作，之后又接受我督导的、信任我的个体治疗师。作为一个在城市医院工作的临床工作者，我对外的身份是诊所的"家庭治疗师"。我满怀激情地相信（现在仍是如此），与任何病人工作的时候，我们必须考虑到更大的系统的影响，比如家庭、学校和社会本身。

起初，我接受那些被团队认为是"家庭案例"的个案。然后我意识到，如果我是一个真正意义上的家庭治疗师，就必须去治疗任何一个经由转介来的家庭。我们成立了一个家庭治疗研讨会，甚至用佩吉·帕普的方式上演了一台"希腊合唱"。（有趣的是即兴创造技术，因为没有摄像机和单向玻璃，所有我们用了闭路电视和电话，效果也不错。）

随着经验的增加，我开始主持家庭治疗研讨会，邀请我的雇员把案例和录像带到研讨会上来。我鼓励他们，游说他们，激励他们。尽管有所进展，但总体而言，我并没有能够成功地"皈依"我的雇员。对于许多治疗师而言，个体治疗似乎让他们感觉更舒服。个体治疗中，治疗师可以采取一种被动的、观察者的姿态，让病人引领治疗的进程；然而，做一个积极主动的参与者和改变的促进者要难得多。结构派家庭治疗是一家剧院，并非每个人都会被这种工作方式所吸引。一个家庭治疗师必须能够很自得地去进行那些个体治疗师不愿意冒的风险。因此，我认为，家庭治疗师也更容易失败。家庭工作中，没有庇护所。在我开始"皈依"大众时，我并不肯定我自己是否察觉到了这一区别。

最终，我离开了公共心理卫生服务领域，离开了类似雷蒙德和卡珊德拉这样的家庭，开始了私人开业。私人开业生涯中，我不可能只做家庭案例。大多数的工作都必须在晚上进行。中上层家庭的父母都工作得很晚，让这样的家庭参与治疗就有了一个巨大的阻碍。另外一个障碍是让寻求个体治疗的父母相信，他们所展现的问题，事实上是一个家庭问题。这是家庭治疗中更为困难的方面。此外，我也可能屈从了曾经让我感到很不耐烦的、属于个体治疗的那个"舒适空间"。

或许对我而言，成为一个家庭治疗师已经不那么重要了。但我的确知道，我的个体治疗极大地受到了家庭治疗培训的影响。我不可能在治疗儿童的时候不让他们的父母和家庭积极地参与进来。我会饶有兴趣地看到父母的背景和经历是如何让他们无法理解和看见自己的孩子。有时候我会邀请父母参加"节选"治疗，让他们去探索自己心理上有哪些层面会影响到他们同孩子的关系。这无疑是一种个体的干预模式，但它是从我的家庭治疗培训中开出的一朵有意思的花，无论是对于孩子还是对于父母来说，都是十分有效的。

回头审视过去十年，这个过程在不经意间延续了督导过程的效果。在家庭研究学院度过的日子无疑帮助我成为一名更好的治疗师。它帮助我变得更为自由，更清楚地看到我是谁，我的感受是什么，帮助我去接受那些美好的、糟糕的和丑陋的东西。这样，我便能更开放地帮助病人做同样的事情。家庭治疗是一个非常有效的取向，它能带来很多的乐趣。但是，我已经不那么感兴趣如何成为一名家庭治疗师，而更感兴趣如何成为我自己，如何帮助个人和家庭去接受他们自己，去和别人一同生活，去和他们自己一同生活。

11

重访"俄狄浦斯之子"

吉尔·特奈尔[7]

事实上,在督导的头两年,我都不能很清晰地记得吉尔是谁。从很早开始,我就把他的学习方式界定为一种保持距离的,没有个人卷入的吸收知识的方式。我接受这种风格,但是它禁锢了我。所有我给出的反馈完全都是理论和说教式的。

然后,吉尔开始对赫尔维兹一家进行治疗工作。他们是一个友好的中产阶级犹太裔家庭,对孩子有着真挚的爱。大卫是最小的孩子,住过精神病院,因为他总是用力戳自己的眼睛而有可能导致其失明。

大卫在医院里并没有什么症状,但是每当他回到家中,他的症状又出现了。如果在一个大家都更为明智的世界里,任何人都会意识到这些症状一定和他的家庭有关。但是,精神病院的医生们却因为理念上的原因,仅仅关注个体病人的内心世界,而没有看到这一点。

---

[7] 吉尔·特奈尔(Gil Tunnell),博士,和大卫·E·格林兰共同撰写了《同性恋男性的伴侣治疗》(Guilford, 2003)。在哥伦比亚大学师范学院教授家庭治疗课程,纽约市贝斯以色列医学中心家庭治疗培训项目前主任,纽约市全职私人开业治疗师。

吉尔也在那样一个世界工作。当他开始家庭治疗时，他把大卫视为个体病人。吉尔从自己的家庭继承了一种拉开距离的能力，这种距离可以让他不受赫尔维兹一家的影响。他创造了一个有着平行轨迹的治疗。家庭和治疗师并肩前行但却彼此没有接触。

但是，为了改变有精神病人的家庭，你需要一种富有激情的治疗。吉尔本可以从卡尔·惠特克那里学到不少东西，后者很享受非理性所具有的那种荒唐的魅力，并且会传达给学生那蕴含在非理性中的创造力。我的非理性风格则是不一样的。我会向风车发起攻击。而吉尔无法跟随我一起做出直接的挑战。

不过，挑战仍然有许多种，而且许多挑战都是柔和的。在挑战和对峙之间是有区别的。我的风格经常带有对峙的色彩，事实上，那就是我特殊的风格。但是，治疗师也需要知道如何在不同的强度水平上对一个家庭实施干预。他们需要有一系列不同的方式来挑战家庭的模式。

在一个暴力的家庭中，礼貌便可以成为一种挑战。支持、公开的情感与关爱能够带来的是犹豫不决和不适。惠特克的那种"疯狂的念头"会在一个四平八稳且富有理性的家庭中引入不和谐。就情感强度而言，我记得在一次会谈中，查尔斯·费什曼（Charles Fishman）问病人："为什么你今天没有离开父母的房子呢？"他的声音温和而轻柔，但是在这次会谈中，他把这个问题重复了二十遍。在不抬高嗓门的情况下，一个非常温和的治疗师也能够成为一个非常有效的挑战者。

但是，赫尔维兹一家需要的更多。吉尔拥有的是从几代人那里传承下来的礼仪，它就在他的基因里。而面对这个家庭，他必须跳出他那种疏离的、理性的风格的庇护。他需要创造出一种情感的强度，而这种强度不总是那么彬彬有礼的。

这里描述的治疗案例是我在萨尔瓦多·米纽庆那里接受培训的第三年开始做的。我在接受家庭治疗硕士培训的几年后，开始在米纽庆那里接受培训。这个案例之前，系统思维几乎已经成为我的一种认知练习。我喜欢在不同学派家庭治疗的教学之间进行比较，喜欢在我的临床工作中发展出有意思的干预。但是，回过头来看，我发现自己并没有和同我工作的家庭建立情感上的联系。我很少能体验到他们的痛苦，我也不会主动地参与到他们所做的挣扎中。这种疏远的、"不要太过卷入"的治疗风格是几个因素共同作用的结果。我来自美国南部，是英国新教徒后裔，无论在真实生活还是在治疗中，我都对和别人有太近的距离持谨慎态度。最初，作为一个研究型心理学家的训练让我对通过心理治疗而发生改变的可能性心存怀疑。而我最早在家庭治疗领域所受的训练来自策略（Haley[哈里]/Erickson[艾瑞克森]）模型。

当我离开南方，暴露在其他生存方式之下的时候，我开始意识到，一个来自南方的新教徒后裔的这段成长经历对于我的人格起到了决定性的作用。但是，在我意识到我的背景对我的治疗风格有多么深远的影响时，我已经接受了多年的培训。在我的家庭中，感情被视为一种诅咒。它们会让头脑变得混乱不清，而且还会阻碍客观性。当然，人时不时都会有感情，但应该能从某种程度上摆脱它们，并且在一般情况下都把感情埋在心里。情绪肯定不是用来把人和人联系在一起的。我在小时候从英国清教徒准则中学到的是：非礼勿视，即便某个家庭成员显得很伤心或很烦恼。家庭成员彼此关爱，但是个人的界限要比情感上的联系更被看重。

尽管在我家的乡村小社区中，家庭生活非常重要，但更为重要的是：在邻居面前表现得像一个家庭整体，而不是感觉和自己的亲戚有紧密关系。我父亲的延伸家庭几乎从来都没有错过在每周日下午去拜访我的祖父母。这种聚会一部分看来就像一个家庭审判庭，家庭中年幼的成员被要求讲述自己的事情，而年长的成员则会给予建议。作为一个年幼的孩子，在我看来，这个聚会强调的似乎是收集家族可以引以为豪的成就。任何在情感层面更为复杂的事情都被轻描淡写地一笔带过。在学校里取得好成绩会被表扬，而某个亲戚喝个伶仃大醉则只会在私下里悄悄地说。在我的家庭看来，人可以把事情弄得一团糟，而每个人都应该竭力避免这种一团糟的局面。我的家庭相册有许多关于节日餐桌上的照片，桌上优雅地摆放着精心准备的南方食物。但是，这些照片上没有人，它们是在大家上桌前照的。被认为是"小大人"的孩子们则被期待不会发出任何声响。除了很小的孩子，躯体上的安抚几乎从来都不会出现，尤其是对男孩子。

以这种方式被抚养成人的积极的一面是，孩子们被教育要变得自主和独立，要能够为自己负责，而且在不打扰别人的情况下解决自己的问题。但是，并不鼓励在情感层面向家人求助，即便做了也很少会得到满足。如果某个人偶尔向另一个人吐露心声，通常得到的反馈总不外乎是"振作起来，打起精神来"之类。所传达的最为本质的信息是：生活最重要的事情是接受自己肩上的责任。和别人离得太近会让你偏离轨道。

从记事以来，我对人们的行为就抱有一份好奇，尽管我一直都因为问太多这类问题而遭到家人的批评。只有祖母和一个阿姨在这方面对我很放任。在开始做职业选择的时候，我并没有选择从事临床心理学。我在社会和人格心理学研究领域获得了博士学位，这个选择再次折射出一种保持距离、保持客观，尽量不要卷入其中的态度。我一直都在做研究，也很高兴给本科生上心理学和统计的课程，直到一个夏天，我开始指导社工研究生做硕士论文。我发现自己对他们的研究设计并不那么感兴趣，我更感兴趣的是他们正在写的临床材料。

几年后，我再次回到研究生院重新专攻临床心理学。我并没有沿袭传统心理学家对个体心理动力学的兴趣，而是选择接受家庭治疗的培训。系统思维似乎比无意识更为客观，也少了些神秘色彩。在内心深处仍是个社会心理学家的我认为，我所感兴趣的现象，即家庭，观察起来会更容易些（特别是从单向玻璃之后），因此也就可以构建出更为"客观"的干预方式。

在学习家庭治疗的研讨班上，我阅读了米纽庆关于结构派家庭治疗的经典著作，但是我最早的临床工作则承袭了策略派的模型。从策略派的督导师那里，我学会布置大量的家庭作业，讲述带有隐喻性质的故事，学会使用会谈来播种观念，然后等待在会谈之间发生改变。这个模型让我能够保持一种不错的科学态度。如果家庭在会谈之间发生变化，那就表明干预是有效的。

在策略派模型中，治疗师被视为一个知道如何解决家庭问题的专家。治疗师需要有足够的智慧去设计一种干预方式，而这种干预方式会让家庭在参与下次会谈前有所变化。（现在看来，这个模型似乎多少带有我家那个周日家庭审判会的遗迹，在那个聚会上，祖父会给每个人提出他每周一次的建议，但是通常来说都不把自己卷进去。）

对我来说，策略派的工作很让人激动，但本质上它是一种智力层面的努力。和他人的关系在某种程度上更近了一些，但是我的临床工作绝对是隔着一段距离来进行的。

和萨尔瓦多·米纽庆头两年的培训中，我很快就明白了结构家庭治疗尝试在会谈中创造改变，而这些会谈常常带有很强烈的情感色彩。我看到萨尔在许多家庭中创造了变化，与此相比，策略派的家庭治疗则显得很平淡。但是，我无法让自己变得那么强有力。它需要在临床工作过程中的个人卷入实在是太多了。所以，我仍旧以保持一定距离的方式从事临床工作，并且想办法不要太频繁地展示自己的案例。萨尔一定感觉到我不太情愿展示自己的工作，但他并有对此做什么。我以一种被动的态度学习，即通过观察萨尔对其他受训者的工作来学习。

他并没有挑战我让我松了口气，但是我知道，我也因此失去了些什么。萨尔会通过挑战受训者的治疗风格来同他们工作，就像他通过挑战家庭的进程来对家庭进行治疗工作一样。就像他会选择挑战某个家庭成员，而并不会以同样的强度来和每个家庭成员工作一样，他也并没有以同样的强度和每个受训者工作。我私下里不禁会想，他是否认为我不够强大，以至于不能承受他这种强度很大的培训风格，或者他是否认为我的临床技能实在还没有发展出来，以至于根本就没有什么真正意义上的"风格"。无论出于什么原因，在头两年里，我的身上并没有发生什么改变。现在我想，之所以没有发生什么重大的变化，最根本的原因是，我太有所保留了，同样对我的临床工作也太有保留了，因此我没有给萨尔太多他可以工作的东西。我还没有准备好。

> 我想，在一开始吉尔和我对我们默许的这种相处方式都很满意。但是，在一开始我和他回避的姿态太过匹配了。我不认为他在第二年里学到了什么东西，至少没从我这里学到什么。或许我感觉到他不能够改变，或者不愿意改变，所有我对于他作为一个治疗师的成长的兴趣渐渐

消退了。我不知道为什么他还参加了第三年的培训，我也不知道为什么我仍然接受了他。但是，我很高兴我们两个都做出了那个选择。

无论我是否准备好，在培训的第三年，事情发生了极大的变化。米纽庆开始在那年的第一次督导时就开始挑战我。我的确有治疗风格，但是这种风格太柔和了。随后我知道，这一年和之前不一样了，或许是因为我所督导的案例的性质，或许是因为萨尔已经受够了我的沉默不语，或许是因为我准备得更好了。

如今，多年之后，我能够从其他视角来看这段经历。对于我来说，这一年是我发生蜕变的一年，是不仅仅让我痛苦也让我得到个人成长的一年，而且它对我有着持久的影响。我作为一个家庭治疗师，或许也是在我整个人生中，第一次尝试去对峙，去变得不那么前后一致，也变得更为真实。那一年里，我并没有很有效地去对峙我的家庭，但是种子已经播下了，现在我已经能够有效地对峙其他家庭。对峙仍然不是我所偏爱的风格，但是我对它已经不那么害怕了，并且也找到了去对峙的方法，让它能够和我基本的人格相匹配。尽管我的声音仍然是轻柔的，这一点我估计已经摆脱不掉了，但是，轻柔已经不再是观察者用来形容我治疗风格的首选字眼了。不过，相比在我的声音或风格上发生的改变，更本质的改变是我思考方式上的改变。无论我对一个家庭做了什么或说了什么，我总会用一种结构式的视角来思考这个家庭，以及什么样的干预会有机会改变这个家庭的结构。萨尔首先教会了我如何去思考。

我想，在这里需要重申的是，创造改变有许多不同的方式。对峙是其中一种。但是，挑战和对峙是两种不同的动物。你可以用柔和与支持的方式来挑战某种模式。在一个暴力的家庭中，柔和与彬彬有礼便是一种挑战。在一个喜好智力上的抽象概念的家庭中，变得具体化就是一种挑战；而在一个粗鲁的家庭中，温文尔雅就是一种挑战。我用来放大差异和鼓励冲突的这种特殊的技能被称为一种对峙。我想它要比对峙更为复杂。

我相信萨尔的想法，他认为他能教给我的最基本的事情就是让我变得更能进行对峙和挑战。他当然也这么做了。但是，他同样也教会了我如何在情感上融入一个家庭。我不认为他觉得这是他自己的一种风格。在他的培训中，他强调的是打破平衡和对峙，而不是融入家庭和建立联系的重要性。然而在他的工作中，两种都同样在行。萨尔教会我如何前进、如何后退，在何时近距离工作，在何时拉开些距离。他会把这种方式称为"放大和缩小"。现在，我可以使用这种技术了。我也可以在面对一个家庭的时候既能做到共情又能做到敏感，还能保护这个家庭。最为重要的是，当情感现身于会谈中时，我不再害怕它。有时我会发现自己和来访者一同流泪，不过这也没有关系。

一个治疗师必须从体验的层面了解这个家庭。他必须能够抵御家庭成员的需求。如果治疗师总是保持一种恰当程度的距离，他就会丧失这种体验。因此，督导的任务就在于教会被督导者如何通过观察家庭成员的反应来发现家庭成员是如何推搡和拉扯彼此的。我必须找到某种方法把吉尔推入这种体验中。

◎ 赫尔维兹一家

大卫·赫尔维兹22岁，因为使自己右眼受伤而住院。他会用自己的手指去戳自己的眼睛，只有当家庭成员发现他这么做的时候，或者当他的眼睛开始流血的时候他才会停下来。住院期间，他的治疗是抗焦虑的药物加上行为治疗。这种戳眼睛的现象很快就停止了，但是医生观察到，每当大卫在周末回家后，或者当他的家人到医院来探望他后，这个症状会重复出现。

> 在住院的18个月里，每当他和他的家庭重聚，症状就会重新出现，这太让人惊讶了。大卫一直都是公认的确定病人（identified patient）。

大卫是家中最小的儿子，他有四个成年的哥哥姐姐，都和父母住在一起。大卫和35岁的大哥赫伯，在父母的企业中工作。32岁的玛丽也有自己的工作，住在地下室的一套她自己翻新过的小公寓里。两个年轻的女儿，28岁的夏利和24岁的丽贝卡正在上大学并都有一份兼职工作。玛丽、丽贝卡和夏利都没有在家族企业中工作，并且各自有约会对象，和大卫、赫伯以及父母四人紧密关系的距离较远些。

赫伯特和斯特拉有一个看似十分传统的婚姻，赫伯特有自己的生意，而斯特拉则打理家庭。斯特拉因为人际冲突被数次解雇。她想要出去工作，但是赫伯特说她已经制造了那么多的麻烦，他更喜欢她待在家里，负责家中的事情，同时为他的生意管理账务。他们的家庭梦想是，所有的孩子最终都加入到家族企业中。斯特拉说，孩子们当然会结婚，但是她希望他们永远都会住在离自己的家不超过一个街区的地方。斯特拉说，当任何一个孩子远离自己的时候，她都会格外焦虑，特别是大卫，因为大卫从小身体就不好。赫伯特同样也很焦虑。他曾经有赌瘾，现在也会定期参加匿名戒赌者协会的活动。这是他最主要的社交活动。

第一次会谈是在医院进行的，所有的家庭成员都参加了。我看到斯特拉拥抱了大卫。他穿着医院的病号服。斯特拉跑向了他，用她的胳膊绕住了他，然后停下来拥抱了他，并且还把玩着他的胸毛。对这一切我很吃惊，让他们都坐下后，尝试把注意力都放在收集家庭历史上。如今我写这一幕时，我无法想象自己当时为何没有变得更积极主动一些。

每个家庭成员都把注意力放在大卫身上。他们说他是家里唯一的问题，并且抱怨他的行为破坏了所有人的生活。为了更全面地了解这个家庭，尤其是不以大卫为中心的那一面，我让他们告诉我在大卫生病前家中的状况。他们告诉我晚餐后家庭固有的模式：父亲要么去参加匿名戒赌者协会的活动，要么待在楼下；而母亲和孩子们会一同看电视，那台电视放在父母的卧室里。大卫常常会在床上挨着母亲坐，并且常常在其他孩子离开后仍然留在那里。

此时，我仍然忽略了十分明显的内容，并尝试让这个家庭更详细地描述他们自己。我问他们，如果一个电视制片人想给他们拍一部片子，制片人会选择什么样的主题。他们看上去似乎是一个"连体"家庭，一个"人人皆我，我皆人人"的家庭。这次咨询结束的时候，我拟定了一份治疗协议，其目的是帮助我重构他们纠结的关系。我告诉他们，在我看来，他们就好像一个串在一起的圣诞树装饰灯，如果一个灯泡不亮了，其他灯泡也都不亮了。如果他们想和我一同进行治疗工作，那么我的工作就会是让他们成为并联的灯泡，这样每个灯泡既能仍和其他灯泡连在一起，也能彼此独立。这个家庭对此显得很宽容："特奈尔医生，这么看问题还真不错，我们会和你一起工作。不过要记住我们是犹太人。"

开始督导

当时，米纽庆通过让每个受训者选择小组中的三名成员组成同辈督导小组的方式来进行督导。他的角色是督导这个小组。

> 我喜欢处于中心，并且以一种双向互动的方式和我的被督导者在一起。但是有时候，我觉得这会干扰所有受训者的参与和学习，或者说我个人的负担可能会太重了。所以我会让受训者以督导小组的方式工作，而让自己以一种距离更远的姿态来指导督导过程。我认为在那一年里，轮流使用两种督导形式为高阶受训者团体带来了新的刺激，并引入了新的学习维度。

萨尔无法不参与我所在的小组试图督导赫尔维兹一家的过程。每个人都像我一样，被其中的个体所具有的俄狄浦斯元素深深地吸引住了。萨尔直接批评了我，虽然说得不那么严厉。他说，我通过使用圣诞装饰灯的比喻来重构并不恰当，因为这是一个基督教的隐喻。他说这反映出了我自己那种英国新教徒后裔的四平八稳的性格。这一评论把在治疗中已经初露端倪的犹太裔和新教徒的主题带入了督导之中。萨尔同样也对使用故事的任何尝试所具有的效果表示怀疑。当时在家庭治疗领域，叙事治疗取向刚刚开始流行起来，我们中的许多人都会试一试这种方式。但是他认为，在这个案例中使用这种方式是无效的。面对赫尔维兹一家，我必须做得更多，从而制造一种能够产生改变的危机。

> 这个家庭的需要显然和吉尔的风格非常不匹配，这让我非常担心。这是一个对亲密感和忠诚有着强烈需要的家庭。它的内部结构带有极为强烈的情感色彩，但家庭本身对此却并不自知，也缺乏分化；然而，这

个家庭会对外界很防御,他们几乎会使用任何手段来维持他们互为一体的状态。面对这一犹太式的密集方阵,吉尔在尝试给出一些理智层面的评论。他的方式不会有效。这个家庭表现得就像一个好病人,要求治疗师给出建议。但是我曾经和这种家庭一同工作过,我知道对这种家庭讲道理将会如泥牛入海一般,有的时候还会把道理给挡回来,但是他们绝对不会让其影响他们自己的体验。

我很高兴吉尔和这个家庭一同工作。这对他是有好处的。现在,我怎么来帮助吉尔,让他对他们有帮助呢?

首先,我尝试让吉尔把这个家庭看成是自己的对手,让他看起来如此无能都是他们的错。他们创造了这种让吉尔在我和全班面前看上去不是一个称职的治疗师的窘境。我很希望吉尔能够发展出一种自我防御式的愤怒,并把这种愤怒带到下一次的治疗中。当我和全班都在他的脑中浮现时,他可能不会那么自发地使用他在逻辑层面的反应,而会让他所体验到的不确定的感觉带领他进入一种更主动地寻求新方式的境地。

萨尔说,这个家庭在把我碾成土豆泥。他要求我做些什么来引发结构上的变化,因为这个家庭所带有的症状非常严重。下定决心要制造张力的我决定从俄狄浦斯的主题下手。在下一次会谈中,我告诉这个家庭,大卫"无意识中"对父母的性行为很感兴趣。我把他的这种兴趣和戳眼睛的行为联系在了一起:大卫在戳那些本不属于那里的东西。

我并不以精神分析的方式进行思考,也并不相信这一假设。我用它来冒一次险,去引发家庭的反应。他们的反应是去问大卫这是不是真的。让我惊讶的是,他说,嗯,是真的。他曾经好奇过,并且开始询问他们性生活的细节。让我更吃惊的是，赫伯特开始详细地回答大卫的问题，直到斯特拉最后问道："大卫，这一切和你又有什么关系呢？"

相比这个家庭的对话，在观看会谈录像时，让萨尔更惊讶的是我的无所作为。即便我并没有鼓励，但也是允许父母和儿子之间就父母的性关系进行了一场不合时宜的对话。他攻击了我对俄狄浦斯主题的探索，说这过于理性了，并且说我同他们的谈话方式太彬彬有礼而且也太有耐心了。我让这次会谈脱离了我的控制。萨尔显然很愤怒，他站起来，假装把咖啡泼到我的头上，在其他受训者面前羞辱了我。

我完全惊呆了。难道我不是做了他让我做的事情？我增加了治疗的张力。我把禁忌的话题带入了会谈之中。一个正经的英国新教徒后裔已经让一个家庭去谈论性的问题了！萨尔还想要我做什么呢？

我想让这个用逻辑思考的人去体验乔伊斯式的语法，一种和这个家庭的方式更贴近的方式。吉尔"创新"的方向和之前没有太大区别。他仍然让大卫成为一个确定病人（identified patient），增加了父母对于大卫的思考和存在方式的兴趣，并且通过探索这一点，增加了家庭成员彼此间的亲近程度。与此同时，他仍然是一个好奇但却疏离的、理智的治疗师。

我感到很受挫。把我的空咖啡杯朝他的头上倒去是想引发一种恼怒的感觉，但是，我真的对吉尔很愤怒。我已经花了两年的时间尝试去培训他。他聪明而且有能力，但为什么就是那么冥顽不灵呢？部分的，我在使用一种策略，在我们之间创造张力和等级。但我也意识到，我真的是丧失了自己的冷静。

第十一章 重访"俄狄浦斯之子" | 227

现在我亲身体验到，当一个家庭的结构被挑战之后，这个家庭会有什么样的感觉。一个人井井有条的感觉完全被打破了。在旧的结构下企图重新整合是不可能的了，但是也没有什么新事物来代替旧事物。剩下的就只有强烈的焦虑。

这次督导后的几个小时对于我来说就是一种折磨。其他受训者劝我一起去吃午饭，然后把这件事摊开来谈谈。我谢谢他们，但是拒绝了他们的好意。我本应该回医院去的，但却在环绕着萨尔办公室的街道上走着，感到茫然失措、焦虑、无助。这个案例从一开始就让我感到无助，但是在那个下午，我所体验到的感觉实在太强烈了。萨尔最终成功地把我从自己的老轨道中挤了出来。但是，现在我又应该做什么呢？

当时，我没有意识到在萨尔对我所做的一切和我必须对这个家庭所做的事情之间的平行关系。我只知道，我必须做些不那么柔和的事情。但是，如果我把事情办砸了怎么办？如果大卫变得更糟糕了怎么办？如果他真的把自己弄瞎了怎么办？

我不知道事情是怎么发生的。但是从某种程度上来说，我的痛苦以及我对大卫会把自己弄瞎的担心成了治疗的焦点。我做出了一些非常基本的结构干预。我让父母坐在沙发上，让大卫坐在他自己的椅子上。每当父母替大卫说话的时候，或者他们插入我和大卫的对话时，我都会制止他们。我鼓励父母彼此交谈，鼓励他们不让大卫插入他们的谈话。所有这一切都是一些非常基本的结构派家庭治疗技术。但是，我从来没有在会谈中这么主动过。

萨尔说，这些结构派的技术不足以迅速地解除这个家庭的症状，也无法造成持久的结构变化。但是他承认，这对于我来说是一个巨大的转变。他保持了他自己作为批评者的角色，敦促我变得不那么柔和，要再主动点，他也承认我发生了改变。有意思的是，他注意到这种风格上的变化事实上正源于我是一个英国新教徒后裔，我对于边界和恰当的距离有着很清晰的意识。或许，我身上的这些遗产可以被作为一种资源来加以利用，而不是被视为一种缺陷。萨尔在一个家庭功能不良的舞步中找到了一小步，可以继续雕琢的一小步。现在他在我这里也发现了一种资源，这种资源可以有效地用在这个家庭上。

督导录像显示，萨尔和我坐得更近了。他更友好了，尤其是观看到我用一种新的方式来对待这个家庭时。他继续批评我，但也很支持我。这种受到支持的感受让我在和这个家庭继续交锋的时候能够冒更大的险。

> 吉尔在变化。这不仅仅在于他使用结构派对边界的定义。他开始有胆量去冒险了。他的解释不只局限在智力层面了。他的身体姿态表现出他的参与。在对家庭成员进行指导或者打断他们的时候，他会前倾自己的身体。

> 我很高兴他很清晰地感受到了我的友好。我一直都很担心自己在上次督导中的反应太过激了，所以我很高兴他觉得能够比较舒服地和我在一起。

米纽庆和这个家庭的咨询

我开始尝试将确定病人（identified patient）的标签从大卫身上转向斯特拉。我发展出一个主题，即因为父亲的忽视，母亲感到抑郁且孤独，于是就转向了儿子大卫。但是，这些理念仍然缺乏冲击力。我也从来没有直接告诉这对父母，他们的行为，如果不加控制，将会最终弄瞎他们的儿子。萨尔在一次张力很强的咨询中就是那么做的。事实上，在观看了他四年的工作中，我从来没有看到萨尔用这样大的强度去挑战一个家庭。

会谈之初，萨尔把大卫戳自己眼睛的行为称为一次独角戏，是为了父母他才那么做的。他的行为是同他们联系在一起的，而非和他内心世界的某些东西有关。"我是一个犹太人，"萨尔说道，"我很明白这些事情。大卫是一个好儿子，为了母亲牺牲了自己。这是一个由犹太演员上演的希腊悲剧。"

这仅仅是些理念，萨尔开始故意忽略试图插话的斯塔拉，用这种方式来打破权力结构的平衡。在她坚持要说话的时候，他会打断她。当她问，大卫的强迫行为是否与他吃了大量碳水化合物有关的时候，萨尔说这是疯狂的想法。大卫没有疯，疯的是这个家庭。此时，他离开了诊室。

这对父母开始争吵。赫伯特说斯特拉是个笨女人，谁都不想和她在一起。大卫没有说话，但是前倾身体，密切注意着父母之间的争吵。萨尔回到了诊室，并且用一种很戏剧化的方式对所有人刚刚目睹的一切做出了总结：一个在情感层面受到贬低的妻子，被丈夫所忽视，转而求助儿子的安慰，而儿子不得不用弄瞎自己的方式来保持对母亲的忠诚。那一刻，对大卫症状的理解完全形成了一种系统化的见解。通过弄瞎自己，他将会给母亲在她生活中赋予一种全新的角色，一个把她从父亲手上接过来的角色。斯特拉将会总是在那里帮助失明的大卫。作为最终的高潮部分，萨尔说，没有其他出路。大卫将会弄瞎自己，为父母做出牺牲，而斯特拉作为母亲将会成为他的眼睛。就是这样的。然后，他走了出去。

在咨询后的督导讨论中，我谈到，我最终得到了对大卫症状的真正意义上的系统观解释，这让我感到很满意。现在，这一切对我来说都很明了了。萨尔确实做到了真正的前后不一致。他说他并不在乎这个想法是否正确。重要的是，这个想法是否足够新到动摇家庭的结构。治疗是一个富有想象力的过程，它会让家庭用一种不一样的方式来思考和行事。一件事情是错还是对，我们永远无法知道。我又一次感到不太舒服。与此同时，这让我能够更自由地去寻找新的方式来挑战这个家庭。

> 在咨询中，我体验到在接近高度纠结的家庭时我总能体验到的那种困难。他们很合作，要求得到指教，而且似乎很愿意服从指导，但实际上他们会完全偏离这些指导方向。我必须用我的干预方式对这个家庭和治疗师同时造成影响。

> 吉尔在发生变化。但是，他仍然相信语词的力量。就像全能的主一样，如果他说话，就会有光。

> 如果情感强度很高，咨询是一种理想的模式。一个咨询者可以像一个撞了车就逃的驾驶员。他可以制造强烈的影响，但同时又不需要融入家庭和安抚家庭。所以我问大卫他为什么会住院。他说他正在好起来。我说他错了。他们把他作为一个疯子来对待，但是疯的是他的家庭。斯特拉重新讲述了他奇怪的症状，从而来为他辩解。我说，他是在保护她。当赫伯特攻击斯特拉的时候，我说他很残忍，迫使她去寻求大卫的庇护。每个元素都被解释成为推搡或拉扯某个家庭成员的举动。没有什么事情不是相互联系在一起的，没有什么事情是自动的。这种解释的"真实性"并不那么重要。重要的是在一个带有强烈情感色彩的会谈中，这些解释看上去都是有意义的。在这次咨询结束的时候，所有的事

第十一章 重访"俄狄浦斯之子" | 231

> 情都和大卫的症状联系在了一起。就像所有的悲剧中一样，所有一切都会最终导致不可避免的自我毁灭。大卫为了他的家人将会弄瞎他自己。吉尔用这一预言作为实施家庭干预的手段。

在之后的会谈中，我一遍又一遍地重复了这一预言。我用一种伤感但却无情的方式告诉这家人，最终大卫会因为斯特拉的缘故弄瞎自己。没有其他出路。

为了把我的注意力从他们悲惨的命运中引开，也为了拒绝基于大卫的症状进行人际互动的重构，这对父母反驳说，相比其他有问题孩子的家庭，他们的这出戏还不那么悲惨。我对此摇头否认。他们更悲惨，因为儿子是在有意地为了母亲而把自己弄残废。我显得彬彬有礼而且十分平静。但是，这对父母感到非常不舒服。

快圣诞节的时候，这对父母给我买了一个非常漂亮的皮夹。我觉得这像是一种让我退后的贿赂。所以，我婉拒了这份礼物。我说，如果在治疗的最后，大卫不弄瞎自己，我就接受这份礼物。

我的培训小组对我拒绝接受礼物感到很吃惊。但是萨尔支持了我的举动，这对我非常重要。他解释说，接受礼物通常而言是很恰当的做法，但是在这种情况下，我做的是对的。我觉得，他的支持不仅仅是认可我正确地处理了一个技术上的问题，更是为在私下里我能变得不温文有礼而感到高兴。我用了这个家庭无法预期的方式做出反应，这样，我便能够变得不那么前后一致，我点出了他们处境的严重性。

萨尔似乎也很满意我在之后会谈中的举动：我拿自己的基督教家庭和赫尔维兹一家做了比较。这个家庭当时正重复他们一贯的模式：

打断彼此的谈话,每个人都关注其他人的事情。我说:"是不是所有犹太人家庭都是这个样子?我告诉你,你们的家庭和我的家庭可不太一样。"这个家庭开始讨论基督教家庭的样子。我们看上去是多么的没有生气。我们在最困难的处境中也都一直保持镇静,但是我们从来都不表达对彼此的感情。

"你们说得对,"我说:"我们用不同的方法来处理困境,同样也用不同的方式来看待这个世界。你们让我感到惊讶的是,你们靠得很近,但是你们教给大卫的是,这个世界很不安全,而且他永远都不能够独立走自己的路。他永远也没有办法离开你们。对于一个英国新教徒后裔来说,这是一件很让人伤感的事情。我的家庭不会那么紧密,但是,至少我的兄弟和我都能够离开我们的家。"

后面的九个月里,这个家庭开始慢慢地发生变化。父母不再把大卫置于他们紧密的监视之下。他们继续争吵,但是大卫学会了不卷入他们的争执。他不再干涉父母的事情,也不再戳自己的眼睛。住院18个月后,他出院回家了。

在大卫的行为明显发生变化之后,大儿子赫伯,接过了成为父母中介的接力棒。之后的家庭会谈中,我指导赫伯如何置身于父母的关系之外,并且花更多时间和弟弟待在一起。不同的同盟关系就此形成,也划分出更为灵活的边界。大卫没有再出现症状。最终,他找到一份兼职,并且开始发展出自己的朋友圈。

萨尔与这家人会面的一年之后,他邀请我们所有人再做一次咨询。当萨尔坐在单向玻璃之后,这家人向我以及那些无法看见的观众解释了他们发生了多么大的变化。我表达了我的怀疑,怀疑这些变化是否是真实发生的，但是，这个家庭驳回了我的怀疑。所有的孩子现在都拒绝卷入父母的问题之中。夏丽已经订婚。赫伯和丽贝卡已经搬出去住了，而玛丽正在找公寓。萨尔回到房间，说这个家庭的确改变了。他问，为什么我觉得那么疑惑呢？显然，我对这个家庭的治疗工作很有效。

斯特拉提到第一次和萨尔会面的时候，当他说自己是疯子时，她是多么的愤怒。她说，现在她明白了，他当时尝试做的是什么，而且她很感谢他。对于我的督导过程，我也有着同样的感受。

后记：十年之后

在我和赫尔维兹一家结束治疗的两年后，赫尔维兹先生被确诊患上了肺癌，这个家庭又重新开始了治疗。六个月后，赫尔维兹先生去世了。在这段压力很大的时间里，大卫从来没有再戳过眼睛。他继续做兼职工作，并且参加一个日间治疗的项目。

赫尔维兹先生去世六年后，一个社工从另一个城市的一所精神病中心给我打电话，告诉我大卫又住院了。赫尔维兹太太被诊断为卵巢癌。没有人告诉他母亲的状况，但是大卫在家里看到母亲日渐消瘦，并且掉了大半的头发。因为得不到解释，他开始变得越来越焦虑。八年之后，他第一次开始再次戳自己的眼睛。社工说这家人希望接受家庭治疗，但是他们只想和我进行治疗。因为实际情况不允许，我建议他对他们进行一次家庭会谈，在会谈中让家人告诉大卫真相。会谈举行了，而大卫最后一次见到了母亲。几周之后她去世了。医院给了大卫一天假，让他能够参加葬礼。

赫尔维兹太太去世将近一年之后，大卫的姐姐丽贝卡给我打了电话。她想把赫尔维兹太太写的一封信里的部分内容念给我听，信是写给孩子们的，赫尔维兹太太让一位犹太法师在她的葬礼上宣读这封信。信中，她提到了曾经帮助过他们一家人的心理学家。他曾经告诉她，这个家庭让他想起了圣诞树上的一串装饰灯，这些灯被串联在一起，彼此联系得如此紧密，以至于一个灯泡熄灭，其他灯泡也会熄灭。这个治疗师说，他的工作是让他们用一种不一样的方式联系在一起。赫尔维兹太太在自己死后告诉孩子："尽管这次治疗对我来说是十分艰难的，但是他的确做到了用一种不同的方式把我们连在一起。现在，尽管两个灯泡已经熄灭了，我相信你们每个人都会继续发出属于你们自己的光芒。"

我讲述这个关于装饰树灯的故事是为了说明两点。首先，尽管它是一个"柔和"的干预，在当时也绝对没有引发赫尔维兹家庭中的任何变化，但是这个隐喻仍然植入了这个家庭女主人的心中。第二，在斯特拉发生改变的艰难的那年中，我也在一种并行的过程中经历着成长和变化，她和我对彼此都产生了持久的影响。这位女士在她的悼词中提到我让我十分感动。

这个案例在十年前遗漏的一点是，在治疗中所发展出来的根本的治疗框架（即儿子是出于对母亲的忠诚才弄瞎自己，原因是父亲忽视了母亲）是我自己的想法。治疗过程中所缺乏的是，用一种更强有力的方式来施行这一干预。萨尔在与这家人那次戏剧性的咨询中做到了这一点，说疯的是这家人，而不是儿子，儿子在这场"犹太演员演出的希腊悲剧"中注定会弄瞎自己。用他那种煽动性的方式，萨尔将我的干预射出了枪膛。在之后的会谈中，我的角色是用一种平静而严肃的方式去强化这个预言（"让我感到难过的是，大卫会弄瞎他自己，但是却没有别的出路"）。

这个家庭最终发生了变化。那么，我是否也发生了变化呢？萨尔是否成功地改变了我？一个简短的答案是，他开始了这一工作，但是并没有完成它。

就像我在最初章节中写到的，萨尔的督导教会我如何作为一个结构派的家庭治疗师去思考，而现在，我在勾画家庭结构地图这方面已经拿手多了。最终，萨尔并没有教给我如何像一个结构派治疗师那样去干预。坦白来说，用一把雪橇铲去砸碎一个家庭僵化的、功能不良的结构是我永远都掌握不了的工具。直接对峙不是我的强项，如果我不得不那么做的话，我能够用它，但是它不是我在进行家庭治疗工作时的第一选择，也不是我的第二选择，甚至不是我的第三选择。十年之后，我对此已经不感到遗憾了。

在那次特殊督导之前，我的治疗风格并没有得到很好的界定，而萨尔想帮助我发展出一种更独特的治疗风格。不幸的是，他想要我发展出的那种风格更多的是他的风格，而不是我的风格。在过去的十年，我重新找回并且培养了我那种"柔和"的声音，那种萨尔似乎讨厌的声音。尽管萨尔教会我像一个结构主义者那么思考，但我的风格却注定是柔和、共情且温暖的。我生来就是这样。现在不同的是，我会有意识地把我的柔和用作一种改变的机制。有些讽刺的是，我的柔和成为一种有力的方法，来促进家庭和伴侣在情感层面相互去冒更多的险。

对我来说，萨尔在这个案例上的督导比最初章节里看到的要艰难得多。为了让我对家庭变得更有力（也更具对峙意味），他增加了对待我的强度（和对峙）。为了让我对这个家庭感到愤怒，他在全班面前表现出了对我的愤怒。这是一个羞耻的体验。萨尔在当时并不知道，我私下里正挣扎在自我怀疑之中，那就是一个男同性恋是否能够成为一个家庭治疗师。萨尔对于我柔和的声音、软弱的干预和我无法做到强大和坚定进行的无情批评，在十年后看来，似乎是一个父亲形象又一次尝试"让我成为一个男人"。我对赫尔维兹一家的柔和以及对他们讲述的故事，在他看来，是我无能的表现，这让他感到恼火，正如他在最初章节中承认的那样，而且他决心要让我吃点苦头，从而变得更坚强。尽管他写道，"柔和而礼貌的"挑战是可以变得有效的，我的感觉是，他真的不喜欢我身上的这部分。无论如何，他并没有认真地鼓励我去发展对我而言更为自然的资源。

在伊索寓言中，风和太阳在争论，哪种办法能更好地让行走的路人脱下身上的大衣。萨尔绝对更像是风，而我则更像是太阳。一个治疗师需要既像风也像太阳，并且知道什么时候使用哪一面（Osimo，2004）。对于大多数伴侣而言，我都更像是一轮太阳，试图通过一种平行的过程，用我的共情、热忱和肯定化技术来帮助伴侣发展出这种特质，并将这种特质用在彼此身上。我尝试把伴侣引向一个不同的地域，这个地域带有更多情感而非行为的色彩，并且让他们留在那里，直接面对彼此而不是用什么防御性的手段。这种取向更像太阳，并不意味着它对于家庭来说就不是一个挑战，但是，对于处在战争中的伴侣而言，共情、热忱和肯定并不是他们期望从治疗师那里得到的反应。

在萨尔那里接受培训后的岁月里，我逐渐成为一个使用改良的结构主义模型并主要对男同性恋伴侣进行工作的治疗师（Greenan & Tunnell，2000）。对许多男性，尤其是同性恋男性而言，将自己的脆弱展现给其他男性十分困难的一件事。因为让一个治疗师去批评和有力地挑战伴侣之间的动力似乎并不恰当，尽管其整体目标仍然是提高彼此变得亲密的能力。为了更好地接近别人，一个人就必须要练习怎么做。大多数同性伴侣最不需要的事情就是一个处于权威地位的人来评判他们的行为，并且让他们显得更为病态。尽管"活现"是我工作最主要的一种方式，但我很少直接挑战出现的互补性情境，因为这只会增加每个男人的防御，并且把我视为他们的对手。

与此相反，我变成了一个对伴侣而言十分温和，却也很严厉的教练，往返于每个人之间，帮助他们戳破他们对于暴露自己脆弱一面的恐惧，探索这些恐惧到底是什么，然后促使另一方给出共情式的反应，而不是从更深层的联系和亲密感中撤退。一个纯粹的结构派会在这个时候退后，通过挑战这些男人，让他们去尝试一些不一样的事情，隔着一定距离来打破这个模式的平衡。在结构派的工作中，挑战已经摆在了桌面上，下面轮到这对伴侣想出一种自己的反应方式。而我仍然会和伴侣离得很近，并且治疗性的使用我柔和的声音来促进伴侣之间的对话，从而提高他们获得触及深层情感和亲密感的能力。从技术层面来讲，并且按照米纽庆广义的观点来看，这种治疗手段是一种打破平衡的方式，因为我在其中打破了一种老旧的关系模式，但这一动作是柔和的、支持性的、小心翼翼的干预，而不是一种坚硬的、对峙式的、挑战式的干预。

这又回到了那个问题上，即萨尔的培训是如何改变了我。萨尔在我身上触发了一个过程，让我去寻找自己的声音。在写最初的章节中，当我开始和赫尔维兹一家工作的时候，我害怕在情感层面和这个家庭太过卷入。我藏在一幅理智化的面孔之后，并没有去真正冒险。当遇到赫尔维兹一家时，这种疏离的风格变得更明显。大卫戳眼睛的症状太严重了，把我吓到了，导致我变得更为犹豫不决和谨慎，而没有办法采取行动。萨尔成功地把我从英国新教徒后裔式的保守中激了出来，让我投入到这个家庭中。但是，在他同我的工作中，我没有寻找到自己的声音。事实上，这并不是他的责任。就像米纽庆和家庭所做的治疗一样，他对受训者督导的任务是演示什么是不管用的，并且常常采用一种带有强烈情感色彩的方式。留给这个受训者的任务是：自己寻找答案。

尽管在赫尔维兹一家的案例中，萨尔对我进行的愤怒对峙促使我个人改变的进程，但是在寻找我自己的治疗声音的过程中，萨尔所做的一些事情更为重要。这就是在一年后，当我告诉萨尔我是一个同性恋时，他对我的肯定。这次谈话并不是安排的，也不在我的预期之中，是在某天的一次课堂督导中自然而然发生的。当时他正在观看我的录像，看到我无法挑战一对异性恋伴侣之间的动力模式。我猜想在当时，我感觉更好些，所以就直接说出了事实真相，即使这样就把自己脆弱的一面暴露了出来。于是我告诉萨尔，我之所以害怕挑战异性恋伴侣，是因为我是一个同性恋。萨尔暂停了案例督导。他鼓励我告诉他，作为一个治疗异性恋家庭的同性恋男人所感受到的焦虑。那天，他温和的接纳和支持实在是太重要了。在问了一些问题和仔细听我说话后，他看着我的眼睛说："是的，你是一个同性恋，而且你也是一个家庭治疗师。我真的不认为这有什么问题。你知道你在干什么。"

现在，十年之后，我把萨尔对我的挑战不仅仅看成是一个督导尝试让一个受训者去投入到一个来访家庭中，而是作为一种让我和他接触的方式。他对我表达愤怒从而让我对这个家庭感到愤怒，但是，在此期间我却对他感到愤怒。做这种类型的督导（和治疗）的危险在于，受训者（和家庭）会脱落。那年剩下的督导时间，我都花在愈合那天（即他假装把咖啡泼到我头上的那天）的伤口上了。当我用一种

第十一章 重访"俄狄浦斯之子" | 239

更结构的方式同赫尔维兹一家工作的时候,萨尔更主动地给了我支持。我开始尝试新事物,而他则给我加油鼓劲。我们没有在真正意义上讨论过或"加工过"那天的对峙,但是我们都用某种方式(现在仍然在)经历过一个治愈的过程。

萨尔的方法让我开始了寻找我自己的治疗之声的旅程,但是我仍然在想,他是否能用一种不那么让我感到羞耻的方式来帮助我。也就是说,我必须要说的是,他也在同我冒险,用那种他最为熟知的"刮大风"的方式来看见我身上的潜力并尝试把它激活,而这让我开始释放我自己,让别人参与进来,去尝试冒险。这恰恰是我现在让伴侣们去做的事情,即彼此投入地去冒险,但我的方式更像一轮太阳而非一阵风。

12

投身于熔炉之中

伊莎瑞拉·梅耶斯丁[8]

在艾萨克·巴舍维斯·辛格[9]的《燕特尔》中,一个年轻的女孩子为了满足她对知识的渴求把自己装扮成一个男孩子,因为在犹太正统教派的做法中,女性是不允许成为学者的。这个故事后来被巴巴拉·史翠珊改编成了一部电影。伊莎瑞拉对于知识就有着这样一种渴望。

我认识她已经有几个年头了。我们曾经在许多专业会议上见过面,她也曾经在她所执教家庭治疗项目的医院给我组织过一次工作坊。所以,当她来找我做督导时,我的第一个问题就是"为什么?"。很显然,她已经不再需要更多的培训了。她已经"朝拜"过几乎所有的家庭治疗学派:佩吉·帕普、古力山、维克兰、米兰学派、短程治疗、叙事治疗、结构派治疗以及一些我不记得的流派。

---

[8]伊莎瑞拉·梅耶斯丁(Israela Meyerstein),注册社工和注册家庭婚姻治疗师,是马里兰州的巴尔的摩市私人开业的治疗师。作为美国婚姻与家庭治疗协会一名认可的督导师,她已经教授并督导治疗师长达25年之久,并且在家庭治疗领域发表了一些文章,撰写了一些书稿的章节。

[9]艾萨克·巴舍维斯·辛格(Isaac Bashevis Singer, 1902-1991),波兰裔美国作家,1978年诺贝尔文学奖获得者。——译者注

而问题就出在这里。她几乎原封不动地把所有这一切都带在自己身上，她掌握的知识就像一本百科全书。她在每次会谈最后给出的米兰学派的处方包含所有必要的元素。它是中立的，把所有的家庭成员都包括在内，并且有积极的意义，能够指明变化的方向，而且还有不去改变这种矛盾的指导。她的叙事取向作为一种重新讲述故事的途径，从来都不会放过例外的情况。在短程治疗中，她总是持积极取向的。同样也熟知结构派做法的她会制造活现、打破平衡以及其他种种技术。但不幸的是，伊莎瑞拉的风格就像家庭治疗领域的现状一样：没有什么整合可言。

我觉得伊莎瑞拉从来都没有放弃过对任何新取向的探索，直到掌握了它为止。但在这之后，总是觉得仍有距离的她会开始新的追寻。我认为，她寻求我的督导便标志着一个新的起点。

对于我来说，她的风格有犹太法典派的味道。她会注意到家庭成员间的细节，用这些细节来构建优雅的叙说。她能够很自得地融入到人们当中，能够很好地以很近的距离和他们工作，并且是一个出色的解释者，所以家庭都喜欢她并且和她一同好转。因此，我的任务就有些复杂了。

我觉得，我无意间用犹太人的传统和伊莎瑞拉一起工作并且挑战了她。尽管她是一个谨慎的知识分子，我的反应是强调自发性和感受，这是哈西德派与法典派对垒，是治愈的神秘性和对意义的探索之间的对决。这需要伊莎瑞拉能够放弃她以理智为中心的姿态，把她的知识放在一边，而更多地把注意力放在她对一曲家庭舞步的个人反应上。我假定，之后她的知识会重新回来，并且整合在一起。

出于法典派的传统，我会评论萨尔的评论。尽管萨尔精准地把握住了我对知识的渴求和追寻，我不知道他是否意识到我寻求他作为督导是想结束我的追寻。我并不期望再去学习一个在目前而言新的家庭治疗流派或方法。我知道萨尔所要处理的是我，是我的治疗风格，是我对于自我的使用。我并不把萨尔视为一个"结构派"的家庭治疗师，而是把他看成一个由于丰富的经验和临床智慧，对整个领域有一种超越方法之上的整合知识的人。

> 坩埚/熔炉：是一种耐高温的容器，在这个容器中，经由高温、高压或其他一些催化剂的作用，会发生转化反应，从而改变物质的形状、强度和性质。在容纳这些转换性变化的同时，熔炉则会保持其结构上的完整性，并且不会和物质发生反应（Schnarch，1991，p.158-159）。

做了20年的治疗师和老师之后再次做学生，从而冒险投入到培训的熔炉之中，这看上去似乎是一次值得尝试的中年历险。最近，我对家庭治疗的理性知识已经远超越了我的体验能力，这让我感到不那么舒服。我开始怀疑，这些年来我在理论/临床实践上所做出的选择是不是只是一种品味上的偏好，而且还掩盖了没有发展完善的自我领域。

作为一个治疗师，我想要在家庭内部更自得地与激情打交道，而不是让愤怒或其他强烈的情感制造出焦虑，从而使我做出保护某些家庭成员，或者避免挑战某些家庭成员的反应。我希望能够重整我的视野、我观察过程的能力，在我看来，这种能力已经被对信念、内容和语言越来越多关注模糊了。如果我能重获这种能力，我就能更好地理解讲述的故事背后所上演的戏剧。作为一个督导，我希望能够更好地塑造我的能力，从而触及受训者独特的自我，并且帮助他们拓展他们现有的反应方式。在治疗和督导中，我希望能够在会谈中发展出更多的焦点，增加其强度。所以，我必须延展我自己。

我在一位督导那里想要寻找的特质是具有高超的临床造诣和智慧，能够以开放的姿态在理论和实践层面同这个领域的新进展角力，拥有整合的张力，并且对拓展治疗师的自我很感兴趣。更重要的是，作为一个打算把我自己放在他手中的雕塑师，这位督导本身必须具有一种值得信赖、值得尊重的特点，并且对我的成长感兴趣。

1948年我生于纽约，父母都是从波兰来的第一代犹太裔移民。他们在美国相遇，并且在二战前结婚。二战结束后，从军队服役归来的父亲得知他的父母和兄弟姐妹都在集中营遇难了。1947年我的父母因为急性阑尾炎而失去了他们唯一的孩子，一个3岁半的女儿。1948年以色列建国，我就是以此得名的。

当我的父母试图重整他们支离破碎的生活时，我对他们来说一定代表着一个新的开始。他们下决心要让我免受他们所遭受的痛苦。在彼此那里寻找到安全感后，他们致力于为孩子创造一个漫长而快乐的童年，或许是为了补偿他们所丧失的童年。

我的母亲是一个非常耐心、很会照顾人的母亲，坚韧而乐观。在常识方面聪敏而睿智的她对于我们的生活有巨大的热情，花了大量力气来指导我们。父亲是一个善良且说话温和的人，有很敏感的心。作为一个眼科医生，他很关心自己的病人和学生。他学识渊博且很有智慧，会说数种语言，还写过几本书。作为一个科学家，他似乎能够回答一个孩子能问到的所有问题。

我是三个女孩中的长女，两个妹妹分别比我小6岁和8岁。母亲和父亲的亲近让我成为一个严肃、负责，对父母的期望和肯定有些过度敏感的人。在我的家中，教育有着极为重要的价值。三个女儿都被鼓励要接受专业教育，但同时也要养育儿女。父母总是很支持我所取得的成就，但是很少鼓励我去冒险，或是在我身上加诸严厉的挑战。

我的家庭是一个宁静而保守的家庭。父母很少争吵。当出现紧张局面的时候，母亲会安抚竖起的翎毛。随着日渐长大，我总是把母亲视为强势的一方，而把父亲视为弱势的一方。只有当回首往事的时候，我才能够理解他做的不仅仅是支撑他自己。母亲很难容忍他的忧郁，所以会尝试让他快乐起来。后来的那些年里，父亲的心脏病控制了家庭生活，也主导了父母的生活。母亲用一切可能的方式来保护他，包括不受我们几个在经历青春期时的暴风骤雨的影响。她越发替父亲行使其功能，在我们成长的过程中，我们都带着父亲会去世的恐惧，所以当母亲生病并在65岁的时候因为胰腺癌去世时，无疑让我们感到震惊。父亲活了下来。在母亲死后，他开始转向诗歌，并且活到了80岁。

我觉得我是一个不好带的孩子，但是一个好孩子，总能获取家人的支持。或许，我之所以成为一名家庭治疗师就是为了更好地理解复杂的家庭内部构造。

我在纽约上大学，在那里结识了自己的丈夫，他把旅行、历险和更多的冒险行为引入了我的生活。他把我带出了我舒适的家庭小环境，以学生的身份在以色列生活，在那里建立了独立于双方家庭之外的、属于我们的生活。在25年里，我们一共孕育了三个漂亮的男孩子，每个人在外表和个性上都不同。我们最大的儿子现在要离开家了，所以说，在家庭周期中，一个新的阶段正在拉开帷幕。

在所有学派间的追寻之旅

我第一次接触家庭治疗是在1971年的以色列，当时我是哈德萨医院的一个志愿社工，在单向玻璃后观察家庭治疗。我掌握的语言很有限，这让我用眼睛去观察非言语的沟通，那些组织家庭互动的不可见的规则。和几个贫困家庭的工作教会我在不同文化中习俗是相对而言的，也展示给我情感层面的状况很少会和社会经济背景脱钩。

在以色列，我阅读了我可以找到的任何有关家庭治疗的材料。在得知我所观看的是阿夫纳·巴凯尔（Avner Barcai）进行的结构派家庭治疗后，我回到了美国，下决心要吸收更多的知识。当哈里·安普特（Harry Aponte）在我实习的机构进行咨询时，我积极地报告案例。我在社工领域拿到硕士学位后，第一个工作就是在德克萨斯州的加尔维斯敦。在那里，一小群富有热情的家庭治疗师在上个世纪五十年代发明了多重影响疗法。加尔维斯敦有一个让人激动且富有创造性的学习环境，家庭治疗在那里带着反机构的热情蓬勃发展。我和我的一个导师哈里·古力山（Harry Goolishian）合作治疗了几年。合作治疗是培训和治疗中偏好的一种模式。完成实习后，我被邀请去一个社区心理健康中心为辅助专业人员开设家庭治疗项目。

在加尔维斯敦，在寻求治疗家庭可用模型的过程中，新观念是受欢迎的。1975年，约翰·维克兰来此讲授一个全新且流行的短程治疗取向。这是我第一次体验到语言的诱惑，这是一个我不熟悉的新领域，在那里听觉和词语比视觉更重要。突然之间，治疗师们在会谈中开始在一个礼貌的距离之外做案例记录，以一种宁缺毋滥的方式治疗家庭，给家庭施行精心雕琢的干预方式。很少有人有兴趣去整合不同的模型，一旦有新的浪潮上岸，它便席卷了所有其他的观念。

1977年，我们重新回到东部，在阿伦敦（Allentown）落脚。我参加了在费城儿童指导诊所的在职研究生项目，拜在佩吉·帕普门下，因为我想要把她对"阻抗"的工作整合到结构派取向中。我开始对米兰小组感兴趣，对他们所使用的积极赋意、团队取向和更精致的认知风格感兴趣。团队取向看起来是对合作治疗的一种自然延伸，让我想起了加尔维斯敦的多重影响治疗。它加入了多重视角和治疗师的安全感元素，以此作为"集体头脑"的一部分。在我和其他人共同领导的一个独立培训项目中进行团体督导的时候，我发现小组合作是一个再好不过的学习工具。

在阿伦敦，由于我越来越能意识到在我母亲患病和去世的这一艰难历程中，我自己家庭表现出的模式，我也开始对有病人的家庭感兴趣。最终，我找到了一个在智力上和情感上都能牢牢抓住我的领域，我也开始寻求专业上的体验，希望这些能告诉我更多关于这个领域的知识。我和一个家庭医生合作，并且向爱德·弗里德曼（Ed Friedman）咨询，学习以鲍恩派的视角去看待围绕疾病行使功能的家庭。

上个世纪八十年代中期，我们搬到了巴尔的摩，我重新开始私人开业的工作，并且在当地一家精神病院开办了一个家庭治疗的培训项目。随着以问题解决为中心的治疗取向的兴起，我发现自己采用了一种积极的、和蔼的方式去面对家庭，这一切都显得与我的自我那么的和谐。尽管如此，当我跟随致力于问题解决的治疗、建构主义者的治疗和合作语言式的治疗，以及随后的叙事治疗理念这些潮流的同时，我开始感到自己有一种失去落脚之地的感觉，因为对于叙说和谈话的强调盖过了家庭互动过程的重要性。我希望能够在家庭故事和过程之间的关系问题上变得思路更清楚。也就是说，如何将家庭内部上演的不可见的戏剧同所讲述的这些叙说整合起来,当两者发生冲突的时候又该如何反应。我觉得我需要向自己澄清,什么是最根本的,什么是值得坚持的。

对于我来说,现实的本质是由发展上的限制、文化背景和性别组成的。我们生命中生物性的"事实",即时间会引入物理上的变化:体型增加,变得更复杂,会衰老,以及会死亡,这都会影响人类个体以及他们所构筑的和他人的关系。我追求的是一个不会丧失这些精华的家庭治疗,所以我开始了和萨尔瓦多·米纽庆的培训历程。

投身于熔炉之中

成为一个学生让人既感到自由放松同时也感到有些害怕。这是一次冒险,可能伴随的是自我暴露,最终被别人发现自己的弱点,感觉自己是一个失败者。

我第一次呈现的案例是我已经治疗了几个月的一对夫妇,我和他们的关系不错。爱德华是一所当地大学的教员,他很聪明,而且有很好的表达能力。凯西是一所护士学校的兼职教师,她是一个讨人喜欢、风趣且温顺的人。爱德华和凯西已经结婚14年,并有两个孩子。在他们非常传统、互补的婚姻中,伴随着幽默和情感。但是,当爱德华训斥凯西的时候,这些常常被愤怒、蔑视和绝望所掩盖。这对夫妇的模式是:丈夫会表现出一种自认为正确的责任感,而妻子则表现出一种带有反叛意味的不负责任的状态,特别是在金钱上。他们许多的互动都表现出这种模式。

他们的问题是:在凯西因为双向情感障碍住院之后,爱德华想要得到如何面对妻子这种疾病的指导。我所做的努力包括拓宽问题的界定，让问题不仅仅局限在凯西的诊断上，而是涵盖他们的生活，并且帮助他们就工作、经济和家庭责任这类问题进行协商。第一个治疗片断展现的是我鼓励爱德华如何在情感层面和他的妻子接触，让他作为一个同伴而非表现得像她过度负责的父母。我尝试通过向爱德华解释，他的做法会增加凯西不负责任的表现，从而说服他不再过度行使功能。

> 这个治疗片断表现的是一个聪明且语言表达能力非常强的丈夫，他说话的方式就像一个学者。面对伊莎瑞拉的解释，他很努力地去领会并且显得对此很感兴趣。妻子看上去很有礼貌，而且也很顺从。当得到鼓励的时候，她会参与到谈话中，但是却更喜欢以一种被动的方式保持微笑。伊莎瑞拉用理智做诱饵，和丈夫相谈甚欢，但是他们的对话却把妻子排除在外。

萨尔暂停了录像带，然后问小组的意见。他们认为我所处的位置太过核心了，像个专家一样说得太多了，而没有促进夫妇之间的互动。萨尔说："你所做的是把情感掩盖起来。你是用你的脑子在工作，太认知了，太多解释了。"然后，他用一种更带有挑战意味的语气问道："你是从哪里学到这些的？"

我感觉好像被扔到了一个充满冰水的池塘里。无论是从小组还是从督导那里，我都没有得到任何的肯定。我不得不对自己说："继续游，你最终是可以暖和起来的。你已经克服了暴露的恐惧，而且还活了下来。"

> 在这些话中我真的认不出我自己。我原先的决定是，出于对她经验的尊重，我对伊莎瑞拉的督导会多少与她强调认知层面的风格相适应，我会表现出克制与温和。或许是由于伊莎瑞拉在面对小组时所体验到的自我暴露感，以及她追求卓越的需要，使我强烈体验到的一种权威感。

第十二章　投身于熔炉之中　│　249

与这对夫妇的下一次会谈中，我很努力地通过鼓励凯西说更多的话，从而在夫妇之间制造一种更平等的局面。我内心感受到自己发生了变化，我更多地把这对夫妇当作一个整体来对待，试图让他们有更多的互动。但是，当我呈现这一录像时，我根本就没有看出这一变化。我不安地发现，我在鼓励凯西的时候，爱德华在点头，赞成我的举动。萨尔说："你太理性了。你对理性和语言的偏爱导致你和丈夫形成了一个同盟，而这一同盟则剥夺了妻子的权力。"

我在想，是不是一个注重过程的治疗师才会注意到这一点。仅仅注重语言是不是就会让过程变得不可见呢？这又会对治疗产生什么样的影响呢？

> 伊莎瑞拉对我督导的反应是增加和妻子的接触，关注她的需要并且鼓励她参与谈话。但是，因为她的风格仍旧是一种理智和解释的风格，与丈夫的风格非常类似，因此结果仍然是她和丈夫谈话，而让妻子感到自己很无能。

我们继续看了几分钟录像，包括我鼓励凯西和爱德华就经济问题进行协商的一个片段。萨尔提醒我说："这不是钱的问题，这是关系的问题。"

我怎么能够改变理智这一点呢？它对我来说是非常根本的特点。"这已经写进我的基因里了！"我抗议道。萨尔的回答是，并非要做什么人格上的改变，只要做一个特定情境下的变化。我开始和这个挑战较劲。我需要变得不理智吗？或者说理智的反面仅仅是感性吗？我意识到我找到了一些方法来突破我被束缚的思维和语言。

下一次会谈中，我决定塑造一个家庭雕塑，这可能会让爱德华意识到他所处的位置如此荒唐，也让凯西体验到她所感受到的不舒服。我让爱德华站在沙发上，用手指着凯西，同时教训她在经济上不负责任的错误。我让凯西跪在地板上，用一种半是忏悔半是叛逆的态度抓住自己的皮夹，而我则用墙上的镜子把他们看不见的这种模式展现给他们。

这个家庭雕塑对他们的影响很大。小组成员们很喜欢这个做法，萨尔也说："这很不错，"问这是不是我的新尝试，我是不是熟悉佩吉·帕普的工作方式。

我建议她不再使用理智层面的解释，对此，伊莎瑞拉的确做了一个非常出色的家庭雕塑。私下里，我会觉得做一个太出色的学生也是一个问题。既富有创造力又对所有家庭治疗学派了如指掌的伊莎瑞拉可以想到任何一种正确的技术，并且恰如其分地使用它们，但与此同时却不去改变自己的风格。这是一种技术上的变化，而不是改变本身。

我终于感受到我所做的一切有了回报，尤其是它代表了一种在治疗风格上的创新。我很高兴地展示了同一次会谈中后来的一个片段，这个片段中我把凯西极端的行为，尤其是她的不负责任，重构为一种"过度负责"，其目的是为了鼓励爱德华，让他们的孩子有一个很好的童年。萨尔怀疑这种精巧的认知重构是否会引起变化。

我得心应手的风格受到了挑战，而且还被彻底打击了。萨尔所传达的信息是，即便他挑战了我，他仍然站在我这边，但是他很清楚地指出，他期待我能自己解决这个问题。我不得不从我没有尝试过的其

第十二章　投身于熔炉之中　｜　251

他可能性中寻找答案。但是，挑战并非是唯一起作用的机制。如果我只不过是被打击了，那么我会感觉到自己陷入了僵局，无法动弹。萨尔的支持和挑战包括了如下的评论"你能很好地给出解释"，紧接着就是："但是它束缚你的手脚。""你说的话太多了！""更直接一些！""使用更带有比喻色彩的语言。"这种感觉像是有个人从一个新的方向不断给你打闪光灯，但是却不给你任何特定的指示。我意识到，我所掌握的认知技能并非是无用的，但是需要在此基础上有所拓展。

下一次会谈中，我花了更多时间来鼓励凯西讲话，去挑战爱德华以保护者自居的发言，打断他的训诫。凯西拒绝接受我让她变得更有力、更决断的邀请，说去改变爱德华根本是没有希望的。我让他们重新摆了上次的家庭雕塑姿势，把这个作为对他们的考验，让凯西重新调整姿势从而制造出更平等的局面。然后我让他们自己去决定是否要维持他们这种奇怪的姿势。

观看录像带时，萨尔指出了站在爱德华那边的需要。他也建议我鼓励凯西去教爱德华如何放松，如何寻找乐趣。

萨尔继续挑战我太注重他们所说的话这一点："用更多能让人吃一惊的比喻。你做的一切都很好，但是你应该跳得更远，冒更大的险。"就像这对夫妇必须超越他们的稳态范围一样，我也必须超越我自己的稳态范围。我所面对的下一个挑战就是如何跳跃。我在父亲的一首诗中找到了灵感，我意识到，作为父亲的女儿，我身上一定也存在诗人的痕迹。

诗人的一跃

一个诗人必须跳出
想象的一跃，舍弃
那散文体的地平线

在一个平面上
对动作顺序的处理。
要熟用量子物理学

来看待一个世界的四维空间
在那里，时间与空间通达的
是创造的核心。

如果你
想要模仿造物主，他那
在宇宙间造物的只言片语

让你的想象变得有逻辑，
一跃而
让自己藏身于字里行间

要当心你正在踏上
一片高原，那里有稀薄的空气。
你不小心便会跌入
一个平凡乏味的世界。

——乔治·戈瑞 （1990）

一个陷入僵局的案例，或者说面对失败的恐惧

萨尔觉得，爱德华和凯西所表达的情感是有限的。他怀疑我是否能胜任对情感更强烈的家庭进行治疗工作。我鼓起勇气呈现了一个陷入僵局的伴侣治疗案例，案例中的这对夫妇之间的互动让我毫无办法。这么做意味着我需要面对我对失败的恐惧，但是我接受了这一挑战。

杰瑞和苏珊是一对年近六旬的夫妇，在拒绝其他两位治疗师后到了我这里。杰瑞是一名工程师，而苏珊是一个图书管理员，最近在一次车祸后接受了手术治疗。对于杰瑞完全无法"理解"她的需要，而且也没有给她足够的支持和赞赏，她感到非常愤怒。尽管杰瑞全程陪伴苏珊进行所有的治疗，但他很少努力去和苏珊沟通。头两个月，苏珊会公开表达自己的需要，杰瑞也对此做出很亲密的反应。之后，两人的互动模式无外乎是苏珊表达攻击，杰瑞则摆出防御的姿态。在我看来，苏珊在言语上的攻击十分明显，但杰瑞那种让苏珊感到被评判和被遗弃的退缩和防御则不那么明显。

这对夫妇结婚已经三十年了，有一个刚成年的儿子。在他们婚姻的大部分时间里，杰瑞都因为患有各种各样的疾病而是夫妻中的那个生病的人。苏珊一直都是一个照顾别人的人，并且打理家里的大小事务。现在，她首次需要依赖杰瑞，于是他们就陷入了僵局。苏珊的愤怒和长篇累牍的攻击让我感到有些受不了，我很同情杰瑞的处境。

> 这是一对十分棘手的夫妇，妻子会批评丈夫的每句话，然后又指责他的沉默不语。当伊莎瑞拉试图干预这种愤怒升级的模式时，妻子会把她的干预体验为站在丈夫那边，所以她会挑战伊莎瑞拉。

在展示这一案例时，我总结了那些失败的干预，包括聚焦于问题解决，将"残疾者"的需求外化为一种共同的威胁，把杰瑞界定为一个需要练习的新手，以及把他们的愤怒描述为让他们免于暴露自己脆弱一面的手段。

> 让我又一次感到惊讶的是，伊莎瑞拉不仅能够自如地使用多种不同的治疗方式，而且能够演绎出彼此不同的味道。但是在她丰富的藏品中，这对夫妇身上的那根鸵鸟羽毛却是一个错误的选择。

我选择播放的第一段录像是我拿了一个大枕头，把它作为一个象征性的障碍物放在他们中间，以此来打断他们一方指责、一方防御的模式。我形容他们就像是在"战壕里"一样，陷在里面的妻子为了获得丈夫的注意力而不断发射导弹，丈夫则因为妻子的攻击而躲到掩体，这便是僵局。萨尔喜欢这一具体化的家庭雕塑。他说："你很有创造力。"这一席话触动了我内心深藏的价值感。萨尔觉得这对夫妇荒唐的模式和我尝试公平地对待两人的方式十分有意思，"你需要变得更荒诞一些。"从理性到荒诞的确是一次跳跃。但是，萨尔已经在我身上引发了一次不小的震动，并且堵住了我所有旧的方式。我承担着巨大的压力，让我必须去用新的方式来拓展我自己。

> 我尝试在一个治疗系统中引入一点距离感，因为在这个系统中，妻子因为所受到的创伤而感到很绝望，希望从所有人那里都能得到支持，但又会攻击任何提供支持的人。我认为，一种类似惠特克能够看到生活中两难处境的荒唐的那种能力，会在这对夫妇复杂的互动中创造安宁，并且给治疗师一些迂回的空间。

反复思考着"变得更为荒诞"的指示让我想到了两种干预方法，

一种是更认知水平且更疏远一点的干预方式，一种是更近身的、更行动化的方式。我汲取小组的力量，写了一封米兰学派的信，里面包含了积极赋意、直接和间接的建议、分歧的意见、对于变化的限制，以及一席荒谬的话嘲笑治疗师甚至会努力去改变这对夫妇的模式。但是，这一干预似乎对他们没有什么效果，他们仍然继续争吵。我亲身体验到，在面对这样一对有着高情感强度的夫妇时，那种更疏远的、很大程度上基于认知层面的干预模式是不够的。

> 作为米兰学派的一个干预手段，伊莎瑞拉的做法十分完美。但是在这个时候，也就是说，当这对夫妇无法对这种干预所具有的理智层面的内容做任何反应时，使用这种干预是不会有效的。

萨尔对于我继续依赖认知手段的做法表达了不满："你的前额叶太活跃了，我需要你去使用自己的边缘系统。"我尝试去创造荒唐。鉴于这对夫妇已经在情感层面上互相攻击，我给了他们一人一个玩具球棒，并且组织了一场比赛。两人不太情愿地玩了这场比赛。之后苏珊给我留了口信说她不想来了，因为觉得我没有去聆听她的感受。我回了电话，向她道歉，并且说服他们再来一次。下一次会谈中，我小心翼翼地听苏珊说她的痛苦、恐惧和受到伤害的感受。但是，和她站在同一边是个技术活，因为任何同杰瑞的接触都会被她看成是站在杰瑞那一边。我试图探索过去来改变目前的这种互动，但是苏珊不能容忍对她的过去带有任何审视意味的解释。只有当我描述了杰瑞对她的控制让她觉得受到惩罚的时候，她才觉得满意，而这时杰瑞则觉得自己受到了指责。我知道我成功地和苏珊站在了一起，但是我不知道杰瑞是不是还会回来接受治疗。我觉得苏珊在折磨我，我却不知道如何用一种建设性的方式让自己脱身。面对这一切，难道我还应该"用我的边缘系统去工作"？

我亲身体会到我在压力下的认知策略，或许是为了创造一种安全距离。估计这是一种天生的倾向，它在我多年作为一个"中立的"治疗师、自信的社工和一个相对重视个人隐私的人的过程中得到了强化。我是不是太理智了？或者说，我是在害怕，如果我表现得更感性一点，我不知道会发生什么事情？

我也在思考为什么我要学习做出这些跳跃。是不是有些人会在支持和指导的环境下学得更好，而另一些人则在接受挑战和感受迷惑的过程中学得更好？如果我在焦虑的时候会使用认知策略，那么这种制造焦虑的督导又怎么能够让我放弃认知策略呢？我认识到，我需要更多地呈现我的情感，使用我的感受，在和对方保持接触的时候去挑战对方。帮助我学到这些的是萨尔在挑战后所做的那个清晰的指示（"去使用你的边缘系统"），他对此做出的演示，以及他"在那儿"的存在感。

大脑的革新，或者说向边缘系统进发

在之后的会谈中，我坚持让我的情感带路：这让我有什么样的感受呢？这让我想到了什么呢？我决定关注我的感受，并且利用它们，希望我只要一点时间和加以练习就能够办到。我开始在会谈之前、期间和之后自由联想，在会谈中肆意地主动讲述自己的故事和做出反应。我开始理解什么叫"做到前后不一致"，生平第一次我开始欣赏惠特克。我对这一改变所带来的深刻影响而感到震惊。我以为我打开了一个潘多拉的盒子，却发现这是一个藏宝箱，并且发现了一种全新且有力的治疗资源：我自己。

下一次督导中，我再次展示了爱德华和凯西的案例。他们比以前的状况好点了。我诱发了一个幻想,凯西、孩子们和狗都挤在温暖而舒适的床上,而爱德华则在外边敲门,希望自己也能加入进来。我想要破坏凯西心目中那幅母亲和孩子们幸福地在一起的图画,这样她就会转而接近丈夫。我在想,他们年幼的女儿们结婚后或者她们只能和母亲亲近时,她们是否知道如何和她们的丈夫亲近。

米纽庆对这次会谈给予了非常积极的反馈:"我喜欢你,我觉得你是一个非常好的治疗师。我喜欢看你的工作,因为它们很复杂,就像《纽约客》(*New York*)中的故事一样。"然后他说:"但是你的语言对于这对夫妇而言太《纽约客》化了,特别是对这位妻子而言。"这种从支持到挑战的转化,萨尔实在太在行了,你在看到他挥杆前自己就已经上钩了。

萨尔喜欢前后不一致的"俱乐部"幻想,这肯定了我"使用边缘系统"的努力。现在,使用边缘系统帮助我能够去探索不同的渠道,能够自发地使用来源于自己的隐喻。我明白了我以前为什么没有办法"想到"隐喻,因为我的认知筛子已经把一切都过滤掉了。

去探索这一崭新的领域是很让人激动的。我发现自己通过将俗语具体化的方式富有创造性地制造出了独特的"雕塑隐喻"。我用一个枕头来制造"战壕",从而演示一种被阻断了的沟通过程;类似飞镖和靶子这类道具则让充满敌意的互动变得更戏剧化;一根打结的绳子描述了我双手被束缚的感受。用一种实体的雕塑方式来表达和外化一种对于关系的比喻描述似乎能够触及更深层的体验。

苏珊及杰瑞的下一次会谈中,我决心不让苏珊再折磨我。我坚持他们两个都只和我说话,从而减少他们之间没有任何积极意义的争吵。通过这种方式，杰瑞不得不在不为自己辩护的情况下去听苏珊讲述自己的痛苦和害怕，而苏珊不得不在杰瑞讲话的时候保持沉默。两人都谈到了在他们的关系中似乎已经失去的东西，以及他们对亲密和浪漫的渴望。我则把这一出互相拆台，然后不得不独自体验孤独的悲剧展现在他们面前。我挑战杰瑞，让他主动一些，我挑战苏珊，让她能够开放那么一点。在督导中，萨尔觉得这种降低彼此反应强度的方法是很有用的。

在下一次会谈中，杰瑞报告了他邀请苏珊外出约会了几次。我表达了对他的支持，恭喜他在苏珊不那么情愿的情况下仍然开始向妻子表达爱意。我把苏珊自己描述的那种"喷洒毒液"的方式重构为一种保护彼此的努力，即让彼此不必面对彼此的恐惧和暴露自己脆弱一面的尴尬。我把苏珊的那种逃避比喻为喷洒墨汁的章鱼，目的是把水弄混从而让自己认定的敌人不知所措。

之后，我放了一段会谈片断，片断中我打断了苏珊滔滔不绝的指责，让她用一段胶带绑住我的双手。我描述了我面临的两难处境：一方面我想要帮助她，而另一方面我感到很无助，因为她绑住了我的双手。萨尔欣赏我这种前后不一致的行为，认为这种延迟和重复的做法增加了会谈所具有的情感强度。他觉得苏珊认定自己是受害者，这维系了她的愤怒，也让她的愤怒变得合理。我将我所体验到的无助感放大的做法是一种挑战，这种挑战可能是她无法通过喋喋不休的抱怨来破解的。

苏珊打电话来取消了下一次的会谈，说杰瑞病了。听起来像是杰瑞重新变成了病人，而苏珊也回到了照顾者的角色中。苏珊表达了回来继续治疗的兴趣，但我的感觉是，他们之前关系的平衡已经被重建了。

萨尔若有所思地描述了我和杰瑞及苏珊的最后一次会谈中的风格："你就像一只蜂鸟，飞在一旁戳着语言的小细节，但是你应该去学会如何成为一只秃鹰。"他的话一语中第，因为我一直都感觉自己的会谈缺乏集中的张力。

◎ **从蜂鸟到秃鹰：有力地飞翔**

这仍旧是一个巨大的挑战，要求我去做我本就不能轻易完成的事情，那就是向暴风进发。蜂鸟娇小而挑剔，每秒钟扇动翅膀70次从而制造一种嗡嗡的声响。秃鹰是有力量且优雅的飞翔家，可以长距离地滑行却很少挥动翅膀。萨尔提出的秃鹰的形象以一种男性的富有攻击性的方式击中了我，让我感到困惑的是如何以女性的身份把它植入自己的风格中。

从蜂鸟到秃鹰也意味着变得更经济，用简约制造丰满。我开始说得更少，更多鼓励家庭成员互相交谈。我发现，如果我能够控制我自己的焦虑，不去过度承担责任，我的确可以耐心地坐在那里，最小限度地做出干预，而让家庭成员更多地做功。我的角色变得不那么核心了，更像是一种催化剂，通过延迟、重复和不回应人际互动来增加这些互动的强度。我感觉自己更有效了，做的事情更少，但是产生的效果却更多。我发展出一种新的自信来指导自己的飞行。这和过去那种小心的、紧张的、从认知层面去计划会谈的方式是十分不同的感受。我通过自发地使用我自己来确立了领导地位。

◎ **迈向治疗的领袖之路：带着想象力去构建**

萨尔给我最后的一次反馈是："当你过于仔细地倾听语言时，你就被困住了。为了维系你的主导地位，你必须在你对家庭的体验中把握重点。"倾听我内在的自我帮助我发现并界定那些内部的反应，并且把它们作为跳板来使用。我开始意识到，来自我想象力的灵感能够帮助我变成一个不一样的飞行者，飞越家庭被问题和困扰浸没的语言、心境、现实处境和恍惚。和家庭合作至关重要，但是想象力是一种关键的内在资源，它能帮助增强我治疗的影响力，尤其是它以一种动态的方式展现在家庭面前时。

这一年的培训接近尾声的时候，我感到有些难过。我意识到，拓展自己既非一件容易的任务，也不可能在短期内完成。就像乐队的指挥一样，我需要使用我所有的乐理知识。这次培训认可了我在治疗、督导和变化方面的知识。这次培训是关于如何跳跃的学习。对于我来说，能够在强劲的挑战和关注及存在感之间保持相互平衡的督导让我得到的成长是最大的。一旦在某个方向亮起闪光灯，而且我明白自己需要变化时，我就可以向挑战冲击并且获得进步。

就像对家庭来说，治疗师从来都不会消失一样，督导者也不会在学生的眼里消失。萨尔用直接和间接的方式教学。他给受训者制造出一种类似双重束缚的局面："你是这方面的专家，但是因为你太擅长这个，所以你就被困住了。"他用一种积极的方式来描述行为，随后又撤销这种行为的有效性。当他挑战某个人去冒险尝试新事物的时候，他会封住所有旧的道路，他利用关系所具有的积极力量创造出巨大的动力。一旦新的方式出现，萨尔就会把这些新方式稳固下来，然后发起新的挑战。

我的培训体验无疑在许多层面都是一次蜕变之旅：治疗技巧、风格、个人倾向以及原生家庭对我的影响。这个过程是需要热量和压力的，结果是成就了一个更为强壮、更为真诚和更抗压的治疗师，我也重新找回了我对自己的信念。当我带着感激之情回顾我在熔炉中的体验时，米纽庆博士个人对于家庭和学生的投入，对于人们有能力继续成长和拓展潜力所抱有的信念深深打动了我。萨尔强烈的督导风格给人留下的另一深刻印象是，当你离开熔炉后，你可以回首过去，为你自己做了这些让自己得以蜕变的事情而感到自豪。

后记：十年之后

我在"熔炉中"的督导体验是关于冒险、接受挑战和拓展我自己的体验。这次体验对我有很大的影响，它的涟漪也遍及我诊室之外的生活。随着时间的推移，有些影响已经消退了，但是它所开始的自我发现之旅至今仍在继续。

1994年开始接受萨尔的督导时，我最大的儿子正开始离家上大学。如今，我最小的儿子已经大学毕业，开始他在这个世界的旅程了。我处在一个不一样的生命阶段：处于空巢期的，有三个不同一般的成年儿子的母亲，享受与丈夫一起进行的新旅行，享受写作和在私人开业中同家庭及伴侣的全职工作。这些变化了的背景自然对我的自我发现旅程有着重大影响。

在接受萨尔培训的十年之后，我仍然把这次体验视为我专业生涯中的制高点之一。我期望跟随萨尔学习的梦想，期望在结构派家庭治疗方面更精进一步，以及期望理解我自己的风格的愿望促使我冒险让萨尔审视我的工作。萨尔努力帮助我在临床工作中发展出与我的期望一致的"整合"能力，但是他更明白这意味着什么。他知道，为了让我的工作变得更"整合"，我必须拓展我的治疗风格，也就是说，能够在治疗诊室里更多赋予我个人具有治疗效应的"存在感"。

我的督导体验相对来说是短暂的（1994.10—1995.4，共九次，当时是萨尔在纽约待的最后一年），但它却是高强度的，且充满着自我发现。萨尔知道我是谁，他支持也挑战了我过于精细的认知风格。他给了我压力，让我去延展我自己，去更多地依靠我个人在诊室中的情感体验。因为这本书的缘故我写下的简短自传帮助我去探索原生家庭在我情感风格上的烙印。督导让我经历了一次内部的"变革"，我开始用更大的创造力来自由地使用我自己。萨尔鼓励我去拥抱惠特克所使用的那种前后不一致的情感过程。我开始在会谈中使用自由联想，构造幻想，创造实体的家庭雕塑。我的焦点不再局限于分析行为的互动，而是扩展到对家庭成员相互使用的情感风格做出反应。当督导结束的时候，我能更多的使用我自己，这让我作为一个治疗师感受到了更多的韧性和灵活性。我能更舒服地面对挑战，也能更有效地使用它们。在面对学生时，我拓展了过去支持性的督导方式，根据他们的临床风格使用不同的焦点去督导。此外，从萨尔的培训中幸存下来后，没有什么能再让我感到惧怕的了。

萨尔对于"哈西德派的神秘治愈方式"的强调在某种程度上成为一种预言，因为1995年春天的培训结束之后，我几度受到皮肤癌的困扰，经历了重大的面部手术。我新发现的对情感体验的重视帮助了我，让我能够踏上一段充满惊喜的自我治愈之旅，让我这十年在精神层面有了重大的成长，也让我变得更为健康。一旦上路，我继续富有创造性地将我对精神性和疾病的兴趣用于为病人发展精神性学习/研讨小组，并将这一临床工作和我犹太人的背景结合。

洪贝尔托·马图拉纳曾经说过，我们无法预言变化的方向。这次培训后，在1995年的夏天，我出于兴趣加入了一支民间乐队，我们给自己取的名字是"Tammelers"（喜欢制造欢乐的噪声的人）。一开始我演奏吉他，然后玩遍了所有的打击乐器。我还会表演唱歌和舞蹈，所有这一切都需要自发地表达情感。有一天，我注意到自己用来装乐器的包和我带去纽约接受萨尔培训时用的包是同一个。直到当时我才意识到，在萨尔的督导和我自发地通过音乐来继续我在情感自发性方面的训练之间是有着联系的。

除了学习的愿望，我之所以寻求萨尔的督导还是为了能作为一个治疗师得到认可和承认。和萨尔互动，并且从他那里得到积极的反馈极大地增进了我在教学和督导中的自信及舒适程度。它也促进了我的自我表达，在之后的一些年里我发表了大量的文章和讲演便是最好的证据。我的自我感得到了拓展，而这帮助我向新的地方前进。

和萨尔的接触开始了一个成长的过程，但是，九次督导还不足以吸收结构派治疗所有的复杂性，也无法改变多年来一直使用的某种风格。我一直都相信，需要连续多年的培训才能完全整合新的方法。此外，一个人必须有着能够强化新行为的环境，而我私人开业这种孤立的状态不可能提供多少这样的机会。能够与会谈中的关系和情感过程保持高度一致，而不是流于对内容的关注，所需要的是对会谈录像进行严格的审视，连续的督导，或者和能够强化这种视角的同伴在一起。

和萨尔的九次督导中，他所做的更多是挑战我基本的风格，而不是解释或演示如何来拓展这种风格。堵住一条路会引发人去寻找其他的路，但是这却不会自动地把那些更可行的路放在你面前。这些新的方式常常需要被指出、被练习和被强化。对于我来说，如果萨尔能够给予更多的解释，给我的帮助会更大。不过，我也意识到，让我自己在治疗中更少地做出解释恰恰就是萨尔所希望的我治疗风格中出现的改变，所以，这一点或许也有异曲同工之妙。我非常明白，一旦我在治疗会谈中表达更多自己的情感，萨尔很快就会强化这些行为，从而把它们稳固下来。

培训结束之后到2003年之间，我尝试在每年夏天参加一次强化培训会谈，从观看萨尔如何治疗家庭来保持并强化我所学到的东西。但是，随着时间的推移，因为没有持续的强化，这些在我的技能和自信水平方面带来的积极影响有所减少。我最小的儿子在2001年离家之后，我结束了"实时"母亲的工作。然而，并不像我所期望的那样会感受到自己在专业工作上充满精力，而是发现自己想要休息一阵子。在从事了近30年的临床工作，并做了几乎同样长时间的教学和督导他人的案例工作之后，我感到我急需自我投资。我的反思告诉我，或许我应该把更多精力投入到教学和督导而非临床技能的发展中。我开始感觉到，我并没有像我原先设想或期望的那样从和萨尔的接触中得到"彻底"的蜕变。

2003年，我开始和哈里·安普特进行每月一次的督导，从而延续萨尔开始的那种成长过程。因为我是以一个彻头彻尾的系统治疗师身份开始临床工作的，我并没有在此之前接受任何精神动力学的培训，但是现在由于和哈里的工作，我开始对情感风格互动背后所蕴含的防御机制有更深的理解。这一深入觉知让我的治疗有了更多的"情感上的张力"。我也在学习如何把更多的注意力放在个体的个人责任和相互关联的责任议题之上。有的时候，我会发现，自己为了能够更好地对此时此刻的情感要素做出反应而忽视空洞的系统观观点，这种体验既让我感到不安，也是一种拓展自我的体验。我发现持续的自我成长速度十分缓慢，不过，家庭成员在会谈中所使用的纸巾数量有了明显的增加也是一个振奋人心的反馈。结构派家庭治疗仍然是我最主要的理论取向，但是我会在包含这个领域积累下来的技术智慧的"工具包"中自由地选择工具。

我一直都喜欢把自己看成一个终身的求学者，因为我相信，一个人不是成长就是停滞不前。萨尔在这方面仍然是一个鼓舞人心的榜样，他仍然在创新，在演化，并且走在时代的前列。我觉得，自己现在走在一条充满刺激和能够拓展自己的路上。我很感激萨尔是开始了这个过程的"引子"。直到今天，我仍然会抓住向他学习临床技术的机会。随着伴随年龄和经验而来的简洁与优雅，我希望接下去的十年或二十年能够让我更接近我的目标，那就是让我的干预变得更有效也更经济。尽管治疗常常不是一种艺术创作，而是充满了混乱与无序，但是我仍然期望自己的治疗能够成为一幅毕加索的画作，用简单而明晰的笔触洞悉万千玄机。

13

男人与依赖：一对同性伴侣的治疗

大卫·E·格林兰[10]

在我们的初次访谈中，大卫就让我知道了他是一个同性恋。他告诉我这一点甚至先于描述他进行的家庭治疗培训。他显然不希望把这一信息向我保密，我不知道他想让我怎么来利用这一信息。但是，这种对他自己的界定显然也界定了我——一个异性恋者。它创造了一个世界，在这里两个来自不同大陆的人就此相会，而界定这两片大陆的便是性取向。他也告诉我，他曾经当了10年的演员和导演。我对他说，我在生活中没有实现的理想之一便是戏剧家。对我而言，这在两片大陆之间架起了一座桥梁，不过我怀疑这对他没有任何的作用。这个有关自我界定的主题成为我们督导对话的焦点。

后现代主义引入家庭治疗的问题之一是，它对于多样性的关注。对主流文化权威姿态的挑战可能会制造出一个各方割据的世界，在这些小世界里，我们让自己能够不受"他人"的侵扰。

---

[10] 大卫·E·格林兰（David E.Greenan），纽约的家庭治疗师和心理学家。米纽琴家庭中心的教员，为服务于内城家庭的医院提供咨询。哥伦比亚大学师范学院助理教授，教授和督导家庭治疗领域的博士生。与另一位作者共同撰写了广受好评的《同性恋男性的伴侣治疗》（Guilford, 2003）。

大卫当时正在和一对同性恋伴侣进行治疗工作，他们选择大卫的一个重要原因是，他们相信因为他也是同性恋，所以他能够理解他们及他们的环境。大卫决定把这个案例带来督导的时候，他跨越了狭窄的文化小世界的边界，相信我能够尊重这对伴侣和治疗师的独特性，并能用我对伴侣的普遍性的理解加入到他们的世界。我欢迎他的决定，就像哈里·沙利文一样，我相信"在同为人类这一点上，我们的相似之处总比差异多。"这个信念没有否认存在差异，也没有反对多样性，而是包含了我们复杂人性的独特性。

正如在下面篇幅中呈现出的一样，这个过程是十分复杂的。大卫和我都不那么舒服。在一开始，大卫觉得，作为一个男同性恋群体的代表，他必须在我和其他督导的偏见面前为男同性恋"辩护"。而我则感觉到，为了支持大卫，我必须变得柔和，要很谨慎地做督导，很小心地挑战他。当治疗和督导同时推进时，我们学会去信任彼此的观点。当大卫更多地成为一个男同性恋家庭治疗师，来访者也不再仅仅是一个社会群体的代表，而更多地在互动中展现出自己独特的一面时，大卫的治疗也变得更复杂了。

我出生在二战末期，当时父亲所在的步兵团刚刚到达北非，准备入侵意大利。大约3年后，父亲回到位于新英格兰的家时，据说我在摇篮里哭喊着："那个男的是谁？"无论这个故事是否准确，它对于我有着象征性的意义。如何与父亲建立联系，或者如何与男性导师及朋友建立联系，都是我终身的挑战。在我的经历中，这方面并非独树一帜。在我的家庭中，男人知道怎么和彼此竞争，或者在某些任务上怎么合作，但是我们难以表达自己的感受，难以承认我们对彼此的需要。

海外归来后，父亲一头扎入工作，成为一个开业的小镇医生。就像他的父亲一样，他是一个出色的供养者。我是三个孩子中最小的，姐姐在幼时夭折了，哥哥比我大4岁，在成长上总是先我一步，我永远没有办法赶上他的脚步。我上初中的时候，他正考虑上大学的事。我开始上高中的时候，他已经离家上大学了。哥哥和我在我们的家庭系统中有着各自特定的角色。我的角色是在父亲缺席的时候顶替他。而他在场时，我的角色就变成了家里的维和人员。哥哥运气很好，得到了扮演反叛者的角色，这个角色是我暗中垂涎已久的。有很强的张力让我去扮演维和人员，让我难以脱身，这在起初也影响了我如何作为一个治疗师去同家庭工作。对于我来说，挑战家庭便等同于冲突，而冲突，尤其是男人之间的冲突，应该是被避免的。

天主教的那种父权等级观念在我这个具有凯尔特人血统的家庭中占据核心地位，和家庭中的情感动力息息相关。修女们教会了我教义，尝试把恭顺沁入我的骨血里，从而驯服我期望成为班级黑羊的渴望。在这个系统中，神父一直都是绝对且疏远的权威人物。问题是，他同样也是藏身于忏悔屏风后的那个难以捉摸的人。父亲的父母都是工薪阶层的移民，在我出生前就过世了。他们一直遵循他们的文化传统，即镇上最受尊敬的公民便是神父和医生。据说他们给了父亲两个职业选择，要么做神父，要么当医生。父亲选择成为一名医生，这对我来说是很幸运的。作为第二代爱尔兰裔的美国人，他强烈地感觉到自己需要融入这个社会，需要成功。在我们家里，从来都没有听到过爱尔兰腔的英语。

除了母亲之外，家庭中的女性包括外祖母和她的三个姐妹。她们很宠爱我和哥哥。在家中，女人是可以表达情感的。男人唯一可以有借口表达情感的时候就是他们喝了酒的时候，这样他们所吐露的感受就可以被归为"威士忌谈话"。这种习俗和另外一种文化禁忌，即反对同性之间的爱意，在我身上反复得到强化。成年后，当我需要从一个男人那里得到支持或关怀的时候，我时不时地要从浮现出的羞耻感和软弱感中挣扎出来。在孩童时所内化的那种没有被言说的信息，把我对得到男性关怀的需要等同于软弱和缺陷。我不认为这些感受只是因为我是一个男同性恋。当我和一个男人探讨我对于亲密感的需求时，我所体验到的那种羞耻是一个重复出现的主题，在和同性恋或异性恋男人工作的时候我都能察觉到。

原生家庭和文化的影响让我在之后选择成为一个家庭治疗师。另一个对我的职业认同起重要影响的是我早先在剧院里的工作经历。在返回研究生院成为一个心理学家之前的十年里，我接受了表演训练并且成为一个演员。我大部分的培训都来自哈根（Uta Hagen）和伯格霍夫（Herbert Berghof），他们强调，戏剧的精髓是演员能在表演中把自己想象成和人物是同一个人，然后来诠释出人类的行为。自我观察和使用自己，并以此探索我们作为人类所共同拥有的普遍体验，它们是真理的基础以及戏剧艺术的基石。对于一个治疗师来说，这些不是什么糟糕的培训。鉴于原生家庭的影响，我被一种鼓励表达感受的艺术所吸引也就不足为奇了。但是，演员的生活常常会陷入失业状态，这和我的家庭要求做到勤奋努力以及自给自足的价值观格格不入。

1986年，艾滋病的爆发让我体验到许多丧失，我因此开始作为志愿者和对抗艾滋病的个体、家庭进行工作。这项工作很有挑战性，也很让人满足，所以我决定重返学校学习严重疾病对家庭的影响。在研究生院学习期间，我也对小组动力进行了密集的学习。让我尤其感兴趣，同时也拓展了我早年的演员培训的是，有关平行过程和投射认同的概念。我学到，如果能够理解由团体所诱发的感受和行为，就能够对小组作为一个整体的心理过程有深刻的见解。尽管我在那时还不明白，这种训练将会成为一个跳板，让我在萨尔瓦多·米纽庆的督导下拓展我作为一个家庭治疗师的角色。

自研究生阶段之初的志愿者经历后，临床实习是我首次同家庭进行治疗工作。作为实习生，我们学习了同家庭工作的策略模型，在每次会谈中都会对家庭进行指导，并在最后布置问题解决为导向的家庭作业。督导是在单向玻璃后进行的现场督导。这是一种相对冷静的工作方式，会谈中的冲突被减到最小。我们预期在会谈间隙完成家庭所做的大部分工作。会谈常常被用来作为"检修时段"，来确定家庭的目标和监控他们在家庭作业上所取得的进步。用我的感受作为一种诊断工具来对家庭动力做出假设，或者在诊室中鼓励活现，从而观察家庭成员如何互相建构这些概念，这些并不是我作为一个家庭治疗师所运用的工具。

结束博士研究工作的那一年，我开始接收米纽庆的督导。我还得到联邦基金的资助去为内城有物质成瘾问题的孕妇发展一套系统的干预措施。我们为这些无家可归的女性所发展出的大部分干预都是基于这样的信念：如果她们能够承担负责任的女人和母亲的角色，那么她们就会有动机摆脱毒品。这些能够让她们及其家庭重新团聚的干预措施挑战了治疗界的传统观念，即认为自我治愈是戒毒的必要元素。同时，我也在同更为传统的家庭工作，也继续治疗男性伴侣，这是博士研究期间发展的兴趣。开始和萨尔瓦多·米纽庆督导时，我选择报告的第一个家庭是一个中产阶级的亚裔家庭。花几个月的时间，我才鼓起勇气督导男性伴侣的案例。回过头看，我意识到，在开始督导的时候，我就已经启动了对和男人一起时的脆弱感的防御。过去的感受、害怕暴露自己的无能、被当成冒牌货看待的感受就已经抬头了。尽管我觉得所有的男人都会有这种感受，但是对于男同性恋来说，它们的杀伤力尤其强大，因为社会常常鼓励我们以一种"虚假的自我"来表现自己，从而服从主流的异性恋文化。

男性伴侣和治疗议题

在漫长的冬季，我不知怎么就鼓起了勇气，在督导中报告了一对男同性恋伴侣的案例。我在初始访谈中就告诉米纽庆我的性取向，此时我觉得好像又暴露了一次。此外，我并不知道督导中的其他同事会有什么样的反应。最让我担心的是，这对伴侣会因为两人都是同性恋而被贴上病态的标签。

> 因为治疗的任务是去探索这对伴侣的独特性而非普遍性，所以这种保持彼此团结的需要不会有太大益处。

这对伴侣是30岁的艺术家罗伯特和37岁的财务总监塞缪尔。他们已经同居2年了。罗伯特直到20多岁才"出柜"，这也是他第一段有承诺的关系。塞缪尔说他在小时候就知道自己是同性恋了，已经有过几段长期的关系。

第一次见到这对伴侣的时候，罗伯特戴着一顶棒球帽，身穿一件运动T恤衫和牛仔裤，脚上穿着一双慢跑鞋，蹦蹦跳跳地进了诊室。他看上去远没有30岁。和他交谈很容易，他也很愿意告诉你他生活的细节。塞缪尔则穿着格子尼的西装，看上去很拘谨。他说自己在华尔街的工作时间很长，常常感到力不从心。他看上去很疲惫，而且比实际年龄老得多。

第一次会谈中，这对伴侣认为他们主要的问题是在沟通上存在困难。一年前，他们参加了一个结婚仪式，就像许多同性恋伴侣一样，他们还没有发展出把他们作为一个家庭来看待的仪式。尽管罗伯特显得很乐群，也有他们自己西式的魅力，但他们看起来都很防备。我很难让他们讲出他们所经历的任何特定问题。安全起见，一开始我就把他们当作个体来对待，而不是把他们视为一对伴侣。我选择画家谱图，这样就把焦点从这对伴侣身上转移到探索他们的个人历史上。

两人都是在西部长大。塞缪尔说，自己在一个上层社会的家庭中长大，家里到处都是古董和瓷器。他的家庭很难表达情感。情感主要是通过理智层面的言语争吵来表达。他在原生家庭中的角色是做母亲的密友，在她感到难过的时候"让她好起来"。我察觉到他在挑剔地观察我，而当我尝试把他们作为一对伴侣来挑战的时候，我感到他在拒绝我。

罗伯特说自己是被继父母养大的。他的家庭是一个情绪很不稳定的工薪阶层家庭，那里根本就不存在什么界限，而情感上的混乱更让他感到难以承受。他愤怒地讲，直到20多岁他都没办法承认自己是同性恋。他似乎在心理上并不脆弱，但是他报告自己曾有过情绪不稳定的状况。在大学里，他曾经因为抑郁问题而接受过治疗，但是毕业后他就再没有体验过任何的症状。两人都报告说曾接受个体治疗，并熟练地使用行内术语来证明了这一点。

这对伴侣共同体验到的一个应激源是经济上的压力。罗伯特在职业上陷入了困境，已经几个月没有卖出任何一幅作品了。他曾经干过一些零活，但是这些都不能够减轻他们的经济负担。从任何现实角度来看，塞缪尔的薪水是这对伴侣的经济来源，而且他看上去也把家打理得不错。有了这些材料，我觉得我们有足够多的事情可以做了。我们协议做八次治疗。

回避冲突

第三次会谈时，罗伯特说他因为即将到来的圣诞节而感到焦虑。上一年的圣诞节两人都过得不好。罗伯特说，这是两人在一起后他第二次和另一个男人发生了性关系。

上一周他们去了一个节日聚会，塞缪尔在聚会上喝醉了，这唤起了罗伯特过去的担心，即两人的关系会变得不稳定。塞缪尔说，他是在通过喝酒的方式来缓解工作中的压力。他同意把自己的饮酒量控制在一次不超过两杯。我同样也担心他们用第三者来缓解两人紧张的关系。他们同意在治疗期间不再有婚外性行为。

把这对伴侣的案例拿来督导时，我自己越发感觉到的无能和无效感让我很受挫。会谈时间一分一秒过去，我在上两次会谈的最后都曾尝试修补他们之间的差异，担心他们在下次会谈前就分道扬镳了。回过头看，我自己陷入了过去的信念之中，即人际冲突总会最终导致疏远。

好消息是他们报告平安无事地度过了假期。他们第一次作为一对伴侣一起过了圣诞节和新年，而不是各自回原生家庭过节。我说，伴侣在创造自己作为成年人的家庭时，是需要找到他们自己的仪式和传统的。我通过这种正常化的方式来支持他们的新行为。但是在每次会谈的末尾，都仍然会出现争吵的情况，或许这是在暗示，他们需要做些我还不允许做的事情。

> 大卫承担了两个任务，只有一个任务是具有治疗作用的。治疗任务是关于他和罗伯特以及塞缪尔的关系。但是，他也把自己看成了群体中

> 的标杆。他担心，如果他在治疗上失败，那么他会因为自己是男同性恋却无法治疗一对男同性恋伴侣而受到责备。
>
> 我曾经见过他和其他家庭的工作，在那些情况下，他把自己看成一个碰巧是男同性恋的家庭治疗师，而这个案例中，他把自己首先看成一个同性恋，然后才是一个家庭治疗师。

尽管我没有意识到，但是实际上，在我的督导小组中已经出现平行进程了。当这对伴侣开始让我进入他们的关系时，我对于让米纽庆把我视为一个家庭治疗师而感到很焦虑。督导中的同事们告诉我，我把这两个男人各自都描述得很清楚，但是，我没有告诉大家两人作为一对伴侣的情况。看到录像中的我看上去是那么平静，我自己也吃了一惊，因为我知道我很担心这对伴侣会被人贴上病态的标签，而且我会被视为没有能力。我也很惊讶地看到，我在督导中镇静的表现和塞缪尔在会谈中置身事外的表现多么相像，这又是一个线索，表明某个平行进程正在发生。

我保持了一种职业的姿态来掩饰我的焦虑和对被评价为无能的担心。但是，萨尔的第一句评论就浇灭了我的焦虑："我对于男同性恋伴侣知道得不多，而且也不确定小组在这方面有很丰富的经验。你需要来教育我们。"

> 我对这次督导很担心。我知道大卫不太情愿报告一个同性恋伴侣的案例，而且我决定不让我或小组中任何"同性恋恐怖"的状况使他感到尴尬或者干扰他作为一个治疗师的进步。所以，我在督导一开始就给他一个教育我们大家的任务，而抑制了我去评论的冲动，即去评论这对伴侣的互动模式，以及去评论大卫的大部分干预都是为了获得个体的深刻见解这样一个事实。

> 当然，通过避免进行直接的挑战，我也缩减了我督导的自由，而且无意中加入了大卫的回避模式。

萨尔的评论不仅授权给我，让我去承担我的角色，也帮助我关注可能是男性伴侣的典型动力，以及他们和异性恋伴侣共同具有的动力。我想到男同性恋认同形成的发展理论，以及男同性恋所经常体验到的那种被夸大了的维持其自主性的需要。一般来说，为适应文化的要求，男人都要独立。但是对于男同性恋而言，在和另一个男人的亲密关系中，对于依赖的需要可能会引发被贴上羞耻的标签的恐惧，即作为亲密的男性关系中的成年人，男同性恋可能会重复体验到许多童年的羞耻事件，回忆起被同伴和父权人物称为"娘娘腔"而被排斥的记忆。所以，当一个男同性恋在与另一个男人的亲密关系中体验到需要被包容和被安慰的需要时，他可能会拒绝这种需要，因为他会把这种感受和他已经内化了的、把他视为有缺陷的"娘娘腔"的这一由于恐惧同性恋的情感所施加的标签混淆起来。此外，像在任何伴侣关系中一样，依赖的需要可能会激起对融合和纠缠的恐惧。

我怀疑自己的干预是否让他们远离了把自己作为一对伴侣来看待的需要。萨尔肯定了我的恐惧。"我没有看到作为一对伴侣出现的两个人。他们否认自己作为一对伴侣的互补性。你强调的是同个体工作，但是我觉得在这对伴侣中，依赖是件好事。"之后，他说道："对于他们是如何做一对伴侣的，我很感兴趣。但是，我会和他们谈得很具体，因为这是会谈论'谈论'本身的家庭。他们会谈那些大而空的事情，所以我会转而谈论细节。你使用理智层面的比喻是没有用的，因为是和塞缪尔这样的知识分子打交道，他们在这方面可不是新手。"

离开督导会谈的时候，我在想自己是不是也陷入了一种相似的动力中，过于理智化自己的感受，从而来防御自己过于依赖督导的恐惧。我自己对被赞赏和被接纳的需要让我无法去冒险在治疗中变得更有创造力，让我一直在防御因为无法回答问题而让自己显得无能的那种脆弱感。当我继续和米纽庆以及这对伴侣一同工作时，我对自己这种在依赖需要上的"盲点"更清楚了。

> 对一个治疗师的风格进行督导是一件复杂的事情。其中的复杂性之一是，当我关注于治疗系统和拓展治疗师的治疗手段时，我可能会无意中触及被督导者个人生活的某些方面。我觉得，这种现象在大多数的人类交往中都会出现，尽管我能够意识到我进行督导的意图，但我并不知道我的干预对于个体来说是不是又一次打击。在这点上，治疗和督导也是相似的。督导必须尊重别人，因为他要为自己干预的效果负责。

一个月后，是这对伴侣案例的另一次督导。期间，这对伴侣做了三次治疗。这一次，罗伯特说自己感到很抑郁，并且对重复体验到青春期时那种想伤害自己的念头而感到焦虑，塞缪尔看上去则无精打采、面带愁容。他们的心境和前一次会谈中的状态截然相反，在那次会谈中，他们对彼此显得很热情而且也充满感情。这一次，他们报告在周末的时候和另一个男人"玩了一把"。他们去了一个跳舞俱乐部，另一个男人表示对塞缪尔有兴趣。于是，他们把这个男人带回了家，并且和他过了一夜。

我立刻被这种三人关系中的动力吸引了，并且觉得这件事可能会打破他们的平衡状态。我把这次会谈用来聚焦这件事情，并且把它重构为塞缪尔以自己的方式来"照顾"彼此的关系，但这个干预并不被他们认可。我对这对伴侣之间关系的理解是，塞缪尔把一个公开表示对其兴趣的第三方引入到关系中，是让他去调控他们关系中的亲密度。这个第三方暂时把塞缪尔解救了出来，让他无需不得不去面对罗伯特所感受到的情感空虚。这种动力可能也会帮助减轻两人对关系中的融合和纠缠的恐惧，因为在会谈中，让两人能变得更亲密的可能性增加了。

米纽庆介绍了这次会谈的另一种可能进行的方式。"当一对异性恋伴侣到我这里来只谈论性的问题时，我会让他们谈谈是谁洗碗的。相同的模式会呈现在他们所有的互动中。"在之后的督导中，他使用了罗夏的术语，说："我感兴趣的是细节，而不是抽象的事情。要从普遍性转到细节上去。"

> 此时，我确信大卫的意识形态阻碍了他的治疗。他在同一对同性恋伴侣会谈。我看到的是和所有伴侣一样的一对伴侣，通过日常事务的小细节，两人互动的是有关权力和亲密感的议题。

让我疑惑的是，那次会谈中，当他们报告参加三人性行为的时候，塞缪尔和罗伯特在用我之前没有看到过的方式交流。好像他们能够第一次听见彼此说话了。塞缪尔谈到，当罗伯特觉得自己是一个失败的艺术家时，他害怕自己需要去"修理"他，这种害怕让塞缪尔觉得难以承受。罗伯特也谈到觉得自己错过了青春时光，因为直到20多岁，他才开始和男人约会。他们互相交谈，带着试探的意味，谈论他们对于关系中的融合和过度投入的恐惧。我一直关注在关系中引入第三者所产生的动力，而错失机会去凸现他们有所加强的、倾听对方的能力。

萨尔主要关注的是我和这对伴侣的距离很近。"你在这一关系中创造了新的东西，这不错，但是你所看到的是危险。你和他们离得太近了。你对新事物的反应应该是去支持，而你却仍然使用了你的临床语言。他们正在发现彼此的互补性，把他们知觉为处在伴侣关系中的个体。去使用一种建构主义者的语言。'塞缪尔，你正在制造一个你可以信任的罗伯特。罗伯特，你正在制造一个同伴，但他不是去做你的爸爸。'你应该告诉他们，他们所做的事情非常好。去强调彼此的承诺，去强调他们发现自己真的是一对伴侣，然后去强化这一行为，这些都很重要。如果看到一个强化的好时刻，我会忽视那些不怎么样的时刻。否则你就会削弱这对伴侣刚刚形成的新行为所带来的效果。"

我没有支持我在那次会谈中观察到的新行为。这是我在理解如何建构关系上的一个盲点。

我再次进行督导之前的几周时间里，这对伴侣也做了几次治疗，他们又一次尝试了三人性行为。我创造了一种叙述，关注的是罗伯特需要在关系中通过拉入第三方的方式下一个大注，在情感层面把塞缪尔唤醒。因为我知道，许多男同性恋的伴侣都能够成功地协商去保持一种开放的关系，我也质疑了自己认为婚外情对于大多数伴侣都不会有好处的立场。

在我报告的那次会谈中，罗伯特变得很富有感情，而塞缪尔则有些无动于衷，说他太累了。

> 在我看来，这对伴侣之间的动力是：罗伯特是一个聪明的、要求非常多的、还挺孩子气的年轻人，而塞缪尔对他的反应则很小心谨慎。当

> 罗伯特生塞缪尔的气时，塞缪尔会放慢他的节奏，变得很学究气，采取一种疏离的姿态，激起罗伯特去寻求亲密感。

我察觉到塞缪尔让我感到有些恼火，我觉得他是在回避。我给了他两个选择。"我们可以结束这次治疗，或者你可以去喝杯咖啡让自己变得清醒些！"尽管我察觉到自己对塞缪尔的恼火，我也没能够和这对伴侣保持足够的距离，从而来理解和使用我的感受。

米纽庆对这段录像的反应是："当你尝试让塞缪尔参与这次会谈的时候，塞缪尔把你给惹火了。他就是那么对待罗伯特的。这给你什么启示呢？这就是这对伴侣的动力。去感受发生了什么，然后去用这些感受。"

我开始怀疑自己是不是又一次在试图熄灭情感，和我在原生家庭中一样，扮演了我所熟悉的维和队员的角色。塞缪尔对罗伯特很愤怒，我插入两人之间，把这种愤怒驱散了。就像萨尔指出的那样，我的语言甚至把情感作为一种非人的物品来对待。罗伯特说，当他和塞缪尔把另一个男人带回家时，他感到害怕。我说："害怕什么"而不是"害怕谁"，这样造成的结果是让他的情感脱离了他自己。

平行进程对我来说并非一个陌生概念，但是出于某些原因，我没有用我对自己感受的觉知来理解这对伴侣是怎么互动的。我还没能够自由地倾听和解释他们沟通的潜在意义。就像许多男人一样，我害怕如果强调他们之间的冲突，就会导致关系的破裂，而不是有机会获得更大程度的亲密感。

这次会谈的早些时候，塞缪尔抱怨自己很疲倦。他同样也提到了他们在经济上的负担。他不仅仅是这对伴侣主要的收入来源，同样也是管理家事的人，所有的烹调和记账工作都由他做。萨尔提议说，如果我不是和这对伴侣的距离太近，我可能会看到，塞缪尔所压抑的愤怒说明的是这一关系中真正不平等的地方。他一人担负了太多的东西，但是没有人听到他的愤怒。

> 对于和一对异性恋伴侣进行治疗工作的任何治疗师来说，如果伴侣中的一方承担了过多的责任，那么治疗师一定会去支持那个人。这种处境很容易就会被发现，而且这种关系中的不平等状况也会被探索。为什么塞缪尔作为这对伴侣中受到"压榨"的一方并没有成为治疗故事的一部分呢？这似乎是由于这对伴侣被看成是一对同性恋伴侣，而不是单纯的一对伴侣所造成的有趣结果。因此，伴侣中很自然的互补性议题会倾向于被忽视。

萨尔的评论给了我一点距离，所以我能够从一种适当距离的位置来看这种动力。"同性伴侣处于未曾被标记的领域。这对伴侣的互动方式就好像他们是平等的。但是，他们没有。一对异性恋伴侣可以讨论角色和角色颠倒的问题，而对于同性恋伴侣来说，本来就没有什么可以逆转的、清晰的角色存在。"

当春天到来的时候，这对伴侣表达了想终止治疗的愿望。在治疗临近尾声时，罗伯特找到了一份待遇丰厚的兼职，这帮助减轻了他们的经济负担。他们同样也协商了如何分工做家务，让家务分配更公平些。两人都报告在关系中的稳定性增加了。我们回顾了治疗的过程中所取得的成就，我也向他们保证，如果他们觉得有需要，他们可以再回来。

◎ 危机：获得深刻见解和亲密感的机会

随后的那个夏天，罗伯特的继父突然去世了。罗伯特打电话说，他想做几次治疗来处理这一突然的丧失。一对一的会谈关注的是他的哀伤。罗伯特的继父知道自己的儿子是个同性恋，尽管他很少承认罗伯特和塞缪尔两人的伴侣关系。我听到了一个经常从男同性恋那里听到的主题，即罗伯特因为失去了和继父亲近的关系而感到悲伤。罗伯特觉得，继父在他小时候就觉得他和其他男孩子不一样，但是，他们从来都没有谈论过他们之间所延续的这种疏远的状况。成年后，罗伯特觉得自己和继父很近。当继父的许多朋友在葬礼上告诉罗伯特，他的父亲曾经多次向他们夸耀自己的儿子时，他的感受很复杂。他们再也不会有机会交谈了，这让他感到难过，但是在他处理生命中第一次重大丧失的时候，他觉得继父接受了他。

与此同时，罗伯特也领悟到，他的愤怒常常会给人造成让别人疏远他的效果，以及他是如何习惯于孤立自己的，而这正是他活现原生家庭中一个重复的模式。在一次会谈中，因为他所问的问题太负责，我觉得无法三言两语回答，结果他因为我没能够迅速地回答他的问题而对我感到很愤怒。我们两人都很清晰地看到了这种愤怒的效果。当我试图解释在一次重大丧失时，常常伴随的是一种坐过山车的体验时，他显得退缩和沮丧。当我们探索他的感受时，罗伯特又一次体验到父亲的死让他感到的哀伤，以及因为我没有办法让这种感受消失而对我产生的愤怒。当他意识到，他的退缩将会导致我无法去帮助他的时候，我们探索了这种情况可能在他和塞缪尔的关系中也会造成相似的影响。

罗伯特对他的哀伤的反应，即他起初的退缩和之后的愤怒，是一个我在自己身上和许多其他男人身上所观察到的一种反应，这是一种防御。防御的是，当我们面对爱人的死亡时，我们所体验到的被抛弃感，这种感觉让我们无法忍受。我愿意看着他愤怒但却并不撤退，去探索愤怒的意义和它可能给其他人带来的影响，这帮助罗伯特在治疗结束时也度过了哀伤的阶段。不过，那时我并不知道，当这对伴侣继续接受治疗，当我们在一个新的水平上来探索他们是如何共同构筑这段关系时，这个工作会变得多么的重要。

◎ **继续做伴侣治疗：冲突导致成长**

那年深秋，我有几个月没见到这对伴侣同时出现时，罗伯特打电话来要求做一次伴侣治疗。我有些担心，因为我曾经单独见过罗伯特，塞缪尔可能会因此感到我更支持他的伴侣。但是米纽庆认为，继续伴侣治疗是可以的，只要他们回到诊室的时候，我能够小心地去支持塞缪尔。他建议，为了重新加入这对伴侣，让他们一起回顾罗伯特在丧亲治疗中所得到的领悟会有好处。

很明显，这对伴侣处于很大的压力之下。最近，塞缪尔重新在华尔街找了份收入非常好的新工作，但是，他的工作时间很长。他看上去精疲力竭，而且他承认，不仅仅是工作让他感到不堪重负，罗伯特在情感上对他的要求也让他力不从心。罗伯特反唇相讥，他觉得塞缪尔自从开始新工作后，就把自己扔在了一边。这在塞缪尔新公司最近举行的一次节日聚会上得到了证实。尽管这是一个对同性恋很宽容的公司，但是，塞缪尔在介绍罗伯特给自己的同事时说罗伯特是自己的一个朋友。

罗伯特因为这一自认为是对他们关系的不重视的举动向塞缪尔发起了攻击，我注意到塞缪尔退缩了。他的眼睛似乎飘向了远方。我被夹在他们彼此之间。我用比喻的方式支持了罗伯特，说"有个聚会在进行，他则觉得自己被排除在外了"。或许我是在用逃入理智化的方式来防御他们所表达的强烈情绪，我选择用一个解释来正常化塞缪尔的行为。尽管塞缪尔在"外出"工作，他仍然在这一公司事件中重新体验到过去曾出现的对同性恋的恐惧。我也谈到对于男性同性恋而言，每当他们"出柜"的时候，经常都会感到自己的自尊受到了威胁，特别是在主流文化的场景中。不过，我的本意并不是去平息这次会谈中累积起来的情感风暴。塞缪尔抱怨说罗伯特不能理解他，然后离开了诊室。他说他实在太累了，没有办法再进行这种类型的情感互动。尽管我同情塞缪尔在做一个公开的男性同性恋所感到的挣扎，但我意识到，到这次会谈的尾声，我在情感上站在了罗伯特作为"受害者"的那边。

督导中，萨尔对于我同这对伴侣所保持的一个适当的距离做了评论。他说，他在想为什么我没有办法站在塞缪尔一边，去支持他能够对罗伯特如潮水般的情感所做出的反应。被罗伯特的情感弄得疲惫不堪的塞缪尔选择封闭自己，而这增加了罗伯特对于被抛弃的恐惧。我是否能更近距离地和这对伴侣工作，而不害怕在会谈中失去我所处的等级呢？这个问题不仅帮助我理解了我对于这对伴侣的感受，也同时让我对我和米纽庆以及督导小组的关系有了领悟。在第二年的督导中，当我报告其他家庭案例时，我开始体验到自己能够更信任萨尔。尽管我仍然希望得到他的肯定，但我也更愿意去和他对话，而且也仍然能够感受到他对我的支持。这一更为复杂的关系如何能够转换到对这对伴侣的治疗中呢？让我们拭目以待吧。

就在圣诞节之前，这对伴侣因为工作和节日安排而取消了会谈。但在圣诞节前几天，罗伯特打电话说他觉得自己想自杀，而且要求进行一次个体会谈。我说我觉得见他们两个会更有帮助，但是他坚持单独见面。在这次个体会谈中，他透露说自己在过去的几个月里和一个雕塑家同事发生了性关系。最近，这个男人的事业开始有起色了，他觉得自己注定是个失败者。他担心，如果塞缪尔发现这段婚外情，他们的关系就毁了。

在确定了他没有自杀计划并且评估他没有真的想自杀之后，我和罗伯特签订了一个协议，即我们会在假期通电话。让我感到惊慌失措的是，他没有在规定时间打电话给我。我给他家打了电话。听到我的声音他很惊讶，告诉我他的感觉好些了。他和塞缪尔很享受他们的圣诞假期，他只不过是忘了在预定时间里给我打电话。我约他们下周见面。

与此同时，我和米纽庆做了一次督导。我主要的问题是如何处理自己体验到的挫折感和愤怒。整个圣诞节中我都在担惊受怕，而罗伯特则在享受他的圣诞节。我们制定了一个协议，但是他却没有遵守。萨尔的思考是："罗伯特坚持把自己视为一个受害者。他对自己的行为不负责。你跑过去帮助他，但是他却把你的手给打掉了。这就是他对塞缪尔做的事情。"然后，我和萨尔探讨了我应该怎么处理那个婚外情的秘密。我们两人都觉得，在这个时候揭露这段婚外情是有害的，只会加重罗伯特选择做"受害者"的角色。我们共同认为，这次婚外情对于他们的关系不会产生威胁。

进入下一次会谈的时候，我觉得我已经充分领悟了我自己感受的意义，并且能够使用它们来帮助伴侣探索在他们的动力关系之间可能存在的平行进程。但是，会谈从来不会和你预想的一样。罗伯特一个人来了，说塞缪尔因为严重的感冒而卧病在床。我决定以这次会谈来聚焦我们之间的关系，与我在夏天时和他工作的方式类似。这次会谈中，他能够鉴别出他自己所感受到的愤怒，以及因为情感上的不堪重负而感觉到的怨恨，并且意识到，他在用婚外情的方式来平复这些感受。向我求援后又拒绝我的帮助，这只不过是增加了自己体验到的无助和孤独。这种动力模式唤起了他童年的记忆，即处于一个情感纠结的家庭，没有多少空间来满足自己的情感需要。通过拒绝我所提供的帮助，他重新创造了类似的动力，即施虐者和受虐者之间的关系。正如萨尔在下一次督导中所观察到的那样，我们两人都不清楚，在这种"受害者"的角色中，罗伯特会从塞缪尔那里赢得多大的权力。

在下一次会谈之初，这对伴侣提到了在他们和其他两对伴侣一同吃饭时，他们两人的一次争吵。罗伯特曾经同意当塞缪尔准备晚餐的时候，他会打扫房间。但是当吃饭时间快到了的时候，让塞缪尔很生气的是，罗伯特根本就没有打扫房间。这次会谈中，罗伯特开始向塞缪尔说教，说自己是多么喜欢按照自己的节奏来做事情。如果房间没有因为聚会而打扫得很干净，那也不是什么大不了的事情。我又一次观察到，当塞缪尔让自己远离罗伯特时，他的视线飘走了。

我站起来，走向这对伴侣，然后让塞缪尔跪下，让罗伯特站起来并且继续讲话。这一简单的动作产生了强大的效果，因为它让这两个男人明显地看到了他们正在构建的动力模式。塞缪尔在一开始很高兴，但是当罗伯特让我知道，我的行为让他感到多么愤怒时，他变得若有所思起来。我说，我觉得他在向塞缪尔说教，但是却失去了听众。如果这是他希望对塞缪尔产生的影响，那么他就可以继续，如果不是，他可能就需要探索一种不同的方式和塞缪尔沟通。

罗伯特拒绝说话，变得退缩起来。两个男人看上去都很不安，好像有什么要爆炸似的。我决定不回避冲突，而是相信萨尔的建议，即当治疗师愿意打破系统平衡的时候，常常会出现改变的机会。我使用了自己对这次会谈的体验，并将我的感受告诉了罗伯特。我说我觉得伤害了他，我没有意识到我要小心地对待他。我也观察到，他在会谈中很快就成为一个病人，而这似乎会把他孤立起来。当时间到了的时候，我让这对伴侣想一想他们是如何为彼此创造出这些角色的。

这一会谈标志着我作为一个家庭治疗师的表现发生了巨大的变化。我没有去谈论情感和回避冲突，而是使用伴侣动力间"此时此刻"的活现来做出干预和打破系统平衡。我没有去谈论情感，而是通过在身体上让伴侣做动作的方式来强化情感。罗伯特体会到，在塞缪尔那里充当"受害者"能够给他带来的权力。塞缪尔亲身体验到，因为权力上的不平等，他从罗伯特那里撤走了。尽管这花费了我大量自我监控的精力，但是我也并没有尝试在他们离开时去恢复系统的平衡。

下一次会谈有了全新的感觉。塞缪尔开始第一个说话，这可是个新举动。他谈到自己觉得很倦怠，觉得自己很难允许自己受到别人的安慰。他把这一点和他的童年以及在他的英国新教徒后裔家庭里所存在的规范联系在一起。在他的家庭中，需要安慰会被视为一种性格上的缺陷。男人应该喜怒不形于色。

我从来没有听到塞缪尔那么坦诚地讲话。期间某个时刻，他开始因为自己在艾滋病爆发后失去许多朋友而哭泣。对于他来说，这是一个新的行为。但是，罗伯特仍然用他们熟悉的模式做出反应。他开始独白，给塞缪尔提建议，谈他认为提出自己的要求会很有用。

一两分钟后，我察觉到塞米尔开始退缩了。我打断了罗伯特，问塞缪尔的感受是什么。他说："我觉得像是在学校听课一样。"我问他，罗伯特怎么讲才能不让他有这种上课的感觉。塞缪尔回答说："我想，说些别的可能会有帮助，所有这些话都是以'我想要'开头的。"我问塞缪尔，为什么这会让他感到愤怒。此时，塞米尔从一种对他们的关系进行共同构建的谈话模式转向了一种内省的独白模式。剩下的会谈都在关注塞缪尔不能很自如地让罗伯特支持他。我把这个解构为对这对伴侣的挑战。塞缪尔能不能放弃他照顾者的角色，而让罗伯特来照顾自己？

此后进行的督导提出了许多问题，但萨尔没有提供任何回答，这让我感到不太舒服。"这次会谈不错，但是我总会要求做得更复杂一点。罗伯特只是从自己的角度出发来讲话。塞缪尔说他不相信别人会听他说话。当他对罗伯特说：'你从来都是说我，从来不说我们'的时候，你为什么不去支持他呢？"

我的回答是，或许我不相信我所看到的东西。"你看到塞缪尔改变了。不要相信如果你站在塞缪尔那边，他就会接受你。他们在不同的水平工作，在用新的方式做出反应。现在他们在做治疗。"

督导过去很长一段时间后，米纽庆的挑战仍然在我心里回响，而我没有办法找到一个聪明的答案。我发现，有些答案可能在于我渐渐能够更自如地面对一种更动态的治疗模式，它会在情感层面激活家庭，让他们去发现新的建立关系的方式。这种治疗需要我在会谈中把我的整个自我都用上。它是受理论驱动的，但它不仅仅是谈话治疗，它是一种主动的治疗方式。它是一个活生生的剧院，有着各种各样的演员出场，也就是说，人类生存的这出大戏在治疗时段里把它的整个复杂性都表现了出来。

答案的另一部分和信任有关。我要更愿意地去相信我要求这对伴侣做的事情，把信念注入到没有脚本的会谈中。我需要相信治疗时段所具有的神圣性，相信它能够揭示某些我们在同作为人类的体验中所共享的某些普遍真理。这不仅仅需要使用自我，还需要相信人类成长的潜能，相信在"我们"中所蕴藏的集体智慧。我也必须学会去相信，我没有负责回答的责任。我的角色是打破系统的平衡，去开始提问。

剩下的答案与作为一个男人的我，以及我所知道的男人是如何协商权力和亲密感，如何意识到对依赖的需要有关。无论是同性恋还是异性恋，男人都被教化要变得强大和无敌，那么我们又怎么去处理我们不可避免会体验到的软弱和脆弱呢？去和受害者的角色认同是否强过去冒险为了变得强壮而接受挑战呢？我们如何去容忍同时有力量又软弱的感觉，如何容忍同时体验到独立和依赖的需要？这些感受似乎是如此不搭界，是否真的是同一连续体的不同部分？处于一段亲密关系中的男人又如何共同来解决这些冲突呢？

在这一章节要结束的时候，我无法假装我已经找到了所有这些问题的答案。但是我可以说，罗伯特和塞缪尔找到了一种新的关系方式。当他们彼此的角色更加丰富时，他们不再那么害怕融合和纠结。他们变得更能够接纳彼此的互补性。塞缪尔喜欢他的新工作。罗伯特喜欢在做雕塑的同时捣鼓他过去的兴趣爱好，这也没有关系。他们更能够容忍彼此的差异，与此同时也更能够彼此支持。他们基本的人格与他们和这个世界建立关系的方式并没有改变，但是，他们看上去能够更自如地与不如意相处，能够不再把满足彼此的需要看得那么危险。他们更觉得他们是一对伴侣，而在他们结束治疗的时候，我也有同样的感觉。我觉得自己能够更自由地进入和挑战这个系统，即便我

第十三章　男人与依赖：一对同性伴侣的治疗　|　289

的角色常常更多的是作为他们家庭过程的旁观者，或许就像一个支持他们成长的大哥哥一样。

通过提供一个安全的地方来探索人类关系的方式，摆脱了家庭治疗过程中任何引导对治疗师造成的影响，萨尔为这种行为做了示范。督导过程中，我越发相信关系的强度能促进成长。督导中所给予我的接纳和洞见让我不再那么恐惧作为一个新上任的家庭治疗师所会感受到的无能和羞耻。同时，萨尔正常化了一对男性同性恋伴侣所具有的动力，在对处于亲密关系中的男同性恋的独特特征保持尊重的同时，也把他们的动力放在所有伴侣都会遇到的困难的这个背景下来审视。他表达了对我作为一个家庭治疗师的信念，同时也挑战和鼓励我用更为复杂的方式思考。我担心挑战会造成距离，这种恐惧在督导和治疗中都有了一种矛盾的治疗性的效果，即缩小了心与心的距离。在接收米纽庆的督导之前，我所体验到的恐惧和这对伴侣在治疗初期所表现出的不信任如出一辙的。主流文化对男同性恋的边缘化把男同性恋伴侣孤立了，他们也的确在现实中体验到孤立和社会对他们的歧视。治疗把重点放在正常化他们对于关怀和依赖的需要，并且拓展他们角色上的互补性。当他们离开治疗的时候，我觉得他们在关系中更平等了，无论是对彼此还是对我，都是如此。与此同时，他们也不再丑化彼此，能够更好地接受他们的现状——一对处于协商早期关系阶段的年轻伴侣。和治疗平行的是，我在督导中所体验到的动力，即一个年长的导师，他尊重我，但仍然在挑战我去成长，在我跌倒的时候耐心地对待我，并教导我去发展新的能力。治疗和督导结束时，在和这对男性伴侣的关系中，我也体验到一种类似的信任和尊重的关系。

后记：十年之后

从哪里开始说起呢？一切照旧，但一切又都不一样了。

一方面，一切照旧。在重新阅读我十年前写的内容时，我很惊讶地发现，那时我和男性伴侣一起工作，在我探索更广大的背景时，我就已经开始考虑男性同性恋认同形成的岔路口和男性性别社会化的问题。十年后，我和吉尔·特奈尔共同撰写了《同性恋男性的伴侣治疗》(Journal of Systemic and Strategic Therapies; Greenan & Tunnell, 2003)，这本书关注的是同样的动力。（我猜想，萌芽期是无法缩短的）不幸的是，尽管在男同性恋的权力上取得了一些进步，但是，男性同性恋伴侣和十年前一样，在同性恋家庭尝试创造一个稳定的长期关系上，面临着异性恋主义和同性恋恐怖所形成的挑战。

另一方面，一切都又不一样了。十年之前，作为一个家庭治疗师，我缺乏经验，也很幼稚。当我改变职业成为一名心理学家的时候，我已年近中年，在萨尔督导我时，我只有两年家庭治疗的经验。我发现他是一个男同性恋的盟友，也没有重演早年许多男同性恋和男性权威相处时所发生的羞耻经历，我感到很舒服。此后，我开始相信，他能够帮助我克服一个初出茅庐的家庭治疗师所具有的局限。他对我的第一个挑战是，认为我需要去学会如何下国际象棋，这是一个隐喻，目的是让我能够从我对家庭的过度情感卷入中脱身。尽管我的一些同事可能会和我争辩，不过我自己觉得，我从来就没有学会怎么去下萨尔的这盘国际象棋。但更重要的是，在过去的十年里我学会和家庭用我的方式下棋。

萨尔真正教会我的，也成为我对家庭进行治疗工作时内在图式的一部分的是，从过程层面去看待家庭动力的能力。这种思维方式能够制造出一张地图，让我能够假设，家庭成员在彼此的互动中到底出了什么问题。这张地图也提示了可能的选择，这些选择会让他们在互动中变得更复杂，更有创造力。无论是与一个女儿有自杀观念的非洲加勒比海裔的家庭工作，还是与面临混合家庭应激的一对男性同性恋伴侣工作，我都有一个向导，带领我穿过所有家庭在治疗中呈现出的信息和细节组成的迷宫。透过一个由种族、民族、阶层、性取向组成的多棱镜，我得以看到一个家庭过程所具有的普遍性，从而来发现那些维系了他们现有问题的、可以预期的、互补的互动模式。这是萨尔给我的礼物，它能够很好地帮助我应对家庭带入治疗的多重问题。

和萨尔共处的时间里，我拿走的另外的纪念品首先是他的信念，他相信治疗师能够避免从病态的视角来看待家庭；其次是他的坚持，他坚持去探索家庭休眠的力量，帮助他们通过自己的相互联结来治愈自己。在前身是家庭研究学院的米纽庆中心工作的时候，我常常会和处于社会边缘的家庭做咨询，他们或者因为贫困以及/或者物质依赖的问题而被置于社会的边缘。当我做咨询时，这种看待家庭的新方式，即他们要比第一眼看上去的更为复杂，赋予了我技巧，让我能够在同这些社会边缘人群的工作中变成一个更好的同盟者。

和萨尔一起度过的短暂的两年中，他没有教我如何去找到我自己的声音。这是从十年间与家庭见面过程中的尝试和失败中，从米纽庆家庭中心的同伴督导小组中发现的。每周乔治·西蒙都会组织一群同事，包括了艾玛·基尼约维奇、瑞奇·霍姆（Rich Holm）和我在内。我们会观看家庭治疗会谈的录像，并且帮助彼此成为更具创造力、更有效的家庭治疗师。这个督导小组在我作为一名家庭治疗师的成长和拓展中起到了至关重要的作用。我发现，我和家庭的工作强度太大了，也过于关注个体为导向的解决途径，因而没有得到这个关注于系统的小组的支持。

接受萨尔督导的几年后，我在会谈中会模仿他的声音。当我努力尝试寻找自己的声音时，我会大张旗鼓地借用他的干预方式。然后有一天，我发现自己在使用我的北方口音激怒和挑战家庭。我意识到，我用来重构家庭现有问题的隐喻是我自己的隐喻。我用来让他们远离一些他们的困境，让他们在关系中变得更有创造性的幽默来源于我自己的生活体验。这种自由源于会见了许多不同家庭的经验，也源于同辈督导小组的支持，因为他们一直在挑战我去拓展使用自己的方式，而我也允许自己受到来访家庭进程的影响。如果萨尔是一个雕塑家，把我塑造成一个家庭治疗师的模样，那么我的督导小组则在修饰我的形象，使之变得更精致。

把自我同时作为一种诊断工具和促进家庭变化的工具来使用是无法被教会的。我越来越能理解，每个治疗师都是一架复杂的心理乐器，它必须努力通过练习和不断的督导支持来寻找自己的声音。萨尔给我技术，让我开始迈上成为一个家庭治疗师的旅程。更重要的是，他给了我一种如何看待家庭变化和如何在这个变化的过程中给以他们帮助的思考方式。而我的督导小组通过敦促我破茧而出，去冒险进入家庭动力这湍急的水域而拓展了我的风格。在拓展我的风格的过程中，我获得了勇气，能和家庭共同跃入一个未知的、富有创造力的世界。这一充满信念的一跃需要的是我所有的勇气，因为我所偏好的风格从来都是回避冲突的。只有当我获得并真正掌握了萨尔给我的技术后，这一切才可能发生。

为了寻找我的治疗声音，我回归并重新拥抱了我之前在剧院的经历。剧院是一个彻底操纵现实来探索人类普遍性的地方。我明白，一旦我能够和家庭所写的"戏剧"认同，我就能够从一个观察他们作品的观众的角度出发，给他们我的"影评"。我可以毫不犹豫地让自己变得透明，去分享自己的挣扎，去赞同我们共有的困境所具有的荒谬性。此外，我也不会因为举手投降说："你赢了。你打败了我。除非你能够让我信服，有动力创造一个新的剧本，否则我们就此谢幕吧。"而感到羞耻。通过这种方式，我和我关于家庭的信念保持了一致，那就是只要赋予正确的环境，家庭具有天生的能力去修复自己。我学会了把改变的责任放在家庭自己的肩膀上。

在磨砺技术的这些年里，我也获得了自信，和我的家人一起跃入未知的领域。现在看来，我的同性恋身份更多的是一种力量，而非一种限制，它给了我一种能力，让我能够在和各种不同的家庭工作的过程中变得更为灵活。萨尔曾经引用哈里·沙利文的话："在同为人类这一点上，我们的相似之处总比差异多。"我在这句话里找到了慰藉和力量。

14

涂抹粪便的画者

李维榕[11]

与其他任何一个被督导者相比,与维榕跳的这支督导之舞要复杂得多。起初是一段等级分明的关系,我在关系中饶有兴致但却保持了一段距离,这也是我所偏爱的督导立场;而在对知识的追寻中,她想要的是一种共同的投入,所以她坚持我去接受她对师生模式的看法,即近距离的接触。

她每周都从多伦多飞来纽约,这充分反映了她投入的认真程度。这趟旅程从早晨开始,随后她会待在办公室看录像,直到晚上再搭一班飞机回家。在小组中,她充满好奇,对于自我暴露毫不畏惧,总是时刻准备好让我和其他被督导者与她进行一场充满探索意味的谈话。

作为一个老师,她的干预所具有的诗意和她的反应所带的某种异想天开的意味深深地吸引了我。她那种异乎寻常的做事方式让人不禁对她

---

[11]李维榕,博士,香港大学家庭研究所主任,香港大学社会工作和社会行政系副教授。纽约米纽庆家庭中心的教员。与萨尔瓦多·米纽庆共同撰写过三本书。

思考的方式感到好奇。我欣赏她会问一个正统犹太教徒病人，他的上帝是不是一个喜欢恶作剧的神。她风格中的一些成分能让她问一些不着边际的问题而不会引发任何怀疑。在我西方式的理解中，这是一个聪明的、华裔成年女性，但常常会表现出一种不加掩饰的孩子般的开放和坦诚。

她总是在问问题。她也期待能够得到回答，而我则会提供这些答案，于是我开始成为她的老师。

维榕想要拓展我作为一个老师的风格。除了知识，她还要亲近的距离和互相的尊重。我们得以建立一种既有等级，又带有同事色彩的关系，这种关系促进了她的学习。当她表现出一种巴洛克式的华丽时，我则是简洁的。当她变得很具体的时候，我则是充满想象力的。如果她离题了，我会重新聚焦。我知道，作为一个老师，我在不断成长，因为在她身上希望被指导的需求实在太强烈了。

当我作为米纽庆督导小组的候选人第一次接受他的访谈时，他问我："你觉得自己是一个华裔美国人，还是生活在美国的华人？"我大部分的成年生活都是在北美洲度过的，而且绝大部分是在加拿大度过的。但是对于米纽庆的问题，我不假思索地回答说："我是一个生活在美国的华人。"我走了很长一段路，才来到纽约与萨尔瓦多·米纽庆学习家庭治疗。

我来自一个或许有人会说是完全异常的中国家庭，这个家庭属于一个复杂且已逐渐消失的中国亚文化。我的父亲同时有三个妻妾，我的母亲是他的二老婆。我大约3岁的时候，她和另外一个男人私奔了。在我的相册中，我把唯一一张照片中的她剪了下来，换上了父亲第三个老婆的照片，这只不过是因为她是三个老婆中最漂亮的一个。当我的新母亲也和一个男人跑了之后，我告诉每个人，她死于一次奇怪的事故。之所以这么做，是因为我对她很生气，但我生气的原因不过是父亲的两个老婆都跟其他男人跑了有碍他的面子。作为一个孩子，我觉得我具有一种魔力，可以任意和别人很亲近，也可以把他们扔在一边。我和女人的亲密关系几乎都是和我的保姆建立的，在我成长的过程中，我有三个不同的保姆。

我只有一个大我20岁的哥哥。他一生从来就没有工作过，而在结婚后仍然住在家里。这个家永远挤满了人，尤其是在吃饭的时候。当时是在战后，所以那些带着家眷过来避难几天的亲戚最终会永久地留在这个家里。寡居的仆人会带着他们的孩子过来工作，而有些出现在这栋房子里的陌生人也会留下来。我的家不过是每天上演的生活戏剧的后台，而有些在这个舞台上唱主角的却是彻底的陌生人。

因此，我不知道是应该把我的家庭放在纠结的家庭类型之下，还是放在疏远分离的家庭类型之下。说它纠结是因为大家似乎都永远不会离开这个家（除了我的两个母亲之外）；说它疏离是因为尽管彼此物理上的空间在不断缩小，心理上的空间却是广阔的。这种生存和产生关系的方式是如此不同，但是对于我来说，这是一个配合无间的家庭，而且所有的关系都是以一种有序的方式进行互动的。

鉴于并没有什么清晰的价值观或严格的规矩要我遵守，我从来没有学会讲道理。我学到的是在人和人之间并没有绝对的规则，唯一例外的是生的原则。作为一个小女孩，我很晚还待在父亲用来招待朋友的鸦片房里，在烟枪散发的烟雾和发出的声响中听着所有成年人之间的谈话和故事。父亲很少说话，而在我记忆里唯一记得他表达自己感受的时候是他在洗澡时唱的那些流行的中国戏曲片段。我从他那里学到的是，理解一件事并不需要解释。人们可以在沉默中感到彼此如此接近。

我的性别角色也是模糊的。上大学前，我从来也不太注意性别差异。10岁的时候，父亲给了我一把可以射铅弹的枪。我拿着枪到处去打小鸟和邻居的窗户。一天，我朝邻居的儿子扔了一块石头，血从他的额头上涌了出来。我非常害怕他会死掉，所以躲了起来。当我终于回家的时候，我记得父亲站在院子里，欣赏着他装满热带鱼的巨大鱼缸。他的眼睛盯着那些在水里优雅游动的生物，用轻柔地语气对我说："你为什么要那么做呢？你长大了会变成一个什么样的女人呢？"

从父亲那里，我意识到生活是充满了问题的，但是却并不一定需要解答。所以说，不必去担心要做什么过度的计划或者设定什么目标，自然也没有必要费力去表现什么情感。许多次，父亲本打算外出旅行，却又会因为误了火车或飞机而重新出现在家里。但是，只要鱼缸里仍然有金鱼在游，或者生活中仍然有吸引我们注意力的其他消遣，一切都无所谓。

当父亲真的踏上了不归路的时候，我从来都没有真的相信他已经离去了。我仍然会反复梦见他又回到家里，说他又一次误了飞机。在我的认知构建中，从来都没有总结过这种东西。

童年教会我，这个世界只是一个舞台的后台。我的家就是一个戏台，从我卧室的窗口望出去也是一个戏台，我在那里看到了各种日常生活的荒诞剧。一次，我看见一个女人拿着一把菜刀追着她的丈夫，当追上的时候，她没有砍了他，而是砍了他带着的雨伞。另外一个女人告诉她的丈夫，如果他离开家，她就会在大街上把自己脱个精光，而她也真那么做了。一次，父亲从大街上找了一个乞丐，他的工作是给我做家教。在他来我家的第二天晚上，他尝试强要一个女仆，对方则把他的鼻子揍扁了。他立刻就被赶回了大街上，但是每当我在做作业时遇到问题，我仍然会从阳台上大声把问题告诉他，他也总是很乐意给我提供一个答案。我的童年经历是一个令人迷惑的戏台，在这个戏台上，人们选择扮演的角色和戏剧中的规则可以不断改变，而且可以在各种不同的形式和样子之间转换，有的时候有界限，有的时候又没有，直到达到某种平衡为止。贝特森会说，这就是一种控制论。我更愿意把它称之为生活。

许多次，我对于世界的混乱和骚动的热爱把我从生活中那些孤独和悲惨的时刻里解救了出来。大约11岁的时候，一个男人从我家的四层楼上跳了下来，正好坠落在我的窗户下，留下一大滩血迹。从那时起，我开始看到一个鬼魂，还能听到他在诉说他的忧伤。

移民加拿大之后，我并没有把这些剧目留在身后，只是把我的舞台拓展到了更广阔的世界里。但是，就像许多其他移民一样，我把来自过去的宝藏都用钥匙锁在了一个箱子里。我没有看到我需要在两个世界间架起一座桥梁。当我从窗户往外看的时候，我看到的只是一片雪地。

所以说，当我开始记者的职业生涯时，生活在我看来很有意义。当我开始学习精神分析的时候，我的经历甚至给了我一种深度。但是，对于一个不那么有家庭观念的人来说，我决定成为一个家庭治疗师或许有些奇怪。

职业背景

作为一个心理治疗师，我在智力迟滞领域工作了许多年。当时，人们喜欢将其称之为"发展迟滞"或"智力受损"领域。但是，无论名字怎么改，众所周知的是，智力迟滞领域是一个非常现实的领域，它本身就反映出了福利机构的整个历史变迁。这的的确确是一个关于控制、反控制的领域，当两者合二为一时，上演的就是一出人类的闹剧了。

这一次，当我透过职业的窗户往外看时，我又一次重新看到了我儿时戏台上上演的荒诞剧。我曾经见过一个体重两百磅的年轻女人，用自己的尿浸透了她母亲出自名家设计师之手的浴帘，然后在浴室的窗户前把自己脱光，希望在那个富人区吸引别人的注意。因为她的"木讷"，没有人认为她能够感受到愤怒。我曾经看到一个中年男人，因为他永远没有办法原谅自己的父亲在他长大的过程中曾经让他失望，所有他找到了一份特殊的工作，那就是虐待自己和他周围的人。我也见到过有些自诩的拯救者把他们的受害者囚禁起来，却在同时声称自己会让他们自由。我也曾看到机构的助人者四处奔走，提供给别人一些他们自己都无法追寻的梦想。

当我见到的事情越来越多，我窗外的幽灵也在不断增加。我开始认同智力迟滞这个世界。我们只不过是不完美和无能的生物，要去应付这个世界施加的限制和束缚。我觉得，我们用来解决行为问题的认知操作只不过是出于我们的绝望，想在这个本来就没有答案的世界中找到解决问题的办法。

我很明白，一个人是没有办法把智力迟滞问题放在一个孤立的状态下来处理的。所以我开始和家庭一同工作，并且向医护人员提供培训。在这个通常束手束脚而且被过度的解释所束缚的领域，我引入了模糊和矛盾。这些时候，我都被视为一个家庭治疗师，一个系统的咨询者，但是，我所做的其实是关注系统中互动的模式。我对待家庭的方式和对待更广大的系统的方式是一样的。我无法区分这两者之间的边界。

从童年到成年，我的戏台都是那个更大的世界。我擅长于把完全的陌生人联系起来，但是当家庭成员变成陌路人的时候，我却完全没有概念怎么来对待他们。我开始厌倦自己，觉得有必要拓展我的视野。

首先，我去了米兰。米兰小组那种保持距离的姿态和它使用语言的豪华方式让我觉得如鱼得水，因为多年来我所实践的就是从窗户往外看，或从一个疏离的位置来看待事物，这让我也成了一个叙述者。当我从米兰归来，和米纽庆一起工作时，我突然之间被置于聚光灯之下。之后的两年里，我开始踏上一段学徒之旅，把我的工作同时也把我自己置于了舞台的中心。

来访家庭

我带入督导的家庭有一个24岁患唐氏综合症的儿子，他会把自己的粪便涂抹在浴室的墙上。这个案例是作为一个紧急案例由母亲转介到我这里来的。我很快就安排和他们见面，但是到了会面那天，只有比尔和他在集体之家的咨询师出现了。我问比尔为什么他来这里见我，他说是母亲要他来的。这个回答在智力残障领域是十分典型的一种回答，在这个领域，治疗是确定病人（identified patient）的家庭和服务工作者用来解决现有问题的一种途径。我把他们送走了，让他们带口信回去说，只有家庭和比尔一起来我才会见他们。

第十四章　涂抹粪便的画者

下一次会谈，其余家庭成员，包括父母和31岁的哥哥迈克尔都来了，但比尔却没有来。这是一个英国人和加拿大人组成的家庭。父母都曾在军队服役，而且现在仍然带有军队里的那种"不乱说乱动"的氛围。母亲解释说，他们不想当着比尔的面谈论他。这个家庭的谈话围绕着比尔的行为问题，这个问题显然已经发生过多次了。这个家庭已经采用过许多不同的手段，但是问题仍然继续存在。

这对夫妇有着和许多有成年残障孩子的父母相同的特点。那些生育了一个残疾儿童的父母常常被描述为哀悼者，哀悼他们丧失了自己得到一个完美婴儿的梦想。我曾看到这种哀悼会继续下去，并且随着孩子的成长，父母会因为爱和保护的名义继续指导和纠正他们。残疾人的悲剧在于，他们常常会被当作孩子来对待，甚至在他们步入成年之后。尽管仍然像个孩子，他们还是会因为生活在一个被婴儿化了的世界而感到愤怒。

比尔是一个功能水平很高的年轻人，他尝试过一种正常人的生活，甚至还留了胡子。他能够在餐馆里打零工，但是当他感到受挫时，他会进盥洗室把自己的粪便涂在墙上。这个行为让家人更加怀疑他的智力水平。所有的问题都被归结于他有智力障碍。他们帮助他的方式让他更加愤怒。哥哥迈克尔尝试做好哥哥，但是他们的世界实在是天差地别，一个是生活在智力水平很高的世界中的成功建筑师，另一个在集体之家过着一种受限制的生活，而且以他能够得到的零工维生。

对于其他家人来说，比尔一直应付的那种失败感是十分陌生的，也很难想象他对他们的愤怒。所以，每个人都会关注于改变比尔的行为，而不是去面对他的痛苦和抗议。尽管专业人士早就识别出在对残疾人士治疗的过程中需要家庭的参与，但是他们的方法也太过注重支持和理解。常常有一种默许的伦理规范，那就是，我们应该用一种温柔的方式去对待因为生活的不公平而遭受强烈痛苦的人。即便是某个系统的僵化程度正在创造或者维持现有问题，去撼动这个系统在政治上也是不正确的事情。

那么，我们如何为有着慢性疾病或残疾问题的家庭提供更为复杂的治疗呢？这成为我培训的追求。

督导

把这个案例带来督导的时候，我已经在米纽庆那里学习了一年。第一年的督导经历既让我目眩神怡，也让我一头雾水。他在督导中使用的语言和我曾经接触的东西完全不同。他会讲如何在家庭的互动模式中和在治疗师的风格中创造前后不一致的状况，即便我们大多数人在内心深处都十分赞同保持一致的重要性。他教学生在治疗收益这方面要变得"不公平"和"不负责任"，而我们中的许多人都会把这些品质视为严重的罪行。他的立场是很奇特的，尽管如此，这些立场却有着一种解放人心灵的奇特力量，而这则触及了我们内在精神中沉睡已久的、亟待唤醒的一部分。

他的方式有着很强的情感强度，标定和挑战则是他的工具，他使用了一种关系的语言来折射出他的系统思维。这也是一种充满变化和动态的语言，混合着挑战和关怀。对于米纽庆来说，他标签式的"胡萝卜加大棒"是一对不可分割的孪生兄弟，在用这个的时候不能落下另一个。他会制造混乱和紧张，相信人们会因为强烈的不适而触及他们用来创造改变的能力，尤其是在他们能够得到支持的时候。没有冲突也就没有解决冲突的方法。你必须允许自己在获得自由之前先被束缚起来。这种督导风格和认知层面的指导完全不同，尽管它也包含认知的成分。它涉及整个人际间的情感强度，从而调动你所有的能力去工作。当我把粪便涂抹者的案例带入督导时，突然之间，我的治疗风格和我同有慢性问题的家庭工作的方式开始发生整合。这个家庭成为了学习之旅的舞台。

跃入未知的世界

第三次会谈的时候，在我的坚持下，整个家庭都来了。正是从这次特殊会谈的录像开始，我第一次把这个家庭带入米纽庆的督导。

这是一个保守的家庭，逻辑是他们的行为准则，即使如此，他们却有个儿子让他们去面对最无逻辑和最荒唐的问题。尽管整个家庭都来了，但是他们仍然坚持我应该只和比尔对话。他们的坚持让我觉得很荒谬，所以我决定和比尔进行一场荒诞的谈话。首先，我把他的涂抹称之为他的"签名"，并且让他详细描述他所画的东西，他会用哪根手指，他是不是会去闻他的手指。这种谈话自然让这对父母感到很不舒服。

在听了我对家庭会谈的描述后，米纽庆对于我的干预给予了一个很精巧的解释："问你会用哪一根手指，你是不是会闻它，是一种问题解决的方式。维榕的意思是，人们想要尝试解决的问题是被一种无法解决它的方式组织起来的。如果你增添了问题的维度，那么解决问题的方法也就需要改变了。"他转向我，对我说："如果你想要进一步拓展问题，或许你可以问，他是不是会画爸爸的脑袋，或者说，他是不是想画妈妈？'你想在这里画上一个阴茎吗，或者说你并不想遵循解剖学的原则？'当你尝试拓展症状时，其他人就需要用一种不一样的方式去对待症状了。"

去看我工作的细节，更不用说指出我的风格和我的局限，这都要比我想象的难得多。某个时刻，我正在展示的一个片段是我在向这个家庭讲关于比尔的事情，但是却没有让这个年轻人也加入到谈话中。米纽庆决定把我逼到墙角，他说："比尔说话吗？"

维榕：他有时候会说。
米纽庆：你怎么知道的？
维榕：不是在这里，但是他会说话。
米纽庆：他之前说过话？
维榕（嘟囔）：是的。

我别无选择，只能给他看一段比尔参与讨论的片段。在这个片段中，我主导了家庭的谈话，带领他们去谈论，他们可能会用他们高超的言语技巧封住比尔的嘴。比尔几次都尝试插话，但我更关注的是话题本身。来自残障人士的细微手势并没有让我觉得很重要。当家人开始把比尔形容为一个"窗帘人"（即每当聚光灯打到他身上，他就会拉起窗帘）时，这一点变得更为尖锐。我并没有用这个机会把比尔从窗帘后请出来，而是让家庭去想想他们如何拓展这个"窗帘人"的"节目单"。比尔问，"节目单是什么意思？"哥哥开始解释。在我看来，他的解释不是那么清楚，于是我开始解释什么是节目单。

米纽庆突然插话说："在我看来，这些人和这个年轻人谈话的方式并不是在告诉他们应该谈什么，而是在说'和他说话'。在听这些人和他交谈的过程中，我觉得这是一种尝试沟通但是却无法沟通的体验。如果是我，我会做的是批评、推动和修正。但是到了某些时候，我们也会去理解沉默的过程。"然后，他转向我说："但是你会去谈论沉默和谈论语言。从你所谈内容的角度来看，你在挑战沉默，但是从形式的角度来看，你所做的和他们做的没有什么两样。"

见鬼！我低声咒骂了一句。为了转移米纽庆的注意焦点，我给他看了下一段录像，在这段录像里我给家庭讲了一个故事："每周我去纽约做督导时，我的老师总是告诉我，我太相信语言了。如果他认为我太相信语言，那么我真希望他能来这里见见你们这伙人。"这个家庭笑了。我的同学们也笑了。

米纽庆面无表情。他坐下来，直直地看着我的眼睛："我的感觉是，你和这个家庭做得很成功。我现在的问题是，怎么能够成功地应付你？"

"你迫使我变得抽象，而我想要迫使你变得更具体，而你赢了。"

然后，他轻柔地说："你所做的并非不对。它只是片面的，而我希望你能够有自由做些不一样的事情。我想要你把你没有包含在内的东西——具体、体验式和关系式包含在你的工具库中。"

他站起来模仿那次会谈的情况，和两个学生握手，假装他们就是兄弟俩："迈克尔，我觉得你简直太棒了。比尔，我喜欢你做的事情。"然后他转向我，总结了他的示范："没有解释，没有语言，只是理解他们的做法。你太聪明了。我想让你不要那么聪明，要装傻。"

走出教室的时候，米纽庆突然对我说："我想让你做的是去学习怎么做一个活现。不知道为什么我们花了这么多的力气还没做到这一点。"

我走了出去，觉得非常不舒服，体验到的是焦虑和严重的混乱感。许多想法开始在我内心搅动。的确，我从来都没有在我的会谈中使用活现。在过去，当我观看许多所谓的结构派诊疗师让每个家庭成员彼此交谈时，我总觉得那看上去很假也很牵强。

我的风格受到了质疑，我也开始明白，我并非总是一个被动的观察者。我会做诸如脱下鞋子，递给一个恋足癖男人，而他的父母和假释官则在旁边看得目瞪口呆。或者，我也可以和一个正统犹太派法师谈谈怎么让自己变得顽皮和淘气一些。当我站上自己的舞台上，我也可以和家庭共舞。但是，一个不能在家庭中制造出一种活现却在治疗中保持主动的治疗师，很容易在治疗中占据中心位置。她所汲取的故事在本质上是她自己的想法，即便她可以和家庭共同描述这个故事。

对于我来说，采取一个不那么自我中心的位置是一种全新的选择，而我也花了近一年的时间才理解这一点。奇特的是，如果米纽庆在一开始就对我说了这样的话，那么我大概只会把它当作一个关于技术的指导，而不会仔细地思考这个问题。现在，我发现自己有两个选择，一是选择发明一种技术来产生活现的效果，但这点我是做不到的；二是创造性地使用那个已经发展出来的技术。

家庭治疗的ABC

我耐心地等待和这个家庭再次见面的机会，但是当他们来的时候，我却不知道应该做些什么了。我只知道，我必须逃脱我对文字的依赖。但是没有了语言，我就陷入了一种奇怪的状态，把一场脱口秀变成了一部无声电影。现在，那种曾经把会谈串联在一起的生动谈话不见了，取而代之的则是一种张力。我感到焦虑时，我能记得的唯一有关结构派治疗的东西是它标志性的握手动作。所以我不断地和他们握手。一开始，这很尴尬，甚至很可笑。但是，在做这件事情的时候，我开始理解，会谈中的一个小小的突破是可以打破那种前后一致性的。我开始关注细微动作。我看到了姿势和姿态，并且开始看到家庭组织在用他们自己独特的方式进行的活动，就像在一场戏剧中看到的一样。

在上次会谈中，我曾经告诉这家人，他们很中规中矩，不能理解荒唐这回事。所以，他们不能理解比尔粪便画的意义。为了证明我是错的，父亲来的时候戴着一顶他妻子的假发，而且显得有些嬉皮笑脸。迈克尔显然因为父亲的行为而感到尴尬，也很生气，直到他从父亲那里抢到假发，并且把它戴到了自己头顶上。有意思的是，他随后也变得高兴起来。

回忆起上次督导中，我没能够放大兄弟两人之间的联系的场景，我有意识地把这种互动置于中心地位，并且限制用任何的语言去干扰这种互动。我让比尔给我们演示，他会怎么来画自己哥哥的脸。比尔很当回事，他用一只手捧着迈克尔的脸，另一只手象征性地在画一幅画。

比尔：我在使用一只大号笔。
迈克尔：如果在浴室里你会怎么做？你会用自己的大便吗？
比尔：不！我不会那么做的！
迈克尔：为什么？你之前有过这样的想法。

维榕：你的弟弟说他不会用大便来画你的脸是件好事。

迈克尔：是的，这很好。我很高兴他这么说。

维榕：他会用大便画谁的脸？

迈克尔：问得好！

比尔（显得很恼火）：我不会用我的便便做这样的事。

随着谈话的进行，母亲看上去很紧张。为了配合丈夫的好心情，她戴着一顶草帽，穿着非常宽松的衣服，但是她直挺挺地坐在椅子上，两手紧紧抓住扶手椅的样子却让她这一套穿着显得格格不入。我评论了她的紧张。

母亲：有问题的是话题，而不是方式。我同意你的说法，谈得很不错。我从来都没有听到比尔能够告诉我们他在想些什么，或者他做的是什么事情。

维榕：让你来做治疗的就是那个"话题"。

母亲（缓慢地）：有问题的是浴室所具有的涵义，而他……把他所做的非常糟糕的事情和浴室联系在一起，而他不想重复这种行为，希望他永远不要重复这种行为。

父亲：这是常常跳出来作怪的事情中的一件，就像座活火山一样。它到了点就爆发。这就是他的方式。如果他随身带着调色板，那么他可能会在墙上用颜色来画。但是他没有调色板，所以他就会随便用周围有的东西……出于各种各样的原因。

米纽庆让大家注意这个年轻人的悲剧，他说："他的父母要求他能够高水平地行使他的功能，但是同时，他们又把他当作孩子来对待。所以当父亲说这里有座火山时，他的讲法是对的，而这个火山可以是大便，也可以是别的什么。 如果我是这么想的，那么我就会支持比尔，让他去表达自己感受到的无能和愤怒，因为他被迫承担这样的角色，那就是无论他做什么，他总是不能得分。"

尽管米纽庆不断把我的注意力转移到关系上，他显然对我尝试脱离我通常所处的中心位置感到满意。我清楚地意识到，在一个治疗师可以有效地使用活现之前，她需要理解如何去应用空间和运动，就像一个设计师如何来利用舞台一样。就像米纽庆曾经说过的一样："一个活现很像一个旋转木马，一旦你能够让它开始转动，它就会自己转动。这就让治疗师有机会去观察、去思考、去决定她是应该走得近些，还是离得远一点，或是去采用在当时看来有用的任何姿态。"

当然，我发现这是对的。在我调动家庭自己去活动时，这不仅让我能够用一种不同的方式来使用我的精力，而且更让人惊讶的是，比尔开始说话了。

在下一个片段中，我问母亲，为什么去面对浴室的场景对她来说那么难：

母亲：因为这种特殊的行为会在他的记录上留下污点。如果他想要找工作什么的，如果任何人知道这种事，或者如果他再做这种事，他就会失去另一份工作。

维榕：你不觉得他明白这一点吗？
母亲：我不知道他是否明白。已经告诉过他许多次了……
比尔（打断她的话）：我当然明白。

每个人都很吃惊地听到比尔做出了那么清楚的一个声明。母亲没有办法相信她自己刚才听到的话：

维榕：他现在正在告诉你。
母亲（对比尔说）：什么，亲爱的？
比尔：我当然明白。
母亲（不相信）：你真的明白？
比尔：当然。
母亲：所以说，当你上一次那么做的时候，你知道这会让你没了工作，你真的明白？
比尔（点头）：是呀。
迈克尔（对比尔说）：这就是你那么做的原因？因为你会丢了你的工作？或者说，你这么做有其他的理由？

一个残障人士的苦难是，当他说出一句清晰的声明时，没人会相信这一点。我们不得不一次次地和他反复确认，去肯定他说的话是基于他的理解，而不是巧合，这种反复确定会持续到让他决定放弃为止。在做出一个肯定的回答之后，过了一会儿，比尔就开始变得犹豫不决了。他说他不会再做了。所幸的是，迈克尔修正了自己的说法：

迈克尔：不，不，不是的，这不是我的意思，比尔。上次你这么做的时候，是在你上份工作的地方？
比尔：哦，是的。在皇后饭店那里……
迈克尔：这是你上次那么做的地方？
比尔（慢慢地）：我想是的……
迈克尔：你知道当你那么做的时候，他们会把你开除？
比尔：是的。
迈克尔：你知道你会失去你的工作。这是你想要的结果吗？

第十四章 涂抹粪便的画者

比尔：它突然开始变得很无聊了。

迈克尔：它开始变得很无聊，是说工作吗？为什么呢，他们没有给你别的事情做吗？

比尔：哦，他们给了！

迈克尔：为什么很无聊呢？

比尔：他们让我重复做两三次。

迈克尔：同一件事情？

比尔：一次又一次。

迈克尔：为什么？因为你在第一次的时候没有做好，还是说……

比尔：他们说还不够干净。

迈克尔：你是在洗碟子吗？

比尔：不，我洗的是生菜。

迈克尔：你洗得不够干净？

比尔：那是他们那么想的！

任何发明了用这种具体而细碎的方式和一个残障人士谈话的人都不会想象到，他们同时也剥夺了这些人去发展自发性的机会，并且在无意间把他们变得很平淡和机械。通常我会接过话头，并且指导迈克尔怎么用一种更为自然的方式和比尔交谈，但是我的想法已经改变了。他们谈什么不重要，只要他们在彼此交谈。他们继续探索"浴室壁画"的原因。然后，一开始就不想谈论这个话题的母亲开始讲，当比尔和他们一起去拜访朋友的时候，比尔在朋友家也做了同样的事情。当时会谈快结束了，但父亲坚持让我知道那时的情况。在我离开之前，我对家庭说："所以，比尔在你们所有人的头上都拉了'巴巴'。"

米纽庆：你为什么这么说呢？

维榕：我觉得父母的确拒绝接受比尔。他们把比尔当成一个问题来对待，而我尝试把问题再还给他们。

米纽庆：把一个症状转化为一种关于关系的信息会给症状赋予不同的意义。所以，也就没有什么"我拉了'巴巴'"，对比尔来说，如果他拉屎的话，他是拉在父亲头上，母亲头上。从这个家庭的角度来说，这是在承认它和关系有关。但这只是第一步，下一步是，怎么让你制造出那一坨屎？你会控制、刺激、组织他的症状吗？然后，你就可以开始处理拒绝的问题。我会用很具体的方式来处理拒绝的问题。这里有一个哥哥，他会和比尔交谈，而且显然做得非常好。我会让父亲去和比尔交谈，让母亲去和比尔交谈。然后让哥哥去看，看他们和比尔说话的样子。他们和比尔交谈的时候是真的在"和"比尔说话吗？还是在"冲着"比尔说话？还是在向比尔"训话"？他们能够用怎样一种方式和比尔谈话，从而让这场谈话变成一场对话，而不是一种行动？

米纽庆显然对观看我提供的录像很感兴趣，他说："你所展现的是一个如何把这个年轻人去人格化的过程，而且你做得非常好。做得很棒。我很喜欢。"

我现在把这次会谈看成是我在系统思维方面的基础学习。我开始在会谈中拓展我的治疗姿态，并且去激活系统，让它自己做功，而不是让我去扮演老师或问题解决者的角色。有的时候我会感到不舒服，但我学到的是，如果我能撑过这些不舒服的时刻，我就能够真正地用一种更有意义的方式加入到这个家庭中。我觉得我现在已经是家庭的一部分了，因为我能够体会到他们的困境，而他们也觉得我更像是一个人了。

第十四章　涂抹粪便的画者　｜　313

东西方的相会

在下一次会谈中，我原计划去处理拒绝的问题。但是，比尔迟到了，而当他终于来做治疗的时候，他的父亲立刻就迟到的问题和他对质。我觉得这是一个开始一次活现的好机会，所以我让迈克尔向比尔解释他们正在讨论什么：

迈克尔（对比尔说）：你知道，当爸爸和我说话的时候，我们会说得很快，我们会使用很大的字眼，而且还会大声吼叫。我们在想，或许我们这么做的时候，你会觉得很难参与我们的谈话。（不习惯这么被关注的比尔显得有些别扭）这就是我们刚刚谈到的事情。我不知道，你是否能告诉我们，我们说的是对的还是错的？你过去说，你觉得自己没有被排除在外。

比尔（声音很轻，低着头）：我没有感觉到。
父亲：你觉得我们爱你吗？
比尔：在我心里，是的。
父亲：在你心里。那么我们的心里呢？
比尔（把手放在心口上）：嗯，全家的心里。
父亲：我们爱你。
比尔：是的。
父亲：我爱你吗？
比尔：你当然爱我。
父亲：这是一个诚实的回答吗？或者你觉得当我说我爱你的时候，我是在开玩笑？
比尔：你说的是真的。
父亲：当我生气的时候，我仍然爱你吗？
比尔：是的，你爱我。

父亲：即便我生气的时候，我也是爱你的。你知道那是真的。

维榕（对比尔说）：你多大了？

比尔（兴高采烈地）：我26了，马上要27了。

维榕：26快27了。当我看到爸爸和你说话的时候，有那么一刻我觉得你才6岁。（迈克尔点头称是，而比尔则被我的话激怒了。）

维榕（对比尔说）：问问你的哥哥。他同意我的说法。

比尔（看着迈克尔）：你觉得我只有6岁吗？

迈克尔：当爸爸和你说话的时候，听起来你大概才6岁。

父亲（紧张起来）：为什么？为什么你那么说？

在迈克尔重复父亲和比尔之间的对话时，迈克尔模仿了自己的父亲。他们继续谈话，而比尔则沉默了。

的确，这个家庭又回到了迈克尔和父亲的二人表演。为了让他们能够面对自己的痛苦和怨恨，我觉得我可以制造一个场景，在这个场景中，两人都能够去面对他们和比尔的关系。我说："肯尼斯·克拉克（Kenneth Clark），一位艺术史学家曾经说过，真正的艺术不是用来取悦眼睛的，而是会触及灵魂……如果你们能把比尔的画从浴室里拿出来，然后把它裱起来，就像是在现代艺术馆里那样，那么这幅画告诉你们的是什么呢？它触及你们的灵魂了吗？"我让比尔面对他的家人，如果比尔就是画作本身，他们每个人会有什么感觉。

父亲（对比尔说）：当我看到他的时候，我感到非常生气。我的儿子做出这样的事情真的触动了我的心。

迈克尔：你觉得不爽是因为你对此感到羞耻。

维榕（对迈克尔说）：你对此也感到羞耻吗？

迈克尔（低头看地板）：我感到羞耻是因为他是我弟弟。用这样

第十四章 涂抹粪便的画者 | 315

一种奇怪的方式来表达，在墙上画大便。有比这个更好的方式来做事。

维榕：有什么奇怪的呢？他在用真正的生命原料来画画。（诊室里有种一触即发的气氛。每个人都沉默了。）

母亲：我不觉得我们在假装这事很简单。

父亲（让她去看着比尔）：画在这里。他就是画。这是我们应该对准的目标。

母亲（直直地看着比尔）：对我来说这就是一个大大的问号。我不明白，你怎么能够做这样的事情？

父亲：好吧。这里有幅我们不喜欢的抽象画。（觉得很恼怒的母亲开始和丈夫争执，然后又沉默地坐在一旁。）

维榕：这对她有什么影响了？这幅画……

母亲（愤怒地）：根本就不是这幅画，是被打断这件事情。不允许说我想说的话。这让我感到很生气。（对比尔说）我根本就不在乎它是不是什么抽象画。在我看来，它根本就不是艺术。它是一种表达，而且是一种非常可怕的表达。这是我无法理解的事情。因此，它把我吓坏了。

父亲（对比尔说）：墙上的大便是艺术吗？

比尔（尴尬地说）：不，不是的。

父亲：那么，它是什么呢？

比尔（严肃地说）：所有一切都是狗屎。

维榕：他在告诉你们，他的生活是一坨狗屎。

母亲：这是我听到的最好的答案。

在这里，米纽庆评论道："维榕是一个非常出色的讲故事的人，她可以把一坨大便变成一幅画……然后她变化了意思，比尔成了一坨屎，而整个家庭为此觉得很羞耻，等等。这是一种故事。这里还可以讲另外一个故事，这个故事从迈克尔评论'这是一种很奇怪的声明方式'开始。而在这个故事中，出现的是一种对抗的声明：'这个家庭里，没有其他出路，而你们都是用大便创造出来的故事中的一部分。为什么在你们家里不能用油画，不能用水彩呢？一定是有原因的。或许你们的家庭不能让你们做什么别的事情，只能用大便来画画。'这是一个不一样的故事。"他转向我说："这个故事更符合我的审美观，但不符合你的审美观。"

"这两个故事之间有什么区别呢？"他问全班。"在维榕讲述的故事里，人们有一种羞耻感，以及尴尬和内疚的感觉。在我的故事里，我需要比尔能够冲家庭发火。我的故事是一个激发互动的故事。你的故事（转向我）是一个引发理解和情感的故事。"然后他说："她具有一种非常有效的风格，但这是不完整的。"

我早就知道米纽庆的褒奖之后总是接着一个新的挑战。现在，去迎接他的挑战已经成为一种冒险。我从这种在智力层面和人际层面进行的互动中获益，它也给我注入了新的活力，从而让我汲取我身上每一分的创造力。

米纽庆继续说道："回避攻击性并不仅仅来自这个家庭。它来自维榕，她呈现出一幅生活的画面，画里没有敌意和攻击性，而且比生活本身看起来更漂亮些。"当他强调自己的看法时，他看着我说："你画中的家庭是温和的，但是家庭其实是杀手。除非你能够接受你是在家庭治疗领域，而且家庭是一种保守的、会施加限制的有机体，它会把人割成碎片；除非你能接受这些，否则你就没有办法帮助人们去拓展家庭为他们所造就的小环境。你的会谈就会像生日蛋糕，里面放的糖太多了。你成功地给会谈涂上了温柔的色调。"

甜蜜的攻击性

在下次督导的一开始，我就告诉米纽庆："在上一次督导中，最让我震动的是，你说我的会谈没有攻击性和敌意。你觉得这可能是因为我的背景是一个中国人。我离开的时候说不是这样的，因为中国就像是任何一个古老的国家一样，知道什么是攻击性，什么是敌意。"

事实上，在我上一次督导之后的两周里，我实在是太愤怒了。因为我来自一个不同寻常的家庭，所以我不会在乎被看成没有逻辑，没有理性，或者不负责任的人。我甚至喜欢被人视为古怪和不可预测的人。但是，绝不是甜蜜和腻人的！这让我的脑袋都炸了。两周以来，我怒气冲冲，横着走路，到处撞人。我等着这个家庭回来治疗，而当他们来的时候，我用在办公室找到的一卷绳子把他们都绑了起来。就像蜘蛛一样，我支起了我的网，等待攻击的时刻。

当我开始在他们周围用绳子编织一个网时，这家人显得很惊讶。当我绑他们的时候，我没有说话，我先绑了他们的身体，然后是手和脚。父亲和迈克尔显得挺享受的，把这个视为另一种和他们玩的游戏，而母亲和比尔则一如既往地不为所动。

当我开始这个策略的时候，我不知道对峙会是什么样的。我只知道我必须从这个家庭里挤出愤怒来，然后去展现它和粪便画的联系。我努力去发现打破他们平衡的方式。

维榕：你们经常会说你们爱比尔吗？说你们彼此相爱吗？
迈克尔：你不相信？
维榕：我会告诉你我相信的东西。你们都知道的，我来自一个很不一样的文化。爱不是一个我们经常会用的字眼，而你们用这个词的方式让我联想到军队。这就好像你成功地杀人之后,你在制服上别一枚勋章,而你把它称之为爱。

父亲(皱眉头):这太奇怪了!

迈克尔(不太舒服):我觉得这太刺耳了。你好像在指控我们说,我们对彼此的情感都是假的。

维榕:我不知道你的感受是什么,但是我觉得你们会用语言来谋杀比尔。

父亲:我们可能会那么做,我们可能已经那么做了!

维榕:你们用语言来谋杀他,然后你们用爱去瞻仰尸体。

母亲:什么?她说了什么?

父亲:我们用爱去瞻仰尸体!

米纽庆停下录像,然后说:"这是对你风格的一次拓展,而且你是在用一种更为复杂的方式工作。我觉得在以前,你更需要的是控制过程,而你现在抛弃了这一点。非常好。"

会谈中,我继续激怒这个家庭:

维榕:迈克尔,你知道,在你和父亲之间的双人舞一直都在不停地跳。只要你们一直那么跳下去,其他人就都会被排除在外。我想,如果你不在画面里的话,你的父亲和母亲会是什么样子?

迈克尔:啊,我不知道。你想要我去猜猜看吗?

维榕:你能跳出来看看他们是怎么做的吗?因为这一点很有意思,就好像你成了母亲,去和比尔打交道。(比尔笑了起来)

迈克尔:好吧,我觉得我是和他亲近一点,我和他的关系更好。但这不是说我就像是他的老妈。

第十四章 涂抹粪便的画者 | 319

维榕：为什么你必须去做你母亲做的工作呢？

迈克尔：好吧，我觉得妈妈来自一个不同的年代。这一点很有关系。

维榕：你在试图保护她？

迈克尔：不，我不是在试图保护她。我是在尝试给比尔看看更真实的生活是什么样的。

维榕：你不喜欢她的那个版本？你怀疑她的看法？

迈克尔（有些愤怒）：不，我没有怀疑她的看法。

米纽庆再次停下了录像，说："这对于维榕来说完全是新的东西，完全是新的体验！她以前不是那么工作的。在关系层面工作，这是我第一次看到。"

这是一个发现！此前，我仅仅从一种自我反思的水平来理解关系。我很擅长使用我的思维，但是不擅长使用我的感受，肯定也不擅长伸出我的脖子。这种变化是如何发生的？尽管看上去所有在督导之外和之中发生的事情都对此有贡献，但最终它是在一种不加思考的情况下自动发生了。

会谈中的热度继续上升。迈克尔尝试从绳子中脱身，当时绳子都已经打结了。他宣称自己必须要去洗手间，但是绳子束缚了他的行动。

父亲：你打算去把墙画了吗？

迈克尔：不，我没那么愤怒。我不会把墙给画了的。（比尔给了一个竖大拇指的手势。）

母亲变得越来越坐立不安。房间中的张力变得不可忍受了：

父亲（迷惑地摇着头）：我不明白我们到底在讲什么
母亲：我也不知道。我不知道我们到底想干什么……

此时，我非常想得到米纽庆的帮助。在那么努力让他出去之后，我无意间又让他回到了这次会谈里：

维榕：迈克尔，你和父亲之间的谈话那么自然，而你父亲和母亲之间的谈话却不是这个样子的，这可真有意思。
迈克尔：父亲和我都很坦率，而母亲不是那么坦率的，所以……
维榕：所以说，他们两人的生活怎么样？没有你的时候，就像是两块墓碑？
比尔（显得高兴）：噢，耶！
（迈克尔关切地看着母亲，后者已经不能再忍了。她的视线在某一刻直直地穿透了我。）
母亲：我不知道为什么，但是，你今天把我们说得都很糟糕。

维榕（对迈克尔说）：在你长大的过程中，你是不是一直都在听他们的墙角？你是不是总会听他们说话的方式。我觉得你会把你的一生都奉献给他们，目的是让两人的关系维持下去。
父亲：哦，算了吧，你一定是在开玩笑。
迈克尔：不，我不会这么做。
维榕：这就是你两个妻子离开你的原因吗？
父亲：他没有两个妻子……
迈克尔：只有一个。不，我不觉得这和我的家庭有什么关系。

维榕：如果你和父亲挨得那么近，另外一个人又怎么能够在你的生活中和你共舞呢？
迈克尔（自信地说）：我可以和很多人共舞。我可以和许多人靠得很近，这不是个问题。（他的声音变得柔和了）我的妻子离开我是

第十四章　涂抹粪便的画者　｜　321

因为她不能和我接近,她根本就不关心我。所以,这其实是另外一个问题。我不认为是因为我和我家庭的关系,她才没有办法和我建立关系。

在两兄弟努力解开绳结的同时,比尔仔细地听着大家的谈话。

维榕(对母亲说):你似乎最不同意我的说法,我觉得你是这里唯一一个真实的人。因为你有攻击性,你有愤怒。而这里的三个男人,我在他们身上看不到什么攻击性。你怎么来解释这一点?(父亲笑了起来)

迈克尔:我不知道。我不是一个好斗的人。这真吓人,攻击性。

维榕:攻击性把你吓着了?(迈克尔点头)你怎么来解决你的那部分敌意呢?

迈克尔:我不知道。或许我把它朝向自己了。

米纽庆此时的评论是:"所以说,我们在这里遇到了一个非常有意思的十字路口。显然,维榕在探索新的工作渠道。(转向我)你在使用两个渠道。一个是你所熟悉的,使用语言,你很擅长。把爱比喻为给死人的勋章实在太漂亮了。它具有所有隐喻所能够有的强度,不过,这是你已经知道怎么去做的事情。而你在用一种不同的方式工作。你自己亲自和每个人进行一对一的对峙,这是新的东西。显然,迈克尔会觉得这次会谈对他来说是有治疗效果的。"

如果督导是一个关于体验的故事,那么按照布鲁纳(Bruner)的观点:"只有当表演的时候,故事才会具有变化的能力。"我的家庭会谈无疑就是我督导的活现。但是,当我体验到那种高潮的情感时,故事的概念就显得平淡而疏远了,因为那是一种只有达到人际接触的深度才能体验到的感受。通过亲身的经历，我发现即便是攻击性也会是一种亲密的举动。作为爱之女神化身的萨提亚不是也曾对一个苦恼的妻子说过，她的丈夫之所以拿着刀在她身后追她，是因为"他想和你离得近些"？

给生活赋予意义、目的和魔力的就是人与人之间的关系。奇怪的是，在西方文化中，老师与学生之间的关系并不是一个流行的主题。相反，老师就像菩萨，属于幻想的领域。如果你在大街上遇见他们，你需要把他们杀死，从而来证明自己的价值。

在我的职业生涯和个人生活中，我从许多人身上都学到了东西，但是从来没有一个能够和我共同度过学习旅程的老师。有一个人，在特定的时间框架内，在特定的情景下，能够在当他觉得我太过陈腐的时候推动我向前，能够在他觉得我太过局限的时候挑战我，能够在我的挣扎落空时给我关怀，能够在我取得小的进步时承认我的价值。最终，我得到了做一个学生能得到的所有好处。

张力之巅

米纽庆认为，在上一次会谈之后，他对我的督导就结束了，但是这个家庭的传奇却依然随着攻击性的增强而继续着。最终，到了爆发的时刻。

下一次会谈的时候，比尔在他的家人到达之前就来见我。他说，他觉得自己被他的"族人"给排斥了，还说："父亲把我看成一坨屎。"我鼓励他，让他的家人知道他的感受。

但是，其他人加入进来后，比尔就成了另一个人。他又一次变成了一个小孩子，像往常一样含糊其辞，扯些无关紧要的事情，也就失去了所有的公信力。

在我的鼓励下，比尔终于告诉父母，他觉得在家里被排斥了。母亲立刻就指出，这个想法是比尔和我单独在一起的时候被我灌输的。

母亲：比尔在我们到来之前和你谈话的时候，他的确说："我感到被我的家庭排斥了"？这些是他说的吗？
维榕：这是他刚刚在这里说的话。
迈克尔：是的，这是他刚刚说的话。
父亲（指着比尔）：问他！
母亲（就像个法官似的）：好！（面对比尔，一词一句地说）：你真的能够明白当你说被排斥的时候，你想表达的意思是什么吗？

父亲和母亲都坚持认为，对于他们来说，确信比尔知道排斥是什么意思很重要。比尔开始支吾起来。

维榕（对比尔说）：怪不得你不希望把自己打开。当你在今天谈到排斥的时候，就好像你在家里扔了颗炸弹似的。他们根本就听不得这些。这是他们愤怒的原因……

母亲：是的，我们是很生气。因为我们不认为他理解词的意思。
维榕（对父亲说）：你是一个很有能耐的男人。为什么让你去面对他的情感就这么难呢？我猜想，它之所以那么难，是因为他是你的儿子，对吗？

父亲（突兀地）：去面对什么？

维榕：去面对你可能排斥了他的事实。

父亲：不是有可能，我肯定我排斥了他。但是……

维榕：或许，因为他是你制造的一个次品？

父亲：嗯，当然，大概很失望。我肯定我在很早之前就已经克服这一点了，但是，但是仍然有……仍然有……羞耻……的感觉。我会用"羞耻"这个词。本不应该是这个样子的，但却成了这个样子。那么，你能干什么？（转换主题）：听着，我很欣赏比尔有勇气说出来，说出他的想法。

维榕：那么，向他祝贺。说："我真的很高兴，比尔，你能够告诉我这些。"

父亲俯向比尔，伸出自己的手，然后拥抱了他。但是我看到，当他完成拥抱后，他用一种笨拙的姿势拍了拍比尔的肩膀，好像在说，所有的事情都会过去的。此时，我说："别弄得那么甜蜜。"

像是被闪电击中了一样，父亲跳了起来，用手指指着我，开始吼起来：

父亲：别告诉我应该做什么。我会处理这件事情的，但是，别告诉我应该做什么，或者应该怎么做。

维榕（试图保持平静）：你为什么把你的愤怒指向我？

父亲：因为你是那个说了那句话的人。比尔没有觉得受到冒犯。而且也没有冒犯的成分。（迈克尔试图干涉）是的，我现在很激动！我不管该死的中国人是不是会拥抱别人，这无所谓……

第十四章 涂抹粪便的画者 | 325

迈克尔（跳了起来，开始吼叫）：嗨，听着！别说脏话。闭嘴！（他们开始互相推搡）

父亲（吼叫）：别把你该死的手指指着我！

迈克尔（继续指着）：听着，在你的嗓门变大和伤害别人之前，我想说的是，当你去拥抱比尔的时候，你很难过，几乎要哭了。

母亲：他非常难过。

迈克尔（用手捶椅子）：好吧，没什么的。接受它！

父亲（激动地叫嚷）：我接受……

母亲（指着我）：是她……

迈克尔（忽略他的母亲）：在这些攻击开始之前，你拥抱了比尔。我可以听到你的声音哽咽了。（父亲点头同意）为什么你不能仅仅拥抱他一下？

这个问题又一次让父亲爆发了，他坚持认为所有的一切都被我的那句话给毁了。迈克尔的脸也被愤怒扭曲了。屋子里充满了困惑和张力。父亲和儿子开始一场吼叫比赛，而母亲的声音则在背景里不断回响：

维榕：今天是比尔第一次能够提出他的观点。看看这造成的影响，看看你们要接近他是多么的难。当我说，不要把它搞得那么甜蜜，是因为我觉得你去拥抱比尔的时候，你做得很好。但是然后，你试图一笑而过，这时我说……

父亲（抓到机会再次和我发生争执）：你没有看到我的脸！

母亲：你没有看到他的脸。

父亲：现在，我很高兴比尔能够说他自己的想法。迈克尔说得很对，我哽咽了，我的眼睛里都是眼泪，就像现在一样。但是当你那么做的时候，你把我气疯了，而你经常会那么做。在事情开始起变化的时候，你就把它毁了。结束了。让我们继续。

维榕（对这家人说）：现在，是我觉得很有问题了。当他攻击我，攻击我的国籍和我的一切的时候，我觉得我不能够跟他一同工作了。这是我所不能接受的，这是一种虐待。但是，或许比尔能够接受这一点。

比尔：是的，我接受了！

维榕：你会接受？我不会。

比尔：如果再这么下去，我要走了。

维榕：你们家的确让我有一种感觉。要扛起沉重的话题而不去粉饰太平实在是太难了。今天，出现了一个改变，而我想警告你们，不要再重复这个模式了，结果你们对我很愤怒。我打算离开你们一会儿，这样你们和我都可以修复我们的情感。否则，我会我很难和你们工作下去。

我离开了房间。事实上，我都喘不过气来了。当我离开时，父亲含着泪水，而整个家庭也开始彼此交谈。

这次会谈同样也在督导中制造了混乱的局面。当我看到我在课堂里造成了如此大的动静时，我知道我已经超越了米纽庆曾经认为的我的局限，即对强度的容忍度很低。

米纽庆显得若有所思："她做得实在太不同寻常了，"他说：

"她坚持在一个已经超过他们一般限度的家庭里仍然去维持强烈的情感强度。事实上,他攻击了她,而她挺过来了,然后她留下的话是,我不会让你在我头上拉屎,但是你的确会在家里其他人的头上拉屎。这是一个非常漂亮的离开。这是一个非常重要的时刻。因为她说了,感情用事是可以接受的。"然后他握了握我的手,站了起来。

我仍然坚持说:"我觉得那个男人攻击我的时候,他做得不止这些。我认为这是一个重要的治疗性的时刻……"米纽庆笑了:"那是当然。你把家庭推上了一个他们绝对不习惯的情感交流水平,你自然也不习惯。"

治愈的过程和学习

随着和这个家庭走出的每一步,我觉得我也在和米纽庆对话。同样,我和米纽庆互动的时候,这个家庭则是我的平台。很快,我就无法把这两种会面区分开来了。它们开始成为两条平行线,但是,当培训开始出现效果的时候,它们又重叠了,互相延伸,不断地进入下一个水平。当督导临近尾声的时候,这两根线交汇成了一条。直到许久之后,我才意识到,我从米纽庆那里真正学到的是一个关于"动"的治疗。从到他那里学习的第一天开始,我就随他而动。无怪乎我开始没有办法容忍家庭会谈中那种温和、受局限的气氛,而且觉得必须去激活行动。回首往事,我把和这个家庭的整个进程看成是从一个高原移动到另一个高原,就像我督导体验的翻版一样。

在最后一次督导的四个月后,我最终移除了所有的障碍,达到了母亲的位置。尽管两兄弟继续出席家庭会谈,但是他们能够坐在一旁,让父母去面对彼此。父亲重新承担他的角色来安慰妻子,而后者在此时开始适应如何放开迈克尔。就像其他有着准备离家的孩子的父母一样，这对夫妇正在学会彼此安慰。

治疗结束的时候，母亲给了我一副她自己画的水彩画。画上有一丛漂亮的野花，标题则是"在溪边"。我把它视为她的一种表达，即为了让家庭从大便中脱身，我们所有人都需要寻找新的颜色。

三年后，我第一次对这个家庭进行了随访。我仅和父母见了面。他们告诉我，迈克尔已经离家，现在正在国外旅行。比尔已经在一个集体之家落户。他没有再用大便画画了，而且也没有惹事，只是拉了一两次火警警报。

后记：十年之后

不久前的一次聚会上，当一个人问我和米纽庆的关系时，我回答说："他是我的老师。"一旁的米纽庆听到了我们的谈话，然后对那人说："我曾经是她的老师，现在我们是同事了。"

这则轶事描绘的是萨尔和我在界定我们两人的关系时所遇到的一个有意思的困境。对于我来说，一个老师可是稀有生物，是一个珍贵的礼物。一个人可以有许多同事，并且能够从许多人身上学到东西，但是有一个老师仍然是一个非常特殊的经历。然而，萨尔似乎是一个不太情愿的老师，对这个角色心有切切，并且在他看来，老师不过是一个等级位置。多年来，我一直都在把萨尔变成一个老师，而他为了从这个困境中脱身，一直都试图把我变成一个同事。

我总是把自己看成一个很自由的人，但是米纽庆的培训却把我栓住了。因为他成功地让我变成了一个更负责的临床工作者，我觉得他应该也对我负责。就像狼告诉小王子那样："如果你驯服了我，你就应该为我负责。"对我来说，这些依赖和相互依赖的元素是他教学的关键。我游荡了多年都找不到一个方向，一旦他让我上了路，我不会让他就这么"打一枪就走"的。

但是，萨尔把我对于他作为老师的极高评价视为一种我自己的自我贬低。有的时候，他甚至会把它看成是一种文化现象。他曾经告诉我，有一次，一个从印度来的崇拜者亲吻了他的脚，他觉得这就是一种亚洲人对教师的特殊崇拜。他的这个例子让我感到很不舒服。我告诉他，我不想亲吻他的脚。我觉得，他用贴上文化标签的方式把一种我们之间非常特殊的关系给简单化了。

多年来，我们一直都在进行相同的辩论，他继续拒绝做老师，而我继续把他作为一个老师来看待。

督导小组结束不久，萨尔邀请我加入家庭研究所的教学团体。我很快就回到香港，在那里设立了一个家庭研究所的分会。我会花6个月在香港工作，然后花6个月在美洲工作。米纽庆到香港大学和我一起建立了一个培训项目。他非常成功地完成培训工作坊后，他建议我继续拓展我在香港，甚至在中国大陆的工作。他说："我就像吉他手萨格万一样，当你把他弄上舞台给他一把吉他时，他仍然会像个大师一样演奏，但是当他下台后，他只不过是一个老头。和家庭在一起的时候，我仍然能够做到我的最佳水准，但是在每场演出之后，我都非常累。你需要接过吉他，继续这份工作。"

他的话让我非常难过。我拒绝他的建议："我不想要你的吉他。

我不喜欢责任。"他轻柔地说："难道你对你的人民没有感情？难道你没有看到对他们的心理健康做出贡献的必要？"我继续否认。

直到此时，家庭治疗对于我来说也不过是一种理智层面的追求。我喜欢这种智力上的刺激，但是我也喜欢站在一个强大的领袖背后，让他去忍受整个奋斗的过程。在他离开香港之前，他告诉我一个故事，说一个人如何通过念咒语而发现了魔法。不知怎么，我不记得这个故事的细节，更不用说是咒语了。我知道我在拒绝接受他传递给我的魔力，因为如果我学会了，我就必须去承担责任了。

尽管我不太情愿，但我在香港待的时间从6个月变成了8个月，而且很快我在香港大学的任职就变成了全职教员。我们初期作为权宜之计而设立的机构成为香港大学的家庭研究所，一个人员配备齐全，集伴侣和家庭治疗的研究、培训和临床实践为一体的跨学科机构。当我把培训拓展到中国大陆时，米纽庆提出会过来帮助我一起培训。那时恰逢"9.11"事件，没有航班离开美国。英国的同事吉尔·巴恩斯和艾伦·库克林都在香港和我一起等待，我们肯定他是没有办法离开美国了。我们甚至不能和他通电话。在他原定抵达的前一天，他的妻子帕特在凌晨五点给我打了电话，告诉我她已经开车把萨尔从波士顿送到蒙特利尔了，他会在那里乘上去多伦多的飞机，然后再按原计划飞过来。他在早上八点抵达了香港，显得十分兴奋，精神也很好，说他必须信守他来这儿的承诺。

过去的十年里，萨尔和我一直都在两个不同的世界生活，但是我们的旅途继续交汇。尽管他不想成为一个老师，但是他继续让我看到一个好老师应该是什么样子的。尽管我拒绝成为他的同事，但是我也学会通过我们密切的合作和不断地交换临床视角的意见来保护和拓展

第十四章 涂抹粪便的画者 | 331

他的理念。当他渐渐处于半退休状态，减少了工作量时，他会打电话给我，看看我在干什么。我会和他分享我有意思的案例和历险。有时我会告诉他，我的某个特定案例是多么成功，而他说的不过是："这太无聊了！我知道怎么做，告诉我点新鲜的事情。"这样，萨尔继续把我送上新的历程。

一天，我给他讲了一个中国病人的案例，这个人在文化大革命中的经历激活了我自己作为一个移民所具有的丧失感。当这个女人在努力奋斗让国家变得更美好的时候，我则住在国外，进行一种自我放逐式的生活。当我们平行的路在治疗会谈中相遇时，这个女人的故事融入了我自己的故事当中，她让我的眼眶湿润了。这个抑郁病人对我的反应感到很激动，这似乎给她的叙说赋予了一种新的意义，因为文化大革命的故事在中国早已失去听众了。萨尔听了这个故事，对我说："这是新东西。我做不了。"我把它视为他在用自己的方式告诉我，我最终找到了使用自己的方式，把我自己独特的经验和风格应用到和人们的工作中，这超越了任何特定治疗框架下的技术。

多年来，我们合作写了三本书，而且几次在大陆和香港共同教学。我看着他从一个宗教领袖式的人物变成了一个真正的人，一个会受到所有人类弱点影响的人。有的时候，我甚至看到他的脆弱。在我们一同写《评估家庭和伴侣》(*Assessing Families and Couples*)一书时，他给我以及另一位作者迈克·尼科尔斯（Mike Nichols）写了一封信，告诉我们他发现自己"从一个健康而成熟的男人变成一个疾病缠身的老头"让他很抑郁，这封信让我感到顿失方向。但是，他在我眼里越发真实，我却越发把他看成一个老师，这堂课程已经无关乎家庭治疗，而是关于生命本身。

在纽约米纽庆家庭研究中心的一次培训课程中，我放映了"涂抹粪便的画者"的录像给一群学生看。尽管这盘带子是在15年前拍的，但是我再次看它的时候，我仍然能够感受到督导的强度，以及它对家庭会谈的平行影响。整个体验对我来说如此历历在目，就像刚刚发生一样。这便是我，无论我走了多远的旅程，无论我的治疗风格受到了多少新经历的影响，有了多大程度的拓展，当我面对这些影像的时候，我觉得自己又一次坐在那个热腾腾的位置上，又一次面对那个充满挑战但又充满爱意的老师。

显然，成为老师是一项得之不易的奖赏，是只能赋予几个当之无愧的人的称谓。我又一次高兴地宣称，米纽庆是我的老师，而他只能够接受这一称呼，无论他是否情愿。

我写这个后记时，萨尔和我刚刚一同花了几天时间全职编辑我们的新书。这是一段非常紧张的日子，而我们常常会有不一致的意见。在这个任务的最后，萨尔亲手递给我一封他写的信。信的内容是这样的：

对于一名教师来说，没有比看到自己的学生成为自己的同事，然后成为自己的合作者，然后成为一个用一种对老师而言全新的方式去拓展老师的路更让人高兴了。你在我们书里写的那章是一件珍宝，它是一种艺术上的享受，论述也很精彩。致以我的爱和感谢，萨尔。

这段话写在一张卡片上，卡片上印有凡·高的蓝色蝴蝶花。我相信，这对于萨尔·米纽庆来说，也是一种全新的行为。十多年后，我们渐渐地超越了我们一直以来都固执地给对方安上的角色。在这个过程中，我们两人同样都发现了一些新的色彩。

15

填满一条空船：安迪·肖尔的故事[12]

李维榕

我让安迪用一种为喜欢夸张和渲染的小报写标题的方式来描述一下他的治疗风格。安迪毫不犹豫地在黑板上写下："把自己称之为空船的人类治疗师"。

我对此的回答是："我可不想承担填满空船的责任。它们都是无底洞。"

这便是我和安迪的初次接触，一个对于我们双方来说都收获良多的过程。

安迪是我见过的最认真的学生之一。他一有时间就会到办公室来看录像。到培训结束时，他已经看了我几百次的会谈录像了。督导一个极为聪明而且自我效能极高的学生所面临的窘境便是，如何不去教他。我所说的每句话都可以被转换成一句咒语，一条值得探索的路，或者是一个需要依从的指令。

---

[12]安德鲁·肖尔（Andrew Schauer）即安迪·肖尔，临床社会工作者，本章所记述的期间，在纽约牙买加皇后儿童指导中心进行家庭治疗工作。接受米纽琴博士的教学后，搬至波士顿，并打算继续家庭治疗师的工作。但是，在这次移居后不久，突然去世。

安迪的工作所具有的问题是，它太讲求效率了。他掌握了我写到过的所有技术。然后他去学习杰伊·哈里，再来就是惠特克，而且他还能逼真地模仿我们中的每一个。对于家庭来说，他们知道自己遇上了专家，所以也会依照他的指导去做。在面对有孩子的家庭时，他会用一种温柔的方式和孩子们交谈，然后鼓励父母用一种更好的方式去做父母。但是，当鼓励他去讲述治疗的目标时，他会回归到他的"我不知道"的方式，而我会把这句话翻译成"讲讲我已经知道的东西吧。"我们两人的确都很符合孔子的名言："以为自己不明白其实明白的人就是一个在睡梦中的人，我们需要做的是叫醒他。[13]"

因为我很尊重安迪努力模仿我的尝试，但是我知道，如果他更多地做他自己的话，他会做得更好，因此我对他的督导常常带有一种揶揄的意味。我可以预期，在他呈现案例的一开始，他会声明自己的无知或者困惑。我则会建议他开始放录像，因为我知道录像的内容要比他的自我陈述强。但是这种揶揄是温和的，总是伴随一种期待，然后再演化为一种温和的揶揄，希望他在将来不再那么做了。

我不记得和安迪有过任何冲突。他总是会把我说的话视为我对他成长的一种兴趣。我个人对他的反应是耐心地等待，等待有一天他会整合他的知识，并真正拥有它们。当他呈现一个案例而我想要发表评论的时候，我常常会以这样一句话作为开场白："我知道我不应该去教你什么，因为你一定会相信我说的话，但是……"或者我会让整个班级评论安迪的工作，我自己则不说什么。

我的目标是让安迪能够触摸到他自己。我要走的路是如何不去教他。

---

[13]这句话是一系列引言中的一句，有多种版本，并非一定是孔子说的，有可能是12世纪的一位波斯诗人、数学家、哲学家Omar Khayam说的。整个引言包括：He who knows not and knows not that he knows not is a fool, avoid him. /He who knows not and knows that he knows not is a student, teach him. /He who knows and knows not that he knows is asleep, wake him. /He who knows and knows that he knows is a wise man, follow him.

——译者注

> 安迪·肖尔的督导故事和其他故事不一样，因为他没有办法在这里讲他自己的故事了，这是我们重大的损失。安迪已经开始为本书写这章的内容，但是他在完成之前就去世了。作为安迪培训小组的同学，李维榕在录像、私人谈话、安迪的笔记和手稿的基础上完成了下面这章的内容。

在我开始回顾两年中安迪督导的录像时，我不禁在想，我们究竟需要知道多少关于一个人的过去才能真正理解他？没有安迪本人来证实他在培训过程中做出的反思和他内心的想法，我们从他的体验中又能得到什么呢？我们是否能够真正理解他对知识的渴求，他对肯定的需要，他因为害怕失败而感到的焦虑，他的痛苦、喜悦、幻想、愿望、对被拒绝的恐惧，和对导师的追寻？

家庭治疗师需要依靠此时此地人际互动的模式来寻找关于过去的线索，对将来做出预言。安迪的此时此地被许多小时的录像记录下来，这些录像给我们提供了重要的线索来解读关于安迪的谜。随着故事的展开，安迪开始出现，带着多重的人格特点，在一个接一个的面具后现身，直到他所有的部分全都一一展现，变成一个丰富和复杂的实体。

安迪的章节是这么开始的：

在家庭研究所学习三年的家庭治疗后，我最终进入了米纽庆的班级。之前那一年，我每个周二的早晨9点会到研究所参加下午2点由豪尔赫·科拉平托（Jorge Colapinto）教授的课程，而我整个上午都用在了看米纽庆进行咨询和治疗、教授课程和在会议上演讲的录像上。我就像一个在糖果店里的孩子。每张手写的标签都预示着一次新的历险，在这趟旅途中我能够看到这样一个人的工作——他不仅仅是治疗领域的大师和有重大影响的人物，而且还是一个艺术家。

第十五章　填满一条空船：安迪·肖尔的故事　|　337

在安迪和一群新学生共同参加的第一次培训课中，米纽庆让每个被督导者描述他们作为一个治疗师的风格。轮到安迪的时候，他走向黑板，在上面画了一条船。然后说："我是一条空空的船"。

这对于老师来说是一种直接的挑战。一条空船代表一个两难的境地。它本身的形状和状态便是在邀请别人做些什么，但是任何企图填满空船的努力都将会占据它自己的空间。如果你接受了安迪对于自己的速写，那么你就被置于了一种让他一直处于下风的位置上。如果你拒绝接受它，那么你就会被视为拒绝了安迪。如果你问他，怎么会用这样一种困难的方式来看待自己，你就会被引入一种温和的自我反省模式，从而无法看见其背后所蕴含的有效策略："低位者何患跌落"。任何试图给安迪输送养料的企图也同时剥夺了安迪的权力。

安迪呈现的是一对夫妻，他们的问题是无法管教自己的两个孩子。他呈现案例的方式也带有同样的特点，那就是主张自己的无知和寻求帮助。他的开场白是："我将会给大家放一个初始访谈的录像，我昨晚在诊所见了这个家庭。我不太肯定他们到底是怎么回事，所以我希望大家能够给我反馈，告诉我你们的想法。"米纽庆的做法和他通常的做法不太一样，他没有就安迪报告案例的方式给予任何评价。安迪想要得到老师的反馈，但是给予他反馈的那个老师却选择不置可否。当我们继续小组督导，并对他的录像给出这样那样的建议和意见时，我们可以感受到安迪的焦虑在不断增加。

最终，在督导课程的尾声，萨尔告诉我们为什么不给安迪反馈。"安迪在他的案例报告中创造了一种结构，这种结构让我无论说什么都没有用。他说：'我是一条空船，把我填满吧！'如果我去填满一条空船，那么我就不会对他有任何帮助。这样我就被困住了。"

然后，他告诉全班，去解释安迪的想法不会有什么用处："因为如果他是一条空船，而我又告诉他，他在想什么，那么酿出的酒就不会是好酒了。"米纽庆很简短地说了这些话。他的声音就像安迪一样柔和，他的脸上却没有任何表情。但是，课堂上的每个人都被这席话给镇住了。一头雾水的安迪试图问老师，他讲的是什么意思："我不明白。"

"之后你可能就明白了，"萨尔回答道："你可能在下个礼拜就明白了，也可能永远也明白不了。"

两年之后，当安迪写他在米纽庆那里学习的经历时，第一次督导仍然是对他最有影响力的一次。

> 我觉得受到了羞辱，很丢脸，最重要的是，我觉得被拒绝了。有几个同事觉得需要为我辩护……尽管有些同学很明显试图把我们从这一幕的不愉快中拖出来，但是米纽庆不为所动，又重申了他看到的东西。我说"我不明白为什么说我在用我报告案例的方式捆住了别人的手脚"时，米纽庆的回答是，或许我在将来会明白这点，或许我怎么也明白不了。他的意思是，他不准备顺着我和我所偏爱的那种呈现自我的方式，但需要改变的是我，不是他。这和他在治疗中的立场是相似的。

> 报告完案例后，我在震惊之中离开了督导课。我觉得，在"治疗和人类价值的最高审查委员会"审判庭上，我关于我自己是最糟糕的信念被证实了。但同时，我觉得自己的头脑中掀起了一场风暴。我开始回想第一堂课，米纽庆就课程以及我们可能从中得到什么做了点介绍。他说，治疗最本质的是治疗师发出一个邀请，邀请家庭跃入未知的世界。家庭会带着问题来，这个问题表面上是一个症状。但是，他们通常还有

一个没有被意识到和承认的问题，即他们对自己作为一个个人和作为一个家庭的看法过于狭隘，这束缚了他们的手脚。这些狭隘的看法反映在，他们会一如既往地用自己所偏好的方式去看、去想和去做，而这些都会限制或阻碍他们解决问题的能力。而要改变这种忠诚就意味着要跃入未知的世界，意味着必须放弃熟悉的东西而去尝试那些没有尝试过的东西。越忠诚的家庭，也就是说，越陷在熟悉的存在方式之中不能自拔的家庭，就越难以完成这一跳。

当我回想这段话的时候，我意识到，如果我想要成为一个家庭治疗师，我最好还是去熟悉那种放手自己偏好的模式和跃入未知世界的感觉。但是，什么时候你会觉得自己能做到这一点呢？

于是，安迪和督导签订了一个无言的协议。在笔记中，安迪写道："我来这里是为了拓展自己，而他会推我、支持我、踢我、抚摸我、批评我、拿我开玩笑、恳求我……他会做任何事情，只要能够帮助我做到拓展我自己。"

一个结构派家庭治疗师的蜕变之旅

空船的人格面具被丢弃之后，安迪开始展现自己坚实的一面，一个远非无知的人。他花费了几年的时间致力于成为一名结构派家庭治疗师，因此对结构派的概念非常熟悉。他也十分熟悉各种各样的技术，似乎会做一个结构派治疗师想做的任何事情。因此，萨尔发现自己在督导中面临一个有意思的困境：如何把一个机械的结构派家庭治疗师，一个只会按部就班、按图索骥的人转化为一个更为复杂的治疗师，一个能够在更高的人际层面进行工作的治疗师。

米纽庆曾经告诉过学生："我不时会做一个噩梦。梦见那些阅读了我早年著作的人会成为我的学生，而我不得不督导他们。我不能告诉他们，他们所做的是错误的，因为书是我自己写的。而督导这样一个人，就像督导二三十年前的我自己一样。"当他开始观看安迪的工作，米纽庆的噩梦成真了，这次是以一个非常英俊的学生的模样出现的，他身高六英尺，对于导师的工作和生活有着无比的敬仰之情。

安迪所报告的案例之一是，墨西哥裔的丈夫和哥伦比亚裔的妻子组成的家庭。他们有两个年幼的孩子，对父母的管束置之不理。在丈夫和妻子之间有很多冲突。安迪描述了这对夫妻在放有电视的卧室里吃饭的情景。妻子会叫丈夫去伺候她吃饭，而丈夫则会变得很生气。然后，当他让妻子转换电视频道的时候，妻子就会拒绝那么做。这位丈夫是一个自以为是且很冷淡的男人，而妻子则有火爆脾气。他越是鄙视她，她越是需要更多的注意。在这对夫妇之间没有相互的配合，而孩子们也学会了不去听从任何一个人。

安迪展示了一个片断，在这个片断中，这对夫妇正在争执。安迪通过挑战丈夫和支持妻子来破坏两人之间的平衡：

安迪：你能告诉她你不是那个意思，然后向她道歉吗？
丈夫：嗯，我不是故意……对你那么说的。我会服软的（笑）。

安迪：不，不，不！你先前做得很好，但是，之后你又毁了你的努力！（走到这个男人背后，给他支持）对她说你很抱歉。你只不过需要做到这一点。如果你能够做到这一点，你就没问题了。

此时，米纽庆暂停了录像，让一个女性学员担任督导的角色。这个同辈督导师告诉安迪："你在支持妻子，但是你支持她的方式和丈夫拒绝他的方式一样。"其他学员也觉得安迪是替妻子打仗，而不是帮助她自己去抗争。一个学员指出，丈夫的文化背景是不会允许安迪尝试引入这样一种做法的。小组得出的结论是，这次会谈把一个已经成为受害者的女性再次作为受害者来处理。

安迪显然因为这些反馈而感到不太舒服。他看米纽庆的反应。米纽庆没有理睬他。他只是坐在那里，低声哼着："母亲会改变。母亲不会改变。"最终，他注意到了安迪。他说，安迪试图在会谈中活现一次冲突，而通过支持妻子，他增加了这种冲突的强度。这可能会管用。"但是，当我做类似事情时，"他继续说："我总是会感到不太舒服。我会在那一周给家庭打电话，问'发生什么事情没有？'这种动作需要治疗师有忍受不确定性的能力。因为安迪不能容忍不确定性，所以他会坚持让丈夫道歉。"

那一年中，米纽庆一次又一次地让安迪与模糊性跳一场探戈。他说："我很喜欢安迪。他是一个典型的结构派家庭治疗师，如果真的有典型的这种原型存在，那就是安迪。他在支持和挑战方面做得都很好。他富有魅力，而且在治疗上也可以很好地体现权威性。但是，他太具体了。他太能够按图索骥了。我希望把他从这种安全感中拖出来，这样他就能够触及其他资源，而且能够以一种更复杂的方式来使用他自己。为了做到这一点，我不得不使劲敲打他，给他创造一个个人体验。他必须去体验复杂性，亲身体验。"

我当时想说的是，当安迪甚至不知道你头脑中的变化指的是什么时，为什么不告诉他，而非要这么兴师动众一番呢？但是我没有问出口，因为我知道米纽庆的回答八成是："我在当时并不知道改变是什么，或者怎么才能够改变。安迪必须自己把它弄明白。我的任务只不过是让他动起来。"

我想，有时候培训就像园艺。你会种下种子。此后，你可以给它们浇水，但是它们必须自己长起来。你真的没有多大的控制权。安迪是这么描述这段时间的：

> 我从来都没有对彼此无言的协议失去信心。我曾观看米纽庆和两组治疗师的工作，看到他的工作对于特定个体的效果有的多些，有的少些，但他总是会致力于让他人成长。他定下的协议在我看来永远是清晰的。他的立场是，你比你想的更出色。他的督导在许多方面就像他的治疗。他会看到我们没法看到的东西，然后把我们放在一个处于动态的张力之中，一边是我们所说出的需要（成为一个出色的治疗师），一边是我们需要做出的改变。在这种张力中，隐含的是他相信我们能够改变。

安迪描述了老师对他的成长所负的责任感，也折射出他自己的努力学习。在这一学习环境中，他们配合得如此默契，让安迪成为一个不一样的人。我看着他以一种新的活力走进督导，这种活力也同样见于他的会谈录像中。他的脸并没有失去任何它以往的开放和敏感，而是变得更为生动。安迪对这段时间的描述是这样的：

我在几个层面都发生了改变。我慢慢地接受了这样的价值观，那就是人们要比他们想象的更有能力……当诊所中的人谈论来访者的局限时，我发现我能够开始思考他们自己没有触及的长处……我开始意识到，米纽庆把我放在了这样一个环境中，在那里我需要去触及那些自己身上的能力和无所畏惧的一面。

第十五章　填满一条空船：安迪·肖尔的故事　|　343

我的关注焦点从我自己身上更多地转移到对治疗进程的理解上。我看到了自己的冲突：我一方面希望去拓展自己，一方面又希望对过去的路线保持忠诚。这就有几分像盒子里的小丑，希望跳出来，但是同时也需要合适的环境，这样他的能量才能够被释放出来。

当这条空船开始变满的时候，萨尔开始更多地和安迪开玩笑。他甚至开始为安迪的立场"辩护"。当小组中的任何其他学员尝试用做出自我贬低的方式来平息批评时，他会说："不，你不能那么做。这个位置是为安迪保留的。你需要寻找一种不一样的方式。"

督导的中期是最为困难的学习期。之前学习中掌握得很好的东西需要接受第二次审视，甚至需要被放弃，这样才能为新知识留下空间。尽管如此，能期望的也不过是对目的地的惊鸿一瞥。

第二年末，安迪回顾了他曾经报告过的一个案例。这是由一位单亲父亲和两个儿子组成的家庭，案例成为一张画布，描述了成为一个复杂的家庭治疗师的过程。

一对不合的意大利裔美国夫妇有两个年幼的孩子，12岁的迈克和10岁的伊米里奥。夫妇分居之后，孩子们一直跟着母亲住，直到母亲宣布自己再也无法应付他们。于是，父亲回到家中，母亲则搬了出去。确定病人（identified patient）是伊米里奥，他被报告在家中和学校里都非常难以管束。

当伊米里奥带着淤青去上学时，这个家庭被转介到了安迪那里，当时孩子们还和母亲住在一起。这个案例很让人摸不着头脑，似乎没有人知道到底发生了什么，除了在这个家中有"许多躯体接触"。

安迪把这对夫妇的婚姻描述为一场持续11年的战争。尽管两人已经分居，丈夫仍然会常常出现在妻子家里，仍然和她发生性关系。他和"小同盟军"非常亲近，并且是儿子的橄榄球队的教练。伊米里奥是这些天使般的恶魔中的一个，他是一个漂亮的小男孩。但是，在他和母亲争吵的时候，他会把所有眼前的东西都砸碎。他曾经用一把网球拍砸碎了母亲的古董瓷器台灯，并且在半夜逃出家门。孩子们让母亲很生气，所以母亲开始在言语和躯体上虐待孩子。父亲抱怨自己的妻子"通过孩子来打击他"。这个家庭充满了火药味，任何风吹草动都会引发蔑视和愤怒的狂潮。

系统观强调的是等级和边界的重要性。成年人应该有成年人的样子，这样孩子们才能成为孩子。尽管如此，米纽庆仍然会不时很惊讶地发现，有些结构派的家庭治疗师在用一种非常机械的方式施加等级和树立权威。在看了学生的某些结构派干预的录像之后，他很震惊地问："是我们教你们这么做的吗？如果真是我们教的，那么这肯定就是模型中的一个局限。"

安迪对这些指导原则都很熟悉，但是一个有能力的治疗师必须成为一个很出色的演员。仅仅知道怎么说台词是不够的。你必须在舞台上成为你的角色，而且是从一开始到最后。否则你就不是在为艺术服务，在某种程度上是为你自己服务。现在，安迪的技术成了督导的重点。

我看到，安迪在录像里像一个温和且知识渊博的老师坐在他的办公室里。他用手势做干预，完全是我姿势的翻版。他会伸出自己的手臂，像交通警察一样让一个家庭成员不去干涉其他人的事情。他会用一种温和的手势邀请两个家庭成员彼此交谈。他能很融洽地和孩子们相处，并且总能找到一种尊重他们的方式和他们交谈。在观看了许多小时我的工作之后，他发展出了一种更柔和、更温和的我的风格版本。问题在于，尽管安迪的每个动作都没问题，但是他对于治疗目标则不够明确。因此，他的会谈会因为家庭的心境和安迪希望让别人满意的需要而曲折前进。

问题解决者的结构重组

安迪是一个致力于解决问题的人，他总会在家庭里去寻找需要解决的问题。他很适合同一个有许多行为问题的孩子一起工作，因为总会有问题需要去解决。安迪太过关注细节而缺乏全局观的倾向让米纽庆有些不知所措。他开始意识到，他所做的所有帮助安迪的努力，即用一种微观方式审视自己的干预方法，只会让他更加纠缠于自己的想法之中。米纽庆有了一个想法，那就是杰伊·哈里或许对于安迪来说会是一个更好的督导。他说，哈里会把安迪送入诊室，让他和这个家庭达成一个目标，但并不一定会问安迪的感受或他到底做了什么。这种对结果的关注可能会让安迪更好地看到更大的目标，而把他从对微小行动的关注中解脱出来。

当安迪再次在督导中报告意大利裔美国家庭的案例时，两个男孩已经和父亲住在一起了。因此，安迪同父亲和两个孩子见面。这次轮到父亲提出自己无法应付这两个孩子，尤其是伊米里奥。安迪向全班解释，说当父亲在浴室里的时候，两个男孩开始打架。父亲会冲两个男孩大声咆哮，但是两人都充耳不闻。他威胁说自己要把他们的收音机砸了，两个孩子仍然置之不理，于是父亲就变得很生气，他冲出浴室，真的砸了他们的收音机。

安迪决定去支持父亲。米纽庆表扬了他的做法。他说:"父亲并不暴力,他只是把事情弄糟了。或许他不需要做出那么大的动静来让他们听见。但是在一开始,你支持了他的做法,说:'显然他们只能听到大动静。'之后他会明白,小动作也能管用。你需要做的是让父亲变得有能力起来,能够关怀孩子们。但是,如果他的能力不够,他就不能去关怀孩子,因为他会因为自己的无助而感到非常愤怒。好吧,做得不错。"

在下一个片断中,伊米里奥因为父亲拿走他的棒球卡而冲父亲大叫:

安迪:伊米里奥,现在是暂停时间,让我们来看看发生了什么事情。

伊米里奥(只想着他的棒球卡):他把它们都弄烂了!

安迪:伊米里奥!上次我们在这里的时候,我们谈到要看看你自己在其中的责任,这是我们需要明白的事情。

伊米里奥:我有责任。但是爸爸的责任更大。

安迪:你的责任是什么?

伊米里奥:当他问我要卡片的时候,我没理他。当他和我讲话的时候,我正在看卡片,我没有去注意他。

安迪:你明白这一点是很重要的。这是事情的一面。你说得对,他也要负责任。另一方也有责任。你说的完全正确。

米纽庆暂停了录像。"做得非常好,安迪。但是在这种情境下,我觉得你可以恭喜父亲。哈里总是坚持认为,如果你成功的话,你应该让他们感觉到,你什么都没做,成功的是他们。这很不公平,因为你想让他们知道，是你做了努力。哈里说，他们完全就想不到这是你的功劳。这会让治疗师感到很郁闷。"

安迪继续放了另一段录像。

父亲：伊米里奥，你刚刚和安迪讨论过了，而且你说你明白了。那么把那些卡片再拿出来，让我们再做一遍，看看你是不是真的明白了。这是一场你和我之间的战斗，而你不会赢。你不会赢是因为你才10岁，而我是你的父亲。我不会让你在做任何事情的时候说"爸爸，见你的鬼去吧！"。我不会让你赢的。

安迪：你说的是你真的很在乎这些孩子，以至于会让他们在有些时候不喜欢你。

父亲：是的，是这样的。他们甚至可以觉得"我的父亲真坏。"

米纽庆暂停了录像。"这里，安迪做了一个积极的转换，这根本就没有必要。因为父亲对儿子说的意思是：'见鬼，在权力问题上，我会赢。'这很不错。安迪是一个温柔的人，他爱孩子们，所以他对父亲说，你真正的意思是你爱他们。但父亲真正想说的是，在权力斗争中，我是赢家，所以别那么干了。当父亲说，我是权威，我比你个子大，我吃得比你多，我有更多的肌肉，我会踹你的屁股时，安迪尝试让父亲变得理智起来。父亲正在享受一种自己有能力的全新感受，而在这种变化刚刚冒头的时候，安迪缓和了这种变化。"他重新放录像：

父亲：我不是你的兄弟，我是你的爸爸。
安迪：你看，汤姆，我觉得在做父母这个问题上你比我懂得多，因为我不是一个爸爸。你的确需要让孩子学会怎么为自己的行为负责,即便他们不喜欢这样。我觉得你愿意帮他们。他们会长大的。

父亲:你说我有的那些好的品质,我的长处,我的爱……他们知道他们已经都拥有了。但事情还有另外一面,这么做需要他们和我都坚持下去。

米纽庆再一次暂停了录像,他评论道:"这个男人完全不确定他该怎么当爸爸,他需要解释。安迪作为治疗师也有同样的问题,他需要解释,我正在做治疗。他不能说,这太棒了!他会说,做得不错是因为……他无法抗拒对任何事情都解释的诱惑。"

"事实上,这是一次非常不错的会谈,治疗中的人开始变化。但是,如果你能够知道如何增加强度,如何减少你去做老师和说教的成分,你的治疗会变得更经济。"

> 这个阶段,我对安迪的变化感到很高兴。我知道他正在用一种复杂的方式来看待家庭。他确立了治疗目标,而且以一种参与过程的方式进入系统中。做评论的时候,我有一种感觉是,我参与的是一种同事之间的谈话。我们之间关系的变化的确让人高兴。

等级与关怀

安迪呈现的下一次会谈的主题是伊米里奥总是错过学校的班车。他的学习成绩也很糟糕。安迪描述,当他和父亲讨论如何指导孩子们有良好的学习习惯时,迈克会听着,但伊米里奥却不会。伊米里奥开始哭闹,把他的外套盖在自己头上。父亲继续说话,而孩子则变得越来越不安,叫道:"别说了!别说了!"但是父亲继续训斥他:

安迪：当他表现得像个三岁孩子的时候，你作为他的爸爸怎么来帮他呢？

伊米里奥（呜呜地说）：我们走吧！

父亲：这是给我的挑战。我知道伊米里奥有问题。但是，他的问题是什么呢？是他害怕什么？还是说他没办法做作业，或者说他在和他内心看不见的魔鬼交战？嘿，伊米里奥，为什么你没办法做作业呢？谁是魔鬼，伊米里奥？你害怕什么？

伊米里奥（尖叫）：不！

父亲：你不会做，还是说你不能做？

伊米里奥：我们走吧！

安迪：你正在很努力地做到……

父亲：理解？

安迪：在说话层面你做得很努力。当他把外套罩在头上然后说"别和我说话"的时候，你也看到了会发生什么。他会让你说得更多，然后拒绝听你说话。

伊米里奥（打嗝）

父亲（做指导状）：嗨！

伊米里奥：嗨！

父亲：他需要更清晰地明白界限在哪里。

安迪：什么意思？

父亲：应该做些什么，对于他的行为应该有明确的惩罚和后果。（伊米里奥现在平静地坐着，脱下了外套，两只脚放在地上。）

安迪：他最终会开始为自己负责的，然后你也不会觉得做决定那么难了。你看，他不会对说教做出反应。

父亲：我知道。

和父亲的对话显然是安迪的一种策略。他开始同时在两条路上和家庭一同工作。当他和父亲进行一场"儿童不准参加"的谈话时，他同时也在打断父亲无效的喋喋不休，给伊米里奥控制自己情绪的空间。我觉得安迪已经做好了准备，能够用一种更丰富的方式去理解如何让两个家庭成员进入一种冲突之中。

米纽庆（对安迪）：汤姆本来可以鼓励伊米里奥去控制他自己，而你去支持父亲让他去控制他。你可以用一种不同的方式和他们两个接触。对父亲，就是"在你控制局面的时候放轻松点"，对孩子，是"你怎么能够让爸爸不总是追在你屁股后面呢？"

事实上，如果一个10岁的孩子不希望被别人控制，你是没办法控制他的。所以，对于孩子来说，重要的是参与这种自我控制的过程。当你能够支持这个男人，能够和孩子保持心理层面的联系，你并不需要真的让伊米里奥加入进来。

这是直觉的问题。你的直觉应该跳出来对你说，安迪，你看没看见这里卡住了？你有那么大的空间，但是却选择只在一个角落里工作。

安迪：嗯，我也有这种感觉，但是我不知道怎么去做，所以我被困住了。

米纽庆（不相信地摇摇头）：我不认为这是问题，因为你是知道怎么去做的。我不会告诉你任何你不知道的东西。是什么让你变得束手束脚了？

安迪：我猜，当我坐在那里时，我有两层感觉。我要对父亲和儿子做出反应，但我首先想到的两种反应都是消极的。我觉得父亲自顾自地滔滔不绝，并没有听孩子说话。我不喜欢这样。同时，我觉得孩子让我感到很烦躁，因为他的尖叫和让他父亲闭嘴。所以我坐在那里，心里揣着两种不喜欢的感受，我没有办法不去想它们，或用一种建设性的方式来利用它们。

米纽庆：我仍然想说说直觉的问题，一种知道什么是对的感觉。我显然不知道怎么去教会这种感觉，但这是一种预警信号，提示要保持沉默，要暂停，要不做反应。我在这里要讲的不是怎么去做。安迪，此刻你还没有这种感觉。你仍然在控制，但是这时候，即便我不知道说什么或怎么说，我都会和孩子说话。我根本不知道怎么教大家那么做。用语言是无法教会如何使用空间的。

安迪：我觉得自己在这次会谈中卡住了，有些不对劲，所以我呈现了这次会谈。我的感觉就此打住了。或许我应该好好问问自己：我感受到的是什么？

突然之间，我意识到，当我把安迪当作一个同事来交谈的时候，他仍旧把我当作一个老师来回应。我开始笑了起来，并从口袋里掏出硬币，把它们扔向其他学生。整个班的学生笑了起来，开始向我和相互扔硬币。我觉得我切到了要害，但是并不确定。

米纽庆：安迪，你看过卡尔·惠特克的办公室吗？那里到处都是玩具。你会使用玩具吗？

安迪：有次会谈中，我把大部分时间都花在与一个母亲和她的孩子们玩色子上了。

米纽庆：你说话的时候，请坐在地板上。

安迪（照着做了）：我玩得非常高兴，我觉得我都不应该放他们回家。

米纽庆：不，你错了。你在做治疗。

◎ "边走路边嚼口香糖"

安迪在下次督导的时候看上去就像在酝酿着什么。他保持自己通常低调和拘谨的姿态，但是当他开始描述和那个家庭的会谈时，有迹象表明某个发现正等待破茧而出。

"我觉得我从某种程度上做到了，"他说，"我一边走路一边嚼口香糖了，还没有吹泡泡。但是上一次督导中你朝我扔过来的东西在我身上啪嗒啪嗒地响。它们在吵着，伊米里奥感到愤怒，感到自己没有得到理解。他在那个时候变得更反抗了。我做了一些事情，这些事情散布在整个录像中，所以我想我会给你们看其中一部分，然后给你们看最后发生了什么。"

安迪清清了嗓子，在他要说的话之间造成了停顿。"他们在吵关于作业的事情。"他说。

当安迪说话时，全班明显地发现他也改变了他通常报告案例的方式。他没有报告一连串长长的事实和事件，而是成为一个激起大家兴趣的讲故事的人，这把全班都吸引了。

安迪：这一次，当父亲又批评伊米里奥的时候，我想到了卡尔·惠特克和他的平行表演。所以我夸张了惩罚伊米里奥的主意，让它沾点幽默的味道。我对这个家庭说："为什么我们不把伊米里奥打一顿？"我从椅子上站起来，半开玩笑地挠他，他笑了。我拿出大海绵棒，就是那种填充得满满的大棒子，它们可以痛打别人，但是一点都不会伤人。我说："让我们都来打伊米里奥！"我们都开始打他，而他不停地笑。然后我扔给他一根棒子，说："防守！"这把整个气氛都搞乱了。就变得没有意义了！你知道的，我的本意是想要教他们一些东西，让它变得有意义。

米纽庆（显然很满意）：这不是安迪的风格。这是在打破逻辑，从而制造一种情感。他正在自由地做出干预，这绝对是全新的干预方式。安迪，你看的录像比我所知道的任何人都多。这一次你终于把你所知道的东西用活了。

安迪：对！我没有按照我通常的模式走，从a到b到c再到d。我有自己惯用的方式，但是我觉得可以更自由地去做些什么，然后看看会发生什么。

米纽庆：做到这一点你需要的是相信自己能够跟随过程而动。你必须知道你在任何时候都能控制住局面，无论它朝哪里发展。

安迪（快进录像）：这里是我想给大家看的另一个片断。父亲和小同盟军们站在一起，我用了一个棒球的比喻，而他们不同意这种说法。我让他们做了一个家庭雕塑。我对此不太在行，所以不知道怎么正经地做，但我还是觉得应该不照老路走。所以这是另一个非言语的干预，前后不一致的干预。在这次会谈的最后，他们终于开始互相交谈。我看到父亲可以听孩子们说话，而儿子也不那么闹腾了，我觉得这是一个不错的结束。

父亲（感到很挫折）：我试着告诉他。但是他不听。

安迪：为什么会发生这种情况呢？（父亲和儿子开始争吵）大家别说话了。你们看到在这里都发生了什么吗？我想让你们来做个家庭雕塑。都别说话。当我说做个雕塑时，你们各就各位，摆出姿势来表现此刻发生的事情。

父亲做了第一个雕塑。他把伊米里奥的手抵着自己，用自己的胳膊环绕着迈克。然后，他把伊米里奥放在地板上。伊米里奥用脚抵住父亲，而父亲和迈克用一种指责的态度指着伊米里奥。

安迪让伊米里奥来做一个雕塑。伊米里奥让迈克坐下。然后，他把自己的手举起来抵住父亲，再把父亲的手抵住自己，摆出一种对抗的姿势。

安迪指出了父亲的雕塑与儿子的雕塑的相似性，在究竟发生了什么这个问题上，他们的意见是一致的。

他再让迈克做雕塑。迈克让父亲和伊米里奥手拉手，然后互相推。他自己站在一旁，带着一种觉得很有趣的表情，说："嗯，这就是我看到的事情。"安迪暂停了录像。

安迪：在这段之后，他们开始互相谈论发生的事情。

米纽庆：大家怎么看安迪在一个纯粹的结构派治疗师的那种干巴巴的、距离适中的干预中加入卡尔·惠特克、维吉尼亚·萨提亚和佩吉·帕普的声音？他被污染了！（全班大笑）但是，我们什么时候才能发生转变呢？或许，为了扔掉书本，你们需要毕业。只有当你们毕业的时候，你们才能跳起来。安迪，你总是在一种不远不近的距离工作。你的治疗被内在因果律的地图控制了。现在，你能够带着一种前后不一致的态度工作了。这是怎么发生的？

第十五章　填满一条空船：安迪·肖尔的故事 | 355

安迪：嗯，这要从我去年上你的课开始。在我第一次报告案例的时候，我非常非常的谨慎，担心会彻底失败，所以说我什么都不知道。但是，你没有接受这种说法。你说，如果你把自己看成一条空船，我就帮不了你。我走的时候非常难过，觉得自己被放弃了。我仔细地想了想这件事，把所有事情都串在一起，然后说，如果我想要邀请别人跳入未知的世界，那么我必须自己能够这么做。所以在之前的两年里，我都一直在尝试。

这很痛苦，也很难，因为我是一个谨慎的人。这可是一连串的跳跃。你跳了一次，然后你站到了下一个等级，你会问自己，嘿，我能够跳这么远吗？所以我觉得这是一个整体的过程，先去弄明白下一跳是什么，然后永远别放弃去跳。这两年里，我都看到你时不时地朝别人扔东西，示范什么是前后不一致，什么是非言语，什么是幽默的方式。因为它没有去说明什么事情，所以有一种不严谨的感觉。但是，它好像把我能够做的跳跃定了型，让它变得完整了。

米纽庆（微笑）：你这么说还真让人失望，因为你说这花了你两年的时间。

安迪（大笑）：呵，这花了我两年！

结语

某位僧人曾经说过一席话，让我联想到米纽庆的教学方式。好像是说，我从来不会告诉你，你不曾知道的东西，我也从来不会拿走任何真正属于你的东西。他也谈到了两种参佛的做法。低等级的修行是给那些需要规则和指路牌的人，而高级的修行是给那些可以超越所有限制，最终达到自由的存在状态的人。

安迪在这章的草稿中写道：

回过头来看，我把这个成就视为一个复杂的互动。这个互动是在我的渴望和我的努力，在由给我支持的同事们组成的团体进程，以及和一位独特的、强有力的老师之间的复杂互动。这位老师奉行的信念就是，用一种深刻的方式肯定学生的能力。

一条空船所蕴含的两难境地要比我先前所理解得复杂得多，因为当安迪这么描述自己的时候，或许那不是一种低姿态的请求，想要找一个特殊的老师来启迪他。当米纽庆在第一次督导里拒绝接受安迪的这一声明时，事实上是把他当作一个同伴，让他开始一段富有挑战的旅程。

在那一年培训的尾声，我让安迪用一句话去总结他和米纽庆培训的经历。他的回答是："我非常幸运！"我把这当作一种谦虚地表达感激的方式，但是我并不认为，运气在这里有什么用处。为了写这章的内容，我从头到尾跟随安迪的这段历史，直到最后一次会谈。在这段追寻知识的旅程中，这两个人的互动中清晰呈现出的如此纯粹的师生关系再次让我震动。这种简单的优雅再次点燃了我求知的愿望。

观看米纽庆做督导长达五年之久，我看到了学生们会制定他们的旅程路线，尽管他们是和同一个老师同行。他们会一同出发，但是很快就表现出自己不一样的速度和行进方式。有些人会走得很远，但是另外一些人似乎会在某个地方卡住，难以脱身。我们或许可以说，安迪在他的第一次督导中就被卡住了。当我目睹这一切时，我很担心他是否还能继续走下去。就像他的同学一样，或许我对他的信心没有老师对他的信心那么足。我把许多自己的焦虑和因为处于一个被批评的位置而感到的不满都投射在他的身上，所以我没有办法理解，像安迪这样的学生能够摆脱我们这些成年学生中许多人身上所背负的情感包袱。他能够把他的信任交给一个督导，而这个督导的远见将会带他上路。

安迪写下了这个充满感激的解释："如果你把自我封闭起来，而老师让你把心打开，那么这会是非常痛苦的。但是如果你打开了心，那么这就会是一种福气了。"从这个角度来看，一条空船显然有一个开放的空间，能够让学习得以发生。

容器也是一条空船，被装载后，它就会开船航行了。在结束督导培训后很短的时间里，安迪死于突发的心脏病。老师和同学都哀痛他的去世。

当我对安迪的印象渐渐淡出时，我不禁想，是不是在他的故事里还有一些其它片段我没有注意到。这是否真的是安迪的故事呢？还是说，这只是我的想象，想象有一个人在追寻知识和智慧的旅途中能够不受到任何限制和噪音的影响。是否真的会有这样一个人，他比我们任何人都更加纯粹？或者说，这只是希望有一张完美学生的人格面具的人产生的幻想？我们永远都不清楚。但是，只要他求索的精神让我们感动，让我们受益，谁又需要一个绝对的答案呢？

结语

萨尔瓦多·米纽庆

我们在这里听到了故事，也见到了讲故事的人。他们都有血有肉，他们都说着同样的语言，分享着相同的文化局限，甚至做着相似的梦。但是，这些讲故事的人彼此又是不一样的，而且他们也展现出了他们独特一面。如果仔细聆听，我们就能听到不同的方言，带有不同意识形态的语汇，带有民族特点的音乐，以及田纳西·威廉姆斯（Tennessee Williams）的剧情。每个人都带着一个属于个人的信念系统，这个系统则塑造了他们治疗的内核。

玛格丽特·安娜·麦斯克和大卫·格林兰的故事是属于现代美国的故事。他们讲述了性别困惑和性别权利的故事。他们是更大群体的代言人。玛格丽特讲述了自己会出于一种刻板印象而拒绝男人，尽管她的本意并非如此，她也讲述了作为一名女性主义者对不公正现象的调和。而把自己视为一个旗手的大卫，讲述了一个关于咫尺天涯的发人警醒的故事。

我们可以看到伊莎瑞拉·梅耶斯丁的父亲，站在一幅马克·夏卡尔（Chagall）画作的绿色屋顶上朗诵自己的诗，而伊莎瑞拉则无法在她的艺术天赋和她对于确定性的追求之间找到平衡。

汉纳·列文来自一个富有责任感却已远去的世界，这个世界的梦想是社会公正。她的故事讲述的是人们无法满足的需要，以及在医疗保险体制的世界中，热情和个人努力所具有的局限。

吉尔·特奈尔带来的是木兰花的完美之姿，却没有任何的香味。在这个世界里，冲突沉入水底，表面则一片悠然雅致，迷惑被抛在一边；却用轻柔的言语，在尖叫中驾驭这个世界。

亚当·布莱斯的故事是在成功的中产阶级拥有的平纹纸上写就的，因为痛苦已经被驯服了，也就无所谓对错了。从真理会被再三检视的世界中走出来的亚当，遇上了杰克逊夫妇的愤怒，他们使用语言并非为了解释，而是为了爆发。

维榕，就像拿着那只紫色蜡笔的哈罗德（Harold）一样，在她行进的过程中创造着她的世界，现实和梦境交织在一起，时间和篇章被放逐了，而菩萨的影子则微笑了。

安迪·肖尔是最"美国人"的一个。他具有乐观的信念，相信辛勤耕耘必有收获。在他的世界里，没有疑惑的空间，或许唯一的例外是他对于自己的疑惑。

他们是治愈者这一享有特权的世界中的一分子。我们同意，他们的声音已经太有说服力了，他们需要听见和拥有属于自己的、不一样的想法。他们的章节记录了他们蜕变的旅程，记录了在一个治疗师自我拓展的过程中所伴随的挣扎。

后记：十年之后

当我阅读我曾经的学生在他们写就自己原先章节的十年之后再次写下的文字时，我感到很满意。在他们所写下的文字中，我遇见了六个不同的自己。显然，在督导过程中，每个学生都从我这里拿走了一些东西，对于一个初出茅庐的家庭治疗师的需要而言，这是一种补偿性的反应。

督导是一种对话，循环则是它的本质，随着它的演进，叙述在改变，而参与者则改变了彼此。否则，我们又如何来解释为什么吉尔·特奈尔和玛格丽特·麦斯克会展现给我们如此大相径庭的"萨尔"和"米纽庆博士"呢？

就像任何随访一样，这次随访认可了我对这些被督导者所使用的某些取向，也提供了反思的机会，让我们去反思那些没有被选择的路，从那些在当时看来是正确的，其实却是错误的中间获得一些深刻的见解。同样，也像任何回溯一样，它提供机会让我们去回顾进程，去采摘新事物。鉴于每个被督导者遇到的是一个不一样的作为督导的我，我想通过让他们和这个更年长的我进行一次对话的方式来回应他们的后记。

我会从十年以来没有什么接触，或者鲜有接触的被督导者开始：

玛格丽特·麦斯克、亚当·布莱斯和吉尔·特奈尔。然后，我会继续和伊莎瑞拉·梅耶斯丁、大卫·格林兰以及李维榕进行对话。我的回忆和追溯将以写给每人一封信的方式进行。

亲爱的玛格丽特：

十年前，我把你看成一个聪明但没有什么经验的治疗师，你有一种和他人建立联系以及去挑战别人的能力。我想当时你有些害怕，害怕精神病人，害怕家庭，因为你并没有意识到自己的潜力。因此，你从我身上激发出了我作为一名教师的责任感。我体验到了指导和保护你的快乐。所以说，你觉得我像重新当了一回你的父母的这种体验，和我觉得自己成为你的老师的这种反应是互补的。

在我们的关系中，还有另外一种元素。我真的觉得和赖蒙兹一家离得很近，我把他们看成我自己族群中一员。我觉得你和我不仅仅是督导和被督导者，而且也是一对合作治疗师。因此，这个家庭回应了我们的责任感，回应了我们对他们的努力帮助，赋予了我们"改善"这一礼物。作为一个治疗系统，我们都感受到了治愈伤痛的喜悦。

爱你的　萨尔

亲爱的亚当：

我很高兴你在不确定性中找到了一些惬意的感觉。我记得我同你那些隐而不发的争论。你在操纵专业术语方面有着如此高超的技艺，以至面临成功地被人尊敬的危险。正如你所知道的那样，我对于社会公正有着很强的使命感，所以我把那把糕饼刀用在了你的身上，迫使你去和雷蒙德以及卡珊德拉建立联系，而他们生存在和我们这片受人尊敬的空间完全不同的一个世界里。

我很高兴地知道你能接纳无知，并且能够和不够格以及无能为伴，因为我知道，这些对于我们在这个我们无法控制的世界中生存下来是十分必要的。就像你所察觉到的那样，我对于督导的理念是一直都把它视为通往个人成长的旅程。在督导中，技术不过是我为了拓展治疗师的风格而使用的道具。

爱你的 萨尔

亲爱的吉尔：

让我们来看看，是否能把我们之间的争论转变为一场对话。在一开始，就是在你督导的那会儿，我们就达成了一致，即我挑战学生的方式太严厉了。显然，我并没有察觉到我给你带来的痛苦，为此我感到很抱歉。我想告诉你，我现在有了一种更为温和的风格来对待学生（是阳光与风结合的产物）。所以说，我们两个都发生了改变。

在我们十年前的互动中，有些部分进展得并不顺利。你是作为一个社会心理学家的身份来参加督导的，你来自一个非临床领域，你知道的东西很多。我想，在某种程度上，你的知识和你对理论的依赖让我感到了威胁。你从自己出发，用一种令人喝彩的方式展现了你华丽的外衣。与此同时，你也有着学习和希望成为一名家庭治疗师的热忱。

我觉得，你认为我会使用一把"雪橇铲"来敲碎僵化的家庭结构这种看法只在有些时候是正确的，在我同督导小组其他成员的对话中已经明显地表现出这一点。但是，在我和赫尔维兹一家的互动中的确如此，我认为这家人彼此通过很强的感受联系在一起，而同时连接他们的还有稀疏且令人疑惑的叙说。

我觉得结构家庭治疗是一种思考方式，许多优秀的治疗师（我觉得你也是其中一员）有非常不一样的方式来操作他们的技术。我想，既然你已经找到了自己的声音，而且它也很适合你，你很可能会继续沿着你在过去十年里的方向拓展你自己。不过，我想，和你所工作的人群一起工作的其他治疗师，也找到了一种同样有效但却不一样的"阳光与风"相结合的产物。

爱你的　萨尔

亲爱的伊莎瑞拉：

我和你一样很惊讶，我们只有九次督导会谈。为了解释我们之间所建立的联系具有的强度，我想到这样一个故事：

在17世纪，我们的祖先在乌克兰一座犹太人可以居住的小镇中和另一群犹太人是邻居。他们在那里努力学习犹太法典，暗地里他们却嫉妒哈希德派犹太人所拥有的自由，后者会用舞蹈的方式和主建立联系。

就像在艾萨克·巴舍维斯·辛格的那些故事里一样，作为我们祖先的后代，我们以某种神秘的方式，仍然继续为他们未完成的梦想而奋斗。你和一个犹太法典派老师走入了督导，然后吃惊地发现，他喜欢跳舞。

我觉得你选择哈里·安鹏提作为你新的引路人是一件明智的事情。他的内心也有在学习和舞蹈之间的争论。对于他来说，托马斯·阿奎那（Thomas Aquinas）代表了学习，而舞者则是阿瑟斯的弗朗西斯。

我想，在过去的十年里，你参加了我在米纽庆中心所开设的所有工作坊。因为我总是担心我会重复我自己，我从你这里得到了认可，那就是我仍然在成长。我知道我会想念你的。

爱你的　萨尔

亲爱的大卫：

在过去的十年里，我们两人的足迹曾有过无数次的交集。因为我们仍然在一起工作，我没有办法在真正意义上把这次作为一个随访来看待。

我不记得我曾经让你去学习下国际象棋，但是我的确记得你告诉我，在照顾并哀悼许多因为患上艾滋病而死去的朋友之后，你决定成为一名心理学家。我想我是想要保护你，因为我知道家庭会把治疗师拖入他们痛苦的漩涡中，而这种威力是巨大的。我觉得你需要学会，如何成为一个充当观察者的参与者，用戏剧的术语来说，"一个观众和一个有责任心的评论家"。

我们在贝利菲医院和那些毒品成瘾的怀孕女性家庭一同工作的这些年，我学会了尊敬你对这些家庭的责任心，以及你与那些官僚机构一同工作并且操控它们来让它们为这些家庭"服务"的能力。另外，我也很享受你在这些年带领米纽庆中心的过程中所具有的非凡力量。

我喜欢你对于督导过程的观察：它的确会给被督导者提供一口袋的技术，一种思考的方法，以及去开始行走的勇气。但是，寻找你自己声音的旅程却是漫长而孤独的，尽管最终是一段收获颇丰的旅程。这些年里，我自己也收集了许多来自同行的声音，但是他们总会带上某种西班牙语口音。只有当你能够自由地把你的回忆和经验转化为一种治疗工具，同时又不会把你的假设和信念在这个过程中强加给来访家庭的时候，你才会成为一个真正的治愈者。

爱你的　萨尔

亲爱的维榕：

我在强迫自己回忆你十年前的样子。因为这些年来，我们共享了所有这些经历，这可不太容易啊。

你是一个沉默寡言的人，每周都会在黎明的时候分离开多伦多，乘飞机飞到纽约，然后再在晚上返回多伦多。这种对于学习孜孜不倦的追求让我注意到了你。不过，我却无法"读懂"你。显然你很聪明，但是我认为你却并不知道方向在哪里。你能够给许多互相冲突的叙说赋予同样的重要性，但在一个像我这样有着层级意识的老师看来，这似乎是一种缺陷。我曾认为这是中国哲学的一部分，但是你提醒我，中国人的历史写满了攻击甚至残酷。无论如何，我给自己的任务是让你在同家庭工作的时候，能够具有一种被清晰界定的视角，尽管我知道，随着过程的演进你将不得不改变方向。

督导你和涂抹粪便的画者一家的工作完全改变了我们的关系。我觉得，在你和这个家庭工作的过程中，你开始了作为一名家庭治疗师的旅程。

此后，你发现你对许多事情都具有天赋，但是却很难舒服地面对自己取得的成就。显然，我们之间的关系发生了变化。在任何督导和被督导者的关系中，这种变化都是至关重要的："对于一名教师来说，没有比看到自己的学生成为自己的同事，然后成为自己的合作者，然后成为一个用一种对老师而言全新的方式去拓展老师的路更让人高兴的了。"就像品特派戏剧中一样，从督导传到被督导者身上，从我传到你身上的是那种指导和创新的能力，衷心希望我们两个都能够笑对这种改变。

爱你的　萨尔